W0326579

Kohlhammer

Cordula Neuhaus
Götz-Erik Trott
Annette Berger-Eckert
Simone Schwab
Sabine Townson

Neuropsychotherapie der ADHS

Das Elterntraining für Kinder und Jugendliche (ETKJ ADHS) unter Berücksichtigung des selbst betroffenen Elternteils

Verlag W. Kohlhammer

Pharmakologische Daten verändern sich fortlaufend durch klinische Erfahrung, pharmakologische Forschung und Änderung von Produktionsverfahren. Verlag und Autor haben große Sorgfalt darauf gelegt, dass alle in diesem Buch gemachten Angaben dem derzeitigen Wissensstand entsprechen. Eine Gewährleistung können Verlag und Autor hierfür jedoch nicht übernehmen. Daher ist jeder Benutzer angehalten, die gemachten Angaben, insbesondere in Hinsicht auf Arzneimittelnamen, enthaltene Wirkstoffe, spezifische Anwendungsbereiche und Dosierungen anhand des Medikamentenbeipackzettels und der entsprechenden Fachinformationen zu überprüfen und in eigener Verantwortung im Bereich der Patientenversorgung zu handeln. Aufgrund der Auswahl häufig angewendeter Arzneimittel besteht kein Anspruch auf Vollständigkeit.

Dieses Werk einschließlich aller seiner Teile ist urheberrechtlich geschützt. Jede Verwendung außerhalb der engen Grenzen des Urheberrechts ist ohne Zustimmung des Verlags unzulässig und strafbar. Das gilt insbesondere für Vervielfältigungen, Übersetzungen, Mikroverfilmungen und für die Einspeicherung und Verarbeitung in elektronischen Systemen.

Die Wiedergabe von Warenbezeichnungen, Handelsnamen oder sonstigen Kennzeichen in diesem Buch berechtigt nicht zu der Annahme, dass diese von jedermann frei benutzt werden dürfen. Vielmehr kann es sich auch dann um eingetragene Warenzeichen oder sonstige gesetzlich geschützte Kennzeichen handeln, wenn sie nicht eigens als solche gekennzeichnet sind.

Es konnten nicht alle Rechtsinhaber von Abbildungen ermittelt werden. Sollte dem Verlag gegenüber der Nachweis der Rechtsinhaberschaft geführt werden, wird das branchenübliche Honorar nachträglich gezahlt.

Das ADD-Forum Berlin e. V. ist eine 1997 gegründete „Selbsthilfegruppe von Experten", der Neuhaus und Townson angehören. Die Modelle zur Funktionssteuerung (Abbildungen) wurden dort entwickelt (Dr. med. Wolfgang Droll) und werden bei Elterntrainings regelmäßig benutzt.

1. Auflage 2009

Alle Rechte vorbehalten
© 2009 W. Kohlhammer Druckerei GmbH Stuttgart
Umschlagabbildung: © Wolfram Scheible (Fotograf)
Gesamtherstellung:
W. Kohlhammer Druckerei GmbH + Co. KG, Stuttgart
Printed in Germany

ISBN 978-3-17-020345-7

Inhalt

Geleitwort

Es ist mir eine große Ehre und Freude, das Geleitwort für das Elterntrainingsmanual von Frau Cordula Neuhaus zu schreiben.

Frau Neuhaus hat bereits in zahlreichen Büchern sowie in Vorträgen gezeigt, dass sie nicht nur über einen großen praktisch-klinischen Erfahrungsschatz verfügt, sondern auch über profunde Kenntnisse zur wissenschaftlichen ADHS-Literatur verfügt.

Ihre Bücher und auch das vorliegende Manual zeugen davon, dass Frau Neuhaus eine Expertin der Störung ist, über Jahrzehnte lange Erfahrung in Diagnostik und Therapie von Kindern mit ADHS verfügt und sich mit viel Empathie authentisch für die betroffenen Kinder und ihre Eltern einsetzt. Dabei schrecken sie auch ideologisch und politisch motivierte Angriffe nicht.

Im Rahmen der multimodalen Therapie, wie sie in den Leitlinien der AG ADHS der Kinder- und Jugendärzte sowie der Kinder- und Jugendpsychiater empfohlen wird, besitzt das Elterntraining einen hohen Stellenwert. Es wird jedoch in qualitativ guter Ausführung nur selten angeboten. Ein ADHS-Elterntraining kann nur effektiv sein, wenn es die Besonderheiten im Verhalten der Kinder mit ADHS berücksichtigt. Folgerichtig sieht es auch Frau Neuhaus als Ziel ihres Trainings an, die Eltern zu befähigen, mit Verständnis und Wissen um die Dysregulation der autonomen Selbststeuerung ihres Kindes – und evtl. auch ihrer eigenen – die Vorläufer von Konflikten zu analysieren und damit den Konflikt zu entschärfen oder abzuwenden. Frau Neuhaus weiß aus langjähriger Erfahrung in der Durchführung von Elterntrainings, dass nicht selten ein Elternteil selbst von einer ADHS betroffen ist. Dies zu berücksichtigen und adäquat damit umzugehen, ist sehr wichtig und stellt eine Besonderheit ihres Manuals dar. In der Literatur wird immer wieder auf die Erfolglosigkeit eines Trainings bei selbst betroffenen Eltern hingewiesen – das von Frau Neuhaus konzipierte Training, das auf ihrer verhaltenstherapeutischen Ausbildung und jahrelangen Erfahrung mit selbst betroffenen Eltern basiert, lässt hoffen, dass auch diese Eltern motiviert und aktiviert werden können, ihr eigenes Verhalten zu reflektieren und zu modifizieren.

Das Manual stellt kein Rezeptbuch dar, das nach Schema X abgearbeitet werden kann. Es erfordert von dem „Trainer“, dass er sich auf dem aktuellen Wissensstand befindet, eine positive Einstellung zu ADHS hat, darauf verzichtet Ratschläge zu verteilen und mit Schuldzuweisung zu arbeiten. Stattdessen sollte er flexibel auf die in der Gruppe sich entwickelnde Dynamik reagieren und einen Dialog zulassen und fördern. Nur so ist es möglich, den sehr unterschiedlichen Bedürfnissen der Eltern gerecht zu werden und die Eltern dabei zu unterstützen, die positive Beziehung zu ihrem Kind wiederzuerlangen bzw. zu erhalten und mit „liebevoller Sturheit" ihr Kind zu begleiten.

Ich hoffe, dass das Manual viele Therapeuten ermutigt, diese wichtige Aufgabe in Angriff zu nehmen und dass damit endlich ausreichend wirksame Elterntrainings zur Verfügung stehen.

Dr. Kirsten Stollhoff

Vorwort

Mein letzter Gedanke, bevor ich anfing zu schreiben, war: Die machen mich kaputt! „Die“ sind Kevin, zwölf Jahre, und Aileen, zehn Jahre alt. Wir, meine Frau Briska und ich, lieben unsere Kinder, gar keine Frage, aber es gab in den vergangenen Jahren so viele Momente, an denen meine Nerven dermaßen angegriffen waren. Situationen, aus denen wir beide keinen Ausweg mehr fanden, wo, Gott verzeih mir, ich sie am liebsten an die Wand geklatscht hätte. Aber komischerweise kenne ich das alles schon, nur damals war ich das Kind. Die Reaktionen meines Vaters damals sind meine Gedanken heute, und genau dies möchte ich nicht so an meine Kinder weitergeben.

Ich hatte vor meinem Papa richtig Angst. Ich musste nach seinen Vorstellungen funktionieren, etwas anderes war undenkbar. Heute bin ich der Papa, nur ich bestehe nicht mit Gewalt darauf, dass die beiden sich so verhalten, wie wir es gerne hätten. Aber was kann man tun? Der Stimmungspegel im Haus ist kontinuierlich hochexplosiv. Da die beiden Kinder sich in ihrem Wesen total unterscheiden, ist der Versuch einer gerechten Regelung so gut wie unmöglich!

Kevin, der Ruhige, Träumer, Organizer. Alles muss auf seinem Platz sein, der Schulranzen wird fünfmal am Tag sortiert – ja nichts berühren! Alles wird hinterfragt: „Was ist, wenn?“, „Muss ich zur Bundeswehr oder soll ich erst einen Beruf erlernen?“ – so geht das von morgens bis abends.

Aileen, die Hyperaktive, Quirlige, Unordentliche, Quasselstrippe bis zum Abwinken – der „Supergau“ war vorprogrammiert. Kein Tag ohne Weinen, Schreien, Schlagen, Nerven und Verweigern. Und wir mittendrin! Durch die ständigen Streitereien, die auch unsere Ehe sehr belasten, kamen wir irgendwann an den Punkt, an dem wir uns fragten: Sind wir schlechte Eltern? Wir schaffen das nicht, auf jeden Fall nicht alleine!

Wie schon gesagt, wir lieben unsere Kinder und sie lieben uns, was sie in den Streitpausen sehr deutlich zu erkennen geben. Sie brauchen uns, aber wohl nicht so. Ich bin mir nicht sicher, ob das ständige Gebrüll von uns beiden nicht genauso schlimm ist wie das Zuschlagen meines Vaters. Körperliche Wunden verheilen, aber die seelischen bleiben. Ob Schlagen oder Kurz-und-klein-Schreien – die Erinnerung bleibt. Ich weiß das!

Wenn ich an meine Kindheit denke, fallen mir eigentlich nur die schlimmen Sachen ein. Sicher hatte ich Freunde. Wir waren jeden Tag am Bach oder im Wald, das war wirklich toll. Aber Punkt 17.00 Uhr, wenn mein Vater in die

Garage fuhr, war es vorbei. Ich möchte das heute nicht. Meine Kinder sollen sich freuen, wenn ich heimkomme, oder später, wenn sie erwachsen sind, zu uns sagen können – ihr ward und seid gute Eltern (hoffentlich).

Die Hauptleidtragende ist natürlich meine Frau. Es geht los um 6.00 Uhr und endet um 21.00 Uhr, während ich an vielen Tagen die Kinder nur morgens sehe. Aber es gibt ja Handys, und somit kann ich auch tagsüber auf dem Laufenden gehalten werden, was meine Arbeitsleistung im Beruf manchmal sehr beeinträchtigt.

Als vor einigen Monaten eine Kinderpsychologin in unsere Nachbarschaft zog und ich aus beruflichen Gründen in ihrem Haus tätig war, ergab sich für unsere Familie eine einmalige Chance, die meine Frau sofort erkannte. Zu diesem Zeitpunkt wussten wir noch nicht, welche Konsequenzen das für uns haben würde. Frau Neuhaus nahm sich sofort nach der ersten Anfrage von Briska die Kinder vor.

Zuerst war Kevin an der Reihe. Nachdem er ausgetestet war, kam eine Reihe von Untersuchungen. Zur gleichen Zeit hörte ich zum ersten Mal das Wort ADHS, was mir bis dahin völlig fremd war. Kevin wurde dann mit einem Medikament sozusagen eingestellt, worauf ich nicht näher eingehen kann, weil ich nicht dabei war. Auf jeden Fall bemerkte ich nach den ersten Tagen, dass sich mein Sohn absolut veränderte. Nicht zum Negativen, nein, zum Positiven. Zum ersten Mal seit vielen Jahren hatte ich einen Sohn, der mir freiwillig etwas erzählte und gerne zur Schule ging, was bis dahin undenkbar war. Sicherlich wurden nicht alle Marotten abgestellt, aber immerhin so, dass wir damit sehr gut leben können. Jetzt ist Aileen an der Reihe, und auch bei ihr stellen wir Veränderungen fest.

Um eine funktionierende Familie zu bekommen, dürfen wir die Ursachen und Fehler nicht nur bei den Kindern suchen. Deshalb waren wir am Wochenende bei einem Elterntraining von Frau Neuhaus in Esslingen. Als ich von meiner Frau darüber informiert wurde, dass sie uns angemeldet hatte, war ich überhaupt nicht begeistert. Meine Wochenenden sind durch meinen Beruf sehr kostbar, aber um des Friedens Willen bin ich mitgefahren. Außer uns waren noch acht weitere Ehepaare da, und nach einer kurzen Vorstellung der einzelnen Paare und der Sorgen um ihre Kinder merkte ich schnell, dass diese uns sehr bekannten Verhaltensweisen weiter verbreitet sind, als ich dachte.

Ich fühlte mich in dieser großen Runde richtig wohl. Zum ersten Mal war ich mit Menschen zusammen, mit denen ich mich über unsere Probleme unterhalten konnte. Es war für mich interessant zu erfahren, wie es anderen geht und wie sie sich zu Hause bei den täglichen Kämpfen mit den Kindern verhalten.

Nach dem ersten Tag fuhren wir mit vielen neuen Gedanken, Ideen und sehr viel Hoffnung nach Hause und mit Vorfreude auf den nächsten Tag. Die Erfahrungen, Verhaltensregeln, Richtlinien und Hinweise, die uns vermittelt wurden, waren unglaublich. Wir hatten alles aufgesogen wie ein Schwamm. Auf dem Heimweg musste ich meiner Frau Recht geben, es war für mich und uns sehr wichtig, an diesem Seminar teilgenommen zu haben.

Ich sehe jetzt die ganze Situation mit anderen Augen und kann mich auf die Stresssituation ganz anders einstellen. Vor allem ist mir sehr bewusst geworden, wie wichtig wir Eltern für unsere Kinder sind. Sie stehen und fallen mit uns. Wir sind der einzige Halt für sie. Wir sind die, die sie verstehen, wenn wir uns darum bemühen! Es sind keine dummen Kinder, im Gegenteil, durch Förderung und konsequentes Verhalten, Einhaltung ausgemachter Regeln und Übertragung von Verantwortung in kleinen Schritten, bin ich mir sicher, die tollsten Kinder der Welt zu haben, „denn das sind meine".

Um das Erlernte nicht in Vergessenheit geraten zulassen, beschlossen wir nach dem zweiten Tag, sofort nach Öffnen der Haustüre mit den Verhaltensänderungen zu beginnen.

Ich muss zugeben, dass ich bisher meinen beiden Kindern nicht allzu viel zutraute. Zu oft wurden wir in der Vergangenheit enttäuscht. Denn schon bei den kleinsten Bitten, etwas für uns zu erledigen, kam ein „Nein, kein Bock!" oder „Mach ich nachher" (bei dem es auch blieb und wir zum guten Schluss den Auftrag selber erledigen mussten). Sollte sich doch einer der beiden bereit erklären etwas zu tun, ging dies meist nur mit einer Belohnung oder zumindest nach der Frage: „Was bekomme ich dafür?".

Hochkonzentriert und interessiert nahm ich mir jetzt vor, das Verhalten meiner Kinder eine Zeit lang zu beobachten, die kleinen Charaktere zu sortieren, um bei jedem Kind ein spezielles Verhaltensmuster für mich zu erkennen. Da beide (trotz vieler Gemeinsamkeiten, wie ich jetzt erkannte) die totalen Gegensätze sind, war ich mir nicht sicher, ob das Erlernte bei beiden gleichermaßen anzuwenden ist.

Aber die acht Ehepaare, deren Kinder alle auch irgendwie eine „andere" Form von ADS bzw. ADHS aufwiesen, wurden von Frau Neuhaus auch nicht anders beraten. Also muss es doch eine einheitliche Basis geben, eine dicke Wurzel, deren Abzweigungen sich in alle Richtungen bewegen können.

Ich für mich vergleiche es mal mit dem Genuss von zu viel Alkohol. Die einen werden immer lustiger, andere aggressiv oder depressiv, aber die Basis bei allen ist der Alkohol. Vielleicht ist das ein schlechter Vergleich, aber irgendwie muss ich versuchen, es mir vorzustellen.

Bei der Bemühung, das Verhalten meiner Kinder zu beobachten, muss ich zugeben, dass es mich ab und zu innerlich fast zerrissen hätte. Es gehörte bisher ja zur Tagesordnung: ewige Sticheleien und Gemeinheiten, die sich die beiden im Minutentakt zuschoben. Aber jetzt, als ich mich eigentlich zum ersten Mal darauf konzentrierte, fiel mir auf, an was für winzigen Kleinigkeiten sich die beiden hochzogen, um zum guten Schluss den absoluten Höllenstreit entstehen zu lassen (der natürlich ohne ein Eingreifen meiner Frau oder mir nie ein Ende gefunden hätte). Die Emotionen aller Beteiligten waren danach natürlich dermaßen angespannt, dass der kleinste Anlass ausreichte, um den Streit wieder von vorne anfangen zu lassen.

Vor dem Elterntraining in Esslingen waren wir beide 100 %ig in die Streitereien mit eingestiegen. Ich habe mich oft gefragt, wie weit der Lärm wohl in der Nachbarschaft zu hören war! Diese üble Stimmung zog sich dann durch den ganzen Tag, was uns auch so manchen Ausflug, Spaziergang oder Spieleabend ordentlich vermieste. Das Resultat war, dass wir immer weniger mit den Kindern unternahmen, und ich gebe ehrlich zu, dass ich oft gottfroh war, wenn ich das Haus alleine verlassen konnte.

Sobald ich aber dann zur Ruhe kam, tat es mir unsagbar leid, die beiden nicht mitgenommen zu haben. Folglich hatte ich auch an meinen alleinigen Unternehmungen keinen Spaß. Mit einem schlechten Gewissen ging ich nach einiger Zeit wieder nach Hause, um mich dem wieder auszusetzen, weshalb ich das Haus verlassen hatte. Wenn ich jetzt, während ich das aufschreibe, darüber nachdenke, mit was für einer wörtlichen Brutalität ich versucht habe, die Kinder zur Vernunft zu bringen, dann muss ich zugeben, dass ich in diesen Momenten nicht mehr daran dachte, dass mir meine beiden Kinder gegenüber standen, sondern zwei üble Terroristen, die nichts anderes im Kopf haben, als uns den Tag zu versauen.

Nach dem Seminar von Frau Neuhaus war mein einziger Gedanke: „Um Gottes Willen, was hast du getan?“. Über viele Jahre hinweg mussten die beiden sich die übelsten Beschimpfungen meinerseits anhören, um dann trotzdem beim Zu-Bett-Gehen zu sagen: „Papa, wir haben dich lieb!“.

Jeder Erwachsene, mit dem ich das angestellt hätte, wäre auf Lebzeit mit mir böse gewesen. Je mehr ich gerade die ganze Situation analysiere, muss ich feststellen, dass ich mich die ganzen Jahre nicht wirklich für die Sorgen, Ängste und Wünsche meiner Kinder interessiert hatte.Wenn ich jetzt in einen Spiegel schauen würde, müsste ich Kevin und Aileen sehen, die sagen „Hau ab!“, „Lass mich in Ruhe!“, „Kein’ Bock!“ oder „Keine Zeit!“. Das Problem, das ich jetzt sehe, liegt also zum Großteil auch bei mir.

Aber wie soll ich von einer Minute auf die andere alles ändern können? Wahrscheinlich gar nicht. Schritt für Schritt. Nicht als Wiedergutmachung, nein, weil ich sie liebe und ich die paar Jahre, bevor sie erwachsen werden, ein toller Papa sein will. Gott sei Dank wurden wir aufgeklärt. Ich möchte nicht wissen, wie oft wir schon kurz vor einem familiären „Kollaps“ standen!

Aber durch den vehementen Druck, den meine Frau auf mich ausübte, ihr unerlässliches Arbeiten mit den Kindern und früher schon ihre leider völlig frustrierende Suche nach einer Lösung, sehe ich das erste Mal Licht am Horizont. Meine Frau war auf einer Beratungsstelle, bei Therapeuten – hilfloses, unnützes Rumexperimentieren überzeugte weder sie noch mich. Also zog ich mich immer mehr zurück.

Nun gehen wir die Sache gemeinsam an und nicht jeder für sich. Es ist und wird eine Herausforderung bleiben, die ich jetzt gern annehme. Seit die beiden jeden Tag sehr willig ihre Tabletten einnehmen (nachdem auch ihnen von Frau Neuhaus erklärt wurde, was sie haben), hat sich bereits sehr viel verändert. Sie wissen weshalb und warum die Medikamente notwendig sind und zeigen uns, dass auch sie an einer positiven Veränderung interessiert sind. Dies war der erste Schritt, den zweiten werden meine Frau und ich dazu tun.

Bisher dachte ich, dass dies ein Problem unserer Familie ist – intern zuhause. Umso mehr bin ich erschrocken, als man mir sagte, dass man teilweise versucht, diese Kinder mit ADHS aus dem allgemeinen Leben auszugliedern oder einfach in die Ecke zu stellen. Es ist unglaublich, wie viele Kinder in Deutschland unter diesen Symptomen leiden. Wo soll das hinführen? Jetzt habe ich nach vielen Erziehungsjahren endlich erkannt, wie ich meine Kinder und meine Familie retten kann, zumindest meinen Teil dazu beitragen. Und plötzlich stehe ich vor einem Krieg der Welten. Ich denke für mich, dass ich nicht übertreibe.

Es war mir bisher nicht bewusst, dass meine Frau schon seit Beginn der Schulzeit sich in diesem „Krieg" befindet. Endlose Gespräche mit den Lehrern, die alles wissen, nur nicht, wie man mit Kindern mit ADHS umgeht. Endlose Telefonate mit Behörden und Kassen, denen die Familien mit diesen Problemen einfach offensichtlich nur egal sind.

Im Augenblick sehe ich die Lehrer unserer Tochter Aileen als größtes Problem. Bei Kevin läuft auf der Realschule alles rund. Er hat eine Klassenlehrerin, die sich sehr um seine Person bemüht, was sich in seinen Noten widerspiegelt. Er ist in seiner Klasse sehr beliebt, wurde jetzt sogar zum Klassensprecher vorgeschlagen!

Aileen ist einem täglichen Druck ausgesetzt, mit dem sie wahrscheinlich nicht mehr lange umgehen kann. Diesen Druck muss meine Frau jeden Tag aufs Neue abfangen, sie aufmuntern, mit ihr üben, lernen. Mit viel Disziplin hat sich meine Tochter von einer 4 in Mathe auf eine 3,4 im Jahreszeugnis verbessert, was ihre Lehrerin jedoch nur dazu brachte, ihr wieder eine 4 einzutragen mit der Begründung: „Das spornt sie an, besser zu werden!" Na toll, größer hätte sie das Loch gar nicht schaufeln können, um meine Tochter vollends zu beerdigen. „Für was soll ich noch lernen, bringt eh nix, ich hab Angst vor morgen." Wochen der Arbeit zuhause werden mit einer „Aufrundung" das Gully hinunter gespült. Wir werden in den nächsten Tagen zu zweit das Gespräch mit den Lehrern von Aileen suchen, in der Hoffnung, ein bisschen Verständnis zu erwirken.

Das andere Übel sind die Behörden, allen voran das Jugendamt. Durch viele Tests und Gespräche haben es Frau Neuhaus und eine Mitarbeiterin tatsächlich geschafft, dass mein Sohn Kevin Vertrauen aufbaute, was ich nie für möglich gehalten hätte. Unser vorher so zurückgezogener, ängstlicher Sohn mit seinen Tics und seiner Pummligkeit ging früher nie raus, traute sich gar nichts. Er geht nach wie vor sehr gerne nach Esslingen und wir freuen uns mit ihm auf die Zeit der Behandlung. Aber irgendwie „darf" es nicht so einfach funktionieren(?!).

„Wer diagnostiziert, darf nicht behandeln." Ein neuer Schlag in die offenen Wunden unserer Familie. Aber so einfach geben wir nicht auf, meine Frau auf jeden Fall nicht! Wir sehen die Erfolge und glauben auch daran, was hoffentlich Berge versetzen kann. Unser Sohn war bedroht von seelischer Behinderung – wie kann man einfach einige Gesetze ändern, die das Wohlergehen unserer Kinder behindern?

Wir haben durch die erlernte Kommunikation bereits am ersten Tag nach dem Elterntraining unsere Kinder dazu gebracht, selbstständig Aufgaben zu übernehmen.

Durch die kalte Witterung fand es meine Frau angebracht, ein warmes Holzfeuer im Ofen anzuzünden. Ohne Aufforderung fragte Kevin, ob er ein Stück Holz in den Ofen werfen dürfte, was bisher für mich nie ein Thema war, denn Kinder und Feuer geht nicht! Aber mit fast zwölf Jahren dachte ich, warum nicht, und erklärte ihn zum „Wächter des Feuers" (unter der Abnahme des Versprechens: „Nur wenn einer von uns dabei ist!").

Und siehe da, den ganzen Abend ging das Feuer nicht aus. War das Holz alle, nahm er den Korb und ging in den Keller, um Neues zu holen. Bei dieser Gelegenheit ging Aileen gleich mit, um noch ein paar Tüten Milch in die Wohnung zu schaffen.

Briska und ich schauten uns an, nickten uns zu und dachten: „So geht's". Auch die beiden hatten sichtlich ihre Freude daran, uns diese Arbeit abzunehmen. Ich bin mir absolut sicher, dass wir über einen längeren Zeitraum gesehen, unser Familienleben in den Griff bekommen. Es ist jetzt nur der Anfang, aber ohne Anfang kein Ende. Jeder neue Tag eine neue Herausforderung, an dessen Ende ich zufrieden ins Bett gehen möchte.

Rolf Scharfenecker

Nach fast zwei Jahren und Hochs und Tiefs durch die Pubertät ist die Entwicklung beider Kinder wirklich nur erfreulich. Kevin hat beliebt und sehr kompetent in einem Sozialprojekt der Schule im Kindergarten mitgearbeitet, will Erzieher werden und wird gerade Jungscharleiter.

Aileen zeigte rasch ihre gute technische Begabung, brachte gute Leistungen in der Realschule und „diagnostizierte" das ADHS ihres Vaters ... Derzeit kämpft sie mit den wachsenden Anforderungen in der heftig einsetzenden Pubertät. Sie kümmert sich rührend um die fünf Katzen der Nachbarin Neuhaus.

Einleitung

Die jahrelange Arbeit mit Kindern und Jugendlichen mit ADHS und deren Eltern (von denen überzufällig häufig ein Elternteil selbst betroffen ist) bringt immer wieder aufs Neue die Erkenntnis, dass in der zentral wichtigen Elternberatung des multimodalen Behandlungsansatzes nicht nur die Anleitung zur Konsequenz, zu klaren Regeln und Strukturen für den Transfer in den Alltag wesentlich ist. Es zeigte und zeigt sich immer deutlicher, *wie* dies kommuniziert wird: zunächst im Elterntraining durch das Modell des Trainers und durch konkrete „Selbsterfahrung“ im Rollenspiel; und dann durch die Eltern bei Instruktionen, beim Einfordern von Regeln, bei Erklärungen und Konfliktentschärfungen ihrem Nachwuchs gegenüber.

Seit 2003 werden verschiedene Kurse angeboten: „Elterntraining für Elterntrainer“ (ETKJ) in Deutschland, Österreich und in der Schweiz sowie in den „Kommunikations- und Selbstwert-Trainings-Seminare für ältere Jugendliche und junge Erwachsene mit ADHS“. In diesen Kursen wird immer deutlicher, wie entscheidend die Aufnahmefähigkeit für die vermittelten Inhalte von den „silent messengers“, der Mimik, Gestik und Körperhaltung, aber vor allen Dingen auch vom Tonfall (und natürlich auch der spezifischen Wortwahl) abhängen.

Kinder und Jugendliche mit ADHS verstehen offensichtlich Sprache schlichtweg einfach etwas „anders“. Sie kommen mit „Metasprache“ schlecht zurecht, fassen z. T. wirklich „wörtlich“ auf. So ist z. B. etwas Schwieriges langweilig, weil es eine lange Weile dauert. Sie reagieren zudem früher oder später leider „allergisch“ (im wahrsten Sinne des Wortes) auf Worte und Formulierungen, die sich wiederholen, die „extrem“ sind, die gereizt, vorwurfsvoll, jammernd, anklagend, drohend, moralisierend-appellierend, verhaltensverschreibend geäußert werden.

In einer förderlichen, unterstützenden und notwendigerweise auch länger anhaltend anleitenden Erziehung von Kindern und Jugendlichen mit ADHS (mit und ohne Komorbiditäten) geht es entsprechend vordringlich darum, in der Familie einen veränderten „Kommunikationsstil“ zu entwickeln, mit eindeutigen und präzisen Ansagen und Aufforderungen, die klar, freundlich und wertschätzend transportiert werden.

Um die Lebensqualität nicht nur für die Kinder und Jugendlichen, sondern auch für die anderen Familienmitglieder wirkungsvoll zu verbessern, kristallisierten sich aus der Durchführung von Elterntrainings über viele Jahre hinweg zwei entscheidende Wirkfaktoren heraus:

- Akzeptanz der neurobiologischen Hintergründe von ADHS mit Verstehen der „anderen“ Funktionssteuerung/Selbststeuerung sowie der typischen entwicklungspsychopathologischen Aspekte,
- einfühlsame und wertschätzende Vermittlung eines spezifischen Kommunikationsstils (nach dem Motto „weniger ist mehr“), besonders bei der Ankündigung und Einforderung von Regeln und Erklärungen v. a. im Kontext Lernen und Deeskalierung drohender Konflikte.

In diesem Elterntrainingsmanual ETKJ ADHS geht es nicht darum, nach „etwas Psychoedukation“ Eltern zur Selbsthilfe anzuregen oder „Kochrezepte“ zu vermitteln für typische und spezifische Krisensituationen. Letztendlich sollen Eltern mit Hilfe von umfassendem „Störungsbildteaching“ und bei Bedarf immer wieder erneutem (und geduldigem) Erklären der Dysregulation der autonomen Selbststeuerung zur Analyse der Vorlaufsituationen eines Konfliktes befähigt werden. Unnötige krisenhafte Zuspitzungen können so oft im Vorfeld erkannt und somit abgefangen oder schnell beigelegt werden.

Dies gelingt am besten, wenn die Inhalte des Trainings klar, plastisch und anschaulich (d. h. auch mit sehr konkreten, von Eltern real berichteten Beispielen unterlegt) vermittelt werden, um die tatsächliche und aktive Bereitschaft der Eltern für eine Veränderung unter Einbindung der bereits vorhandenen Ressourcen zu erwirken.

Nach Grawe (2004) erscheint es daneben äußerst wichtig, darauf zu achten, dass wirklich nur Veränderungen und Ziele formuliert werden, die nachvollziehbar und plausibel sind und die in den Familien auch tatsächlich erreicht werden können (d. h. „machbar“ erscheinen).

Dafür ist unabdingbar notwendig, dass der Therapeut nicht nur inhaltlich überzeugend und sicher wirkt, sondern auch einen positiven/sympathischen Eindruck auf die Eltern macht. Dies ist essentiell bei ADHS! Als Lehrender und Explorierender im Konflikt ist er freundlich, warmherzig, extrovertiert, optimistisch und etwas humorvoll. Beim Therapeuten sind Körperhaltung, Mimik, Gestik und vor allem der Tonfall ausschlaggebend dafür, ob er „ankommt“. Er sollte besonders darauf achten, emotional negativ besetzte Formulierungen zu vermeiden (was sinnvollerweise auch richtig beübt werden sollte. Hierfür bietet sich der Kurs „Train the Trainer ETKJ“ als Ergänzung zum vorliegenden Manual an).

Eltern suchen in einem solchen „Erziehungskurs“ Orientierung, nehmen viel „so nebenher“ wahr, was möglichst positiv für sie sein sollte. Eltern sollten – der neuropsychotherapeutischen Ausrichtung folgend – während eines Trainings auch angenehme Zustände erleben, z. B. gemeinsam Lachen können. Mit einer guten Grundstimmung lernt es sich leichter – eine Binsenwahrheit. Aber nur bei guter Befindlichkeit kann jemand mit ADHS wirklich Informationen aufnehmen, an die er sich dann später auch erinnern kann.

Im ETKJ ADHS dürfen entsprechend keinerlei unsensible Bemerkungen oder direktive Vorgaben („Sie müssen ...") bezüglich erwünschter Veränderungen gemacht werden. Allerdings wird den Eltern aber auch nicht „freigestellt", was und wie sie etwas verändern können, wenn bei ihnen ein echter Veränderungswunsch bezüglich immer wiederkehrender Problemeskalationen besteht. „Psychologisierende Interpretationen" z. B. bezüglich der psychodynamischen Hintergründe, Bindung und Beziehung mit hintergründig subjektiven Hypothesen des Trainers ohne stimmigen und bestätigten Abgleich mit Elternteilen ist im ETKJ ADHS tabu.

Das ETKJ ADHS basiert ursprünglich auf dem „Münchner Trainingsmodell" nach Paul Innerhofer (1977) mit einer der Kernaussagen, dass Eltern nicht nur diejenigen sind, die ihr Kind unter Umständen leider am stärksten „schädigen" können, sondern das Kind auch weit stärker als außenstehende Personen unterstützen und fördern können – wenn sie wissen, wie das funktionieren kann.

Erweitert wurde der Ansatz dahingehend, dass Eltern im Training dazu verholfen wird, das Kind mit dem typischen Wahrnehmungs- und Reaktionsstil bei ADHS in der Auseinandersetzung mit seiner Umwelt zu sehen, um das Verhalten des Kindes/Jugendlichen nachvollziehen zu können. Wird die Symptomatik vor allem unter dem Aspekt des „gestört Werdens" der Eltern durch das Verhalten der Kinder/Jugendlichen gesehen. Dies triggert unwillkürlich den Impuls bei den Eltern, instinktiv wehren, kritisieren, strafen zu wollen (wie sie dies bisher erfolglos schon machten). Verstehen die Eltern die Hintergründe wirklich, erkennen sie, dass die Kinder/Jugendlichen sich tatsächlich eben nicht so verhalten/anpassen können und sie unter ihrer Steuerungsschwäche tatsächlich leiden.

Die leider eindeutig entwicklungspsychopathologischen Aspekte bei ADHS im Lebensverlauf (vgl. Neuhaus 2007) machen gewisse Einstellungsänderungen der Erziehenden nötig, um eine alters- und störungsspezifisch positive erzieherische Haltung mobilisieren zu können, die dann im sogenannten „Verhaltensmanagement" und im veränderten Kommunikationsstil ihren Niederschlag finden.

Das ETKJ ADHS ist als ein Elterntraining zu verstehen, bei dem wünschenswerterweise beide Elternteile präsent sind (bei Trennung und Scheidung evtl. auch mit den neuen Partnern – mit Teilnahme unter Umständen in verschiedenen Kursen) oder einem Elternteil und einer miterziehenden Bezugsperson (Tagesmutter, Großeltern, etc.). Geschwisterkinder unter 18 Jahren sollten nicht zugelassen werden, da leider erfahrungsgemäß Erläuterungen aus dem Training später unter Umständen kontraproduktiv im Konflikt eingesetzt werden können.

Voraussetzung für ein gelingendes Elterntraining ETKJ ADHS ist, dass zumindest bei einem Elternteil ein deutlicher Leidensdruck besteht, der Wille, die Symptomatik als Störung zu akzeptieren, eine gewisse Mitarbeitsbereitschaft, Umsetzungswilligkeit und ausreichende Kognitionsfähigkeit (sowie ausreichendes Sprachverständnis der Sprache, in der es vermittelt wird).

Es liegt an der „Kunst der Vermittlung“, wie der eher skeptischere, kritischere oder weniger interessierte Elternteil mit „ins Boot“ geholt wird – allerdings unter der Voraussetzung, dass keine „Ideologie“ im Hintergrund steht. Das verhaltenstherapeutisch neuropsychotherapeutisch konzipierte ETKJ ADHS ist angelegt als ein Kompakttraining in der Gruppe am Wochenende mit mindestens zwei Nachberatungsabenden ca. zwei bis vier Monate später.

Es hat sich gezeigt, dass der Transfer wesentlich besser gelingt, wenn sehr intensiv und verdichtend zunächst an konkreten Beispielen der Wahrnehmungs- und Reaktionsstil bei ADHS verstanden werden kann, dann stimmig und nachvollziehbar Einstellungsänderungen erarbeitet und Strategien erläutert werden – und danach das Ausprobieren über einen längeren Zeitraum (mit Nachbesprechung/Korrektur in derselben Gruppe zeitversetzt später) erfolgen kann.

Nicht nur Kinder und Jugendliche, sondern auch Erwachsene mit ADHS als Elternteile, haben zum Teil noch Schwierigkeiten mit einer realistischen Selbsteinschätzung oder können sich oft auch selber nicht so gut organisieren. Sie haben nicht selten ebenso ihre Schwierigkeiten mit dem Einschätzen von Zeit und Zeitverlauf. Sie verfügen vor allen Dingen aber nicht (im Vergleich zu Nichtbetroffenen) über eine ständige und jederzeit präsente „autobiografische Bewusstheit“. Daher praktizieren sie leider erfahrungsgemäß im Umgang mit ihren Kindern und Jugendlichen genau die Art der Kommunikation, die sie selbst als Kind oder Jugendlicher verabscheut haben.

Sie monologisieren gerne, kommen vom einem zum anderen, unterbrechen bisweilen impulsiv ihr Gegenüber oder geraten rasch in einen belehrenden, leider häufig regelrecht schulmeisterlichen Ton. Gut gemeint (!) erklären sie gern weit ausholend und haben, ohne es wirklich zu merken (wie ihre Kinder), am liebsten das letzte Wort. Und genau wie ihre Kinder sehen sie beim Gegenüber alles vor allem jedes Fehlverhalten (!) – nur nicht bei sich selbst. Ihre eigene Erziehungs- und Modellwirkung ist ihnen meist kaum „bewusst“, wird ihnen allerdings recht negativ emotional besetzt unter Umständen vom Partner oder leider auch professionellem Berater mit zusätzlicher Schuldzuweisung „rückgemeldet“. Oft hat ein Elternteil jedoch bereits früh in der eigenen Lebens-/Lerngeschichte Selbstzweifel entwickelt, häufig bestehen hintergründig Verlustängste, Insuffizienz- und Schuldgefühle (vgl. Neuhaus 2005).

Dies ist leider überzufällig häufig der Grund, warum der Rat, einfach mal richtig konsequent sein zu sollen, nicht umgesetzt wird/werden kann. Aus Angst vor einem Konflikt, einer mal wieder nicht enden wollenden Diskussion, oft vor allem aber aus Angst, evtl. die Zuneigung des Kindes/Jugendlichen verlieren zu können, wird dann einem Wunsch eben doch entsprochen, eine Ausnahme gemacht, nachgegeben. Man will nicht so hart, streng, rigide sein, versucht es eben dann weiter so, wie man das gerade eben so jetzt für richtig hält.

Durch den bei ADHS typischerweise mangelhaft ausreifenden Perspektivewechsel entstehen schnell Missverständnisse, wenn etwas z. B. subjektiv „nicht so Wichtiges“ unvollständig aufgenommen wurde, eine Erledigung vergessen wurde, sich nicht wahrgenommen, wertgeschätzt fühlend, entgleist die Situation schnell durch gereizte Wortwechsel mit Vermutungen darüber, „warum jemand mal wieder nicht...". Die Rechtfertigung erfolgt schneller, als dieses „Gedankenlesen" geäußert ist, wobei das Gegenüber von der 100%igen Korrektheit der Vermutung, „warum wieder jemand nich t..." völlig überzeugt ist.

Erfahrungsgemäß bleiben Betroffene mit ADHS „unter sich", wobei in der Beziehungsgestaltung die individuellen „Rhythmen" und vor allem über die Dauer die Absprachen in der Paarbeziehung nicht „so einfach" abstimmbar und einhaltbar sind, auch wenn an sich der Wille grundsätzlich dafür wirklich da ist.

Selbst ein erwünschtes Kind wird dann (bei seiner eigenen Reizoffenheit und Reizfilterschwäche, seiner später zunehmend auffallenden Impulssteuerungsschwäche und vor allen Dingen seiner Affektlabilität) rasch Anlass zu vielen Auseinandersetzungen bei kontroversen Einschätzungen (mit entsprechend hintergründigen Einstellungen), Wertungen und Reaktionen der Partner geben. Ein subjektiv zunächst lieb gemeintes Erteilen von Ratschlägen (wenn das Gegenüber mit einer Situation nicht so gut fertig zu werden scheint) wird schnell zu einem vorwurfsvollen „Also gut, dann eben nicht!" oder bei einer Entgegnung „Wenn du meinst..." – wenn nicht sofort freudig der Rat aufgegriffen/umgesetzt wird (in der Erwartung, dass die subjektiv richtige Hilfestellung doch dem anderen sofort „einleuchten" müsste).

Bei den typischen (oft aus geringstem Anlass getriggerten) Verhaltensauffälligkeiten des Kindes reagiert leider das Umfeld dann zusätzlich rasch und ungefragt negativ, was die Selbstwirksamkeitsempfindung der Eltern bezüglich ihrer Erziehungsfähigkeit beeinträchtigt. Dies wird oft dadurch verschärft, dass völlig unterschiedliche und widersprüchliche Kommentare geäußert werden, bagatellisierend oder auch im Gegenteil mit spezifischen Schuldzuweisungen, Interpretationen und Vorwürfen (auch zum Teil von Professionellen!), was die Befindlichkeit der leider eben oft schon aus ihrer eigenen Lerngeschichte verunsicherten und syndromtypisch schnell zu beeinflussenden und verunsichernden Eltern noch weiter einschränkt – und somit das Umsetzen von Ratschlägen schlicht verunmöglicht.

Im ETKJ ADHS wird mit einer speziellen Gesprächsführungstechnik gearbeitet, mit prägnant-freundlich-humorvollem Strukturieren, mit ermittelndem Hinterfragen (bis eine Situation wirklich plastisch geworden ist) und mit Abstoppen durch „Parallelreden", wenn jemand ins Monologisieren kommt.

Es wird gänzlich abgesehen von unnötigem und leider sogar völlig kontraproduktivem „Spiegeln von Gefühlen" oder „dem Betrachten eines Problems aus jeder Sicht", da ein Problem bei ADHS biologischen Ursprungs ist und nicht gleich eine Lösung impliziert.

Sehr problematisch ist für sie die „Freiarbeit mit Wochenplan" mit der Notwendigkeit des ständigen abwägend-überlegten Entscheiden-Sollens, was Kinder mit ADHS auch als Jugendliche eben einfach nicht können.

Durch die Methoden-Vielfalt und die Vorgaben in der Schule, etwa dass die Kinder immer wieder ihren Sitzplatz wechseln sollen, ist der Geräuschpegel

Voraussetzung für ein erfolgreiches Elterntraining ist, dass der Trainer selbst die konstitutionell bedingte Regulierungsdynamik bei ADHS als Anpassungsstörung kennt und akzeptiert – dies (mit allen möglichen Komorbiditäten und assoziierten Störungen) über den ganzen Lebensverlauf – und sein Wissen immer wieder anhand der Erkenntnisse der seriösen internationalen wissenschaftlichen Forschung erweitert.

Unabdingbar notwendig ist für ein gelingendes Elterntraining mit diesem Konzept, dass der Trainer die gegenwärtige Situation der Kinder und Jugendlichen kennt und weiß, dass besonders in Deutschland (und zum Teil auch im deutschsprachigen Ausland) im Kindergarten und in der Schule immer früher von allen Kindern Selbstständigkeit verlangt wird. Immer früher soll eigenverantwortlich sich etwas erarbeitend und ableitend gelernt werden, auch in Gruppen, im Rahmen von Projekten und mit entsprechenden Präsentationen.

Ein kleiner Teil aller Kinder kommt damit zurecht – Kinder mit ADHS definitiv nicht.

in den Klassen seit Jahren extrem hoch geworden. Hausaufgaben sollen zwar nach wie vor von Kindern und Jugendlichen angefertigt werden – selbstständig, nicht von den Eltern kontrolliert –, werden durch die Lehrer allerdings meist nur noch in den seltensten Fällen wirklich überwacht. Kinder mit ADHS brauchen jedoch besonders viel übendes Wiederholen, bis sie nicht so interessante „Basics“ der Kulturtechniken (wie Rechtschreibregeln, das Einmaleins) wirklich verautomatisiert haben, d. h. auch unter erschwerten Umständen sofort abrufen können.

Bei der „modernen“ Art der Stoffvermittlung wird immer unklarer, was wie und wozu gelernt werden soll. Durch das „fächerübergreifende“ Lernen in immer größeren „Arbeitsfeldern“ wissen selbst oft ältere Jugendliche nicht, zu welchem Fachbereich sie den aktuellen Stoff zuordnen sollen. Das mühsame Abarbeiten von Arbeitsblättern mit großen Textmengen (die es sofort zu erfassen gilt), die Schwierigkeit mit Begriffen umgehen zu müssen, die oft einfach noch nicht verstanden worden sind und die Notwendigkeit, dann auch noch erkennen zu sollen, dass es im Mathebuch Aufgaben gibt, die nicht lösbar sind, erschweren das ohnehin belastete Schülerleben (unter anderem mit der sehr eingeschränkten Fähigkeit, die Aufmerksamkeit sofort aktivieren zu können, v. a. wenn etwas nicht so interessant ist oder ein Lehrer nicht sofort sympathisch erscheint).

Es erwies sich über die Jahre als positiv, Eltern mit Kindern der ungefähr gleichen Altersgruppe zusammen zu schulen (Vorschulkinder, Grundschulkinder, Jugendliche, in der Sekundarstufe I (5.–7. Klasse), Jugendliche der Mittelstufe, ältere Jugendliche, junge Erwachsene).

Bei den jüngeren Kindern haben Eltern vor allen Dingen ihre Schwierigkeiten mit der frühen „Selbstständigkeit“, dem ständigen Plappern und dem plötzlichen „Bocken“, mit der typischen Trödelei bei Routinen, beim Thema „Schlafen“, „Essen“, aber auch bei dem häufigen Problem des verzögerten Sauberwerdens oder den unerwartet auftauchenden Problemen im Umgang mit Gleichaltrigen.

Bei den Schulkindern und jungen Jugendlichen dreht es sich natürlich um alles im Kontext Schule und Hausaufgaben. Daneben belastet, dass die Kinder nicht Ordnung halten können und der immer prominenter werdende Wunsch nach noch mehr Medienkonsum. Ab der Schulzeit eskaliert es in familiären Kommunikation erfahrungsgemäß noch rascher, oftmals nehmen auch die Schwierigkeiten der Kinder und jungen Jugendlichen im Umgang mit Gleichaltrigen deutlich zu (und die Konflikte zwischen den Elternteilen).

Bei den Eltern der etwas älteren Jugendlichen geht es um die ständigen Querelen wegen des Lernens, dem Aufschieben subjektiv schwierig oder langweilig erscheinender Aufgaben. Es geht aber auch um die Sorge bezüglich der Anziehungskraft, die andere schwierige Jugendliche auf Jugendliche mit ADHS haben, unter anderem mit der Angst vor delinquentem Verhalten und Substanzmissbrauch.

Kinder und vor allem Jugendliche wollen oft schon sehr früh „selbstbestimmt“ sein. „Alle anderen dürfen..., nur ich nicht!“ ist ein gängiges Argument. Eine einmal genehmigte Ausnahme wird sofort zur „stehenden Regel“ – und es wird ewig diskutiert, warum das nicht so sein soll. Leider sind sie tatsächlich sehr in Gefahr, Computer-spielsüchtig zu werden.

Jugendliche haben oft Probleme mit dem Begriff „Eigentum“, wenn sie gerade etwas benötigen. Kummer macht das zunehmende Vermeiden, Lügen, Mogeln, Tricksen, was fast unweigerlich die „Superpubertät“ begleitet.

Ältere Jugendliche und junge Erwachsene bereiten ihren Eltern häufig Sorge bezüglich ihrer Unentschlossenheit hinsichtlich der Berufswahl, unter anderem auch damit, sich nicht „aufraffen“ zu können, eine Bewerbung zu schreiben. Anlass zur Besorgnis wird nicht selten, dass selbst der ältere Jugendliche oder junge Erwachsene mit dem Geld immer noch nicht zurecht kommt, noch immer nicht begreift, dass das eigene Zimmer ein Teil der elterlichen Wohnung ist, für das die Eltern aufkommen (und eigentlich einen Anspruch auf etwas eigene Lebensqualität haben).

Die vielen Facetten der Schwierigkeiten im Alltag der Kleinkinder, Schulkinder, Jugendlichen und Erwachsenen mit ADHS können an dieser Stelle nicht allumfassend dargestellt werden. Entsprechend ist die Kenntnis der Basisliteratur (vgl. Anhang) Voraussetzung für ein Gelingen des Elterntrainings.

Ziel des alltagswirksamen ETKJ ADHS ist die Befähigung der Eltern, mit dem Wahrnehmungs- und Reaktionsstil bei ADHS verstehend umzugehen und somit anders und erfolgreicher kommunizieren zu können.

Dies führt bei Anwendung der Strategien dann über den Zeitverlauf erfahrungsgemäß zusätzlich zur Erhöhung der eigenen Selbstwirksamkeit und somit des Selbstvertrauens, wie die Rückmeldungen der letzten Jahre eindrücklich belegen (wobei manchmal ein solches Training, nach einiger Zeit wiederholt, erst den erwünschten Effekt mit sich bringt).

Über im Rollenspiel konkret erlebte negative Kommunikation mit den entsprechenden Auswirkungen und nachfolgender Vorlauf- und Mikroanalyse von Krisen zu Hause sollen ein konkreter Abbau des Entstehens solcher Konflikte und eine verbesserte Eltern-Kind-Interaktion möglich werden.

Ziel soll sein, in den Familien die typischen Beeinträchtigungen und Verhaltensauffälligkeiten der Kinder und Jugendlichen nicht vor allem durch Strafen und Ankündigungen negativer Sanktionen reduzieren zu wollen, was sich im Langzeiteffekt als ineffektiv herausgestellt hat. Wird die Anstrengungsbereitschaft gezielt verstärkt (und nicht nur das Handlungsergebnis!) und wird unter Umständen flankierend, wenn nötig, rechtzeitig (von gut aufgeklärten Eltern getragen!), die Medikation eingesetzt, führt dies erfreulich oft zu einer Reduktion und/oder Prophylaxe entstehender Komorbiditäten.

Die langjährige Erfahrung zeigt, dass vielen Eltern das Lesen von Ratgebern schwer fällt und/oder die Umsetzung nicht recht klappt. Tatsächlich wird aber offensichtlich wirklich nur anhaltend umgesetzt, was in den Familien wirklich verstanden wurde, subjektiv nachvollziehbar, plausibel und machbar erscheint.

Die Wirkmechanismen (überprüft durch Evaluationsrückmeldungen) sind:

- die Möglichkeit, Menschen zu begegnen, die ganz ähnliche Probleme haben,
- eine „Diagnosebestätigung" durch das Wiedererkennen der Symptomatik,
- eine Entlastung bezüglich Selbstvorwürfen (in eingeschränktem Maß),
- eine „Plattform", um Ängste, Befürchtungen, aber auch Hilflosigkeit zu äußern,
- aufgezeigt zu bekommen (ohne Interpretation oder Schuldzuweisungen) wie die Kinder und Jugendlichen funktionieren,
- aufgezeigt zu bekommen, was einfach zu akzeptieren ist (mit Humor und Einstellungsänderung),
- selbst zu erfahren, wie negative Kommunikation wirkt,
- Organisationshilfen zu erhalten, z. B. für den Umgang mit Zeit oder eigenen Antriebsschwierigkeiten,
- Anleitung das Entstehen eines Konfliktes analysieren zu können.

Wirkmechanismen sind aber auch:

- u. U. die Selbsterkenntnis, dass man als Elternteil ebenfalls betroffen ist,
- u. U. die Hilfe zur Korrektur von alten, möglicherweise dysfunktionalen Überzeugungen/Denkmustern, auch bezüglich der eignen Herkunftsfamilie
- mit verbessertem Verstehen auch der eigenen Lerngeschichte

und somit

- mit der Befähigung, zu diesem Wahrnehmungs- und Reaktionsstil in der Familie positiver stehen zu können

und somit

- mit der Ermutigung, sich nicht mehr schämen oder rechtfertigen zu müssen

und somit

- mit der Entwicklung von mehr Gelassenheit und vermehrter Wahrnehmung der Ressourcen der Kinder und Jugendlichen

und somit

- mit Zunahme des Empfindens der Selbstwirksamkeit und Selbstvertrauens.

Das Manual richtet sich an Therapeuten und Pädagogen, die mit Kindern und Jugendlichen mit ADHS und deren Eltern erfolgreicher als bisher umgehen wollen. Die etwas „andere Art" der Kommunikation zeigt sich seit nunmehr acht Jahren sehr hilfreich auch in sehr komplizierten Situationen (erprobt in der Hausunterrichtsgruppe der besonderen Betreuungsform des Kindertherapeutischen Zentrums Esslingen GmbH sowie im Verlauf von mehreren Sommercamps, einmal mit 26 Kindern von 6–16 Jahren in einem verregneten Sommer in einem Zelt!).

I Theoretische Grundlagen

1 Wie das ETKJ ADHS entstand

Als 1985 das Buch „Unkonzentriert? – Hilfen für hyperaktive Kinder und ihre Eltern“ von Walter Eichlseder erschien, wusste man noch nicht so besonders viel über die Ursachen von ADHS. Der Kinderarzt schrieb damals in seinen Ratschlägen entlastend für viele Eltern, dass sie sich keine Schuld am Verhalten des Kindes zu geben brauchten. Eltern sollten sich nicht entmutigen lassen durch Vorhaltungen von „Besserwissern“ bezüglich dessen, was sie alles versäumt und falsch gemacht hätten.

Eichlseder warnte schon davor, Behandlungsmethoden zu wählen, die unbedingt die Medikation bei ADHS umgehen wollen. Er empfahl (auf die Verhaltenstherapeutin Vera Kuhlen Bezug nehmend) die Diagnostik und Behandlung im gewohnten Umfeld durchzuführen, möglichst nicht in einer Klinik (d. h. einem „künstlichen“ Umfeld). Er setzte sehr auf die Medikation mit Stimulanzien, aber auch auf das Einhalten von Regeln mit positiver Verstärkung. Er empfahl Eltern, kritische Situationen zu vermeiden oder zu entschärfen, die zu konflikthaftem Handeln führen könnten, bevor man an eine Strafe denken sollte. Es war für ihn klar, dass Anerkennung und Belohnung zur Erziehung und Entwicklung ebenso beitragen wie Strafe, wenn nicht gar noch mehr. Zudem empfahl er Eltern, sich auf ihr eigenes Gefühl zu verlassen, da sie am besten die Signale des Kindes verstehen könnten – empfahl aber auch, dass sich Eltern regelmäßig Ferien von ihrem Kind nehmen sollten.

Im (nicht auf ein spezielles Störungsbild zugeschnittenem) Münchner Trainingsmodell (MTM) von Paul Innerhofer mit dem Untertitel „Beobachtung, Interaktionsanalyse, Verhaltensänderung“, erschienen 1977, werden auf verhaltenstherapeutischer Basis Eltern dazu angeleitet, Situationen zu beschreiben, Beobachtungen von Verhaltensweisen zu berichten und diese dann selbst im Rollenspiel als Problemereignis darzustellen.

Dies erfolgt in der Gruppe, wobei die anderen die Rollenspieler genau beobachten sollen. So soll besonders auf die Art des Blickkontaktes der Spieler geachtet werden, auf motorische Aktionen, den Ausdruck, die Mimik, den Tonfall und natürlich auch auf die Körperhaltung. Dadurch soll den Eltern geholfen werden, zu erkennen, wie das Kind die Situation erlebt, um dessen Erwartungen zu verstehen.

Von Innerhofer wird allerdings die Selbstverantwortung der Eltern im Mittelpunkt gesehen im Sinne der „Hilfe zur Selbsthilfe“, da sonst die Gefahr bestehe, dass Eltern hilfsbedürftiger und passiver würden, wenn der Therapeut aktiv und entschlussfreudig ist (wie man damals allgemein annahm). Es wird dabei von Innerhofer stark darauf abgehoben, nur zu beobachten, nicht zu interpretieren!

Ein weiteres wesentliches Element im MTM ist die Hilfestellung dazu, dass Eltern das Verhalten des Kindes durch die Beobachtungen in Abhängigkeit von seiner Umwelt verstehen lernen. Im Rollenspiel, so wird in diesem Manual empfohlen, soll eine belohnende und eine bestrafende Situation immer kommunikativ hergestellt werden. Dies gilt auch bezüglich schlechter und guter Hilfestellung, um als Elternteil konkret erleben zu können, wie man sich z. B. bei schlechter Hilfestellung fühlt.

Der Einsatz dieser Rollenspiele zeigte schon bei den ersten Elterntrainings (ETKJ ADHS), die C. Neuhaus durchführte, ein verblüffend rasches Ansteigen des Erregungsniveaus der Spielpartner (heute ist klar: Es handelt sich dabei um den selbst betroffenen Elternteil). Dies hatte in aller Regel Auswirkungen auf die ganze Gruppe. Die Analyse der kommunikationswirksamen Elemente der Mimik, Körperhaltung, Gestik und Tonfall wirkte in allen Trainings sehr effizient auf das Erleben, unter anderem der schlechten Hilfestellung, und war für die Eltern so überzeugend, dass die Rollenspiele bis heute ein tragendes Modul im ETKJ ADHS sind.

Nun geht es im MTM überhaupt nicht dezidiert um ADHS – obwohl viele Szenen, die ohne wertende Kommentare nur mit Begriffen der Beobachtung beschrieben werden, an sich „typische“ Situationen v. a. bei ADHS darstellen. Auch die nachfolgende Bewertung der Handlung des Kindes und der Reaktion der Eltern war nicht auf ADHS zugeschnitten. Das Programm erwies sich teilweise jedoch als sehr gut geeignet, um Eltern von Kindern mit ADHS ergänzend zur Psychoedukation Hilfestellung zu geben (allerdings teilweise mit Modifikationen).

Im MTM wird verhaltenstherapeutisch zum Löschen von unerwünschten Verhalten unter anderem mit Ignorieren des Verhaltens gearbeitet – was sich als nicht brauchbar erwies für die Weiterentwicklung eines spezifischen Elterntrainings für ADHS.

Sehr wohl eignet sich aber die Erarbeitung der sogenannten Vorlaufanalyse einer strittigen Situation, bei der Annahme, dass Überforderung eben zu Misserfolg führt, Strafe oft Aggression und Opposition auslöst, massive Strafe zwar Gehorsam erzwingt und der Gehorsam der Kinder/Jugendlichen damit die Strafe (für die Eltern) sozusagen belohnt.

Es erwies sich im Laufe der Weiterentwicklung dieser spezifischen Elterntrainings von C. Neuhaus als sehr sinnvoll, immer schneller sehr konkret rückzufragen (in freundlich-klarer und wertschätzender Art), was *vor* einem Konflikt abgelaufen war, wer zugegen war und wann und wo das Geschehen ablief, um als Trainer die Situation einschätzen zu können. Dies erfolgte zunächst auch, um in der Elterngruppe allen Teilnehmern die Chance zu geben, sich ein

„Bild“ machen zu können. Es stellte sich dabei heraus, wie wichtig dieses Bild vor allem auch für den Elternteil ist, der sein Problem beim „Syndrom der Extreme“ („Nie hat er ...“, „Immer macht sie ...“) schildert.

Als immer deutlicher wurde, dass ADHS sich nicht „auswächst“ und in aller Regel mindestens ein Elternteil selbst klinisch betroffen ist (mit oder ohne Komorbiditäten), begründete sich eine freundlich-straffe Gesprächsführungstechnik quasi von alleine. Mit der konkreten „Ermittlungstechnik“, dem wertschätzend-direktiven „Parallelreden“ driftet eine Elternberatung/ein Elterntraining nicht ins allgemeine Plaudern ab, wird keinem die Möglichkeit gegeben, sich in langen Monologen immer mehr in ein Gefühl der Hilflosigkeit oder der Wut hineinsteigern zu können (damit unerreichbar für Analyse und Erklärung) oder urplötzlich auf ein ganz anderes Thema zu sprechen zu kommen.

Es wurde außerdem immer klarer, dass kein Austausch der Eltern untereinander bezüglich „Erziehungskochrezepten“ stattfinden darf oder ein Belehren der Eltern durch den Trainer, z. B. schlicht konsequent sein zu sollen, ohne zu hinterfragen, was darunter verstanden wird (alte schwarze Pädagogik, Härte, starre Rigidität, unbarmherziges Durchsetzen von eigenen Vorstellungen etc.).

Als fast erschreckend deutlich wurde, dass Kinder und Jugendliche mit ADHS vor allem ihrem spontan entstehendem Affekt regelrecht ausgeliefert sind und jegliche subjektiv erwünschte Ausnahme sofort zur subjektiv erwünschten, feststehenden Regel wird, das Wort „vielleicht“ inhaltsleer ist und bleibt, und beim „Verhandeln“ grundsätzlich immer das Kind oder der Jugendliche den längeren Atem oder das letzte Wort hat, entstand die Definition von Konsequenz als „liebevolle Sturheit“.

Mit zunehmend tieferem Störungsbildverständnis, ergänzt durch die ständig wachsenden Erkenntnisse aus der seriösen wissenschaftlichen Forschung, wurde nachvollziehbar, warum Eltern so empfindlich auf vorschnelles Bewerten und Interpretieren ihres erzieherischen Handelns reagieren. „Allgemeine“ Erziehungsberatung mit Tipps wie „Nehmen Sie sich mehr Zeit für ihr Kind!“ oder „Machen Sie mit ihrem Kind jeden Tag eine halbe Stunde eine Spiel- und Spaßrunde!“ laufen ins Leere. Kritische Fragen wie „Ist Ihre Ehe denn überhaupt intakt?“ wären zwar durchaus häufig berechtigt, aber zu früh gestellt, eventuell sogar konfrontativ, würden sie zum enttäuschten Abbruch der Konsultation seitens der Eltern führen.

Die Erfahrungen im Laufe der Jahre zeigten, dass ein Elterntraining zu keinem Zeitpunkt eine Plattform für ideologiegeleitete Kampfdiskussionen werden darf oder zur Bühne für die Dekompensation einer gärenden Krise zwischen Elternteilen, etwa mit Bloßstellung einer Person. Alle konkreten Probleme, die von den Eltern eingebracht werden, sind im Training verständlich zu bearbeiten, wenn alltagstauglich umgesetzt werden soll auf der Basis einer vor allem Vertrauen generierenden Interaktion und Kommunikation.

Als Eltern sich noch nicht so gut über Selbsthilfegruppen, Literatur oder das Internet informieren konnten, kam es immer mal wieder dazu, dass über längere Passagen des Elterntrainings eine „Rechtfertigung der Diagnose ADHS" erfolgen musste – besonders in Gruppen mit Eltern von Jugendlichen mit ADHS (ist es nur die Pubertät, ADHS oder etwas ganz anderes?).

Mit immer besserem Verständnis des „Syndroms der Extreme" wurde es erfreulich zunehmend möglich, bestimmten Äußerungen zu begegnen, die früher nicht einfach zu beantworten waren. ADHS trifft in aller Regel ADHS, d. h. man bleibt unter sich und so kann auch die Aussage „Aber diese Symptomatik hat doch jeder" beantwortet werden mit „Ja, möglicherweise jeder, den sie sehr gut kennen!". Je besser ein Trainer ADHS in der Entität des Störungsbildes kennt, die Symptomatik anhand von konkreten kleinen Abläufen erklären kann und die Eltern dabei ihr Kind oder ihren Jugendlichen wieder erkennen, desto glaubhafter wird er.

Die ausführliche Darstellung der bisher bekannten neurobiologischen Hintergründe von ADHS mit nachvollziehbarer audiovisueller Demonstration und genauer Erläuterung mit Hilfe von Beispielen, was dies für die Funktionssteuerung bedeutet, „erledigt" meistens in etwa 50 % des Inputs der „Kummerrunde" (in der die Eltern ihre Sorgen und Nöte zu Beginn des Trainings einbringen).

Die Hilfen zur Einstellungsänderung, die Rollenspiele sowie Vorlauf- und Mikroverhaltensanalysen deutlich umschriebener Situationen unterstützen das Umsetzen des Verhaltensmanagements, wobei allerdings intermittierend immer wieder kurz neurobiologisch nachbegründet werden muss, um den Lerneffekt zu verstärken.

Zum Abschluss die Medikation besprechen zu müssen, war und ist aufgrund der anhaltenden „Anti-Propaganda" aus den unterschiedlichen Richtungen nicht unproblematisch. Dieses leider nach wie vor „heiße Eisen" sollte wirklich erst am Schluss des Trainings aufgegriffen werden, da sonst nach wie vor die Gefahr besteht, dass alles, was über die Hintergründe, das funktionelle Verstehen und das erzieherisch Relevante zu vermitteln ist, sehr mühsam werden kann oder sogar „untergeht" angesichts geäußerter Befürchtungen, kontroverser Ansichten über „Nebenwirkungen" und „Langzeiteffekte" anhand von Aussagen in den Medien und aus vorherigen Behandlungen etc.

2 Das ETKJ ADHS

Der über 26 Jahre entwickelte verhaltenstherapeutisch/neuropsychotherapeutische Ansatz, kommunikationstheoretisch und lerntheoretisch unterlegt vor dem Hintergrund der Individualpsychologie, basiert darauf, dass die Konstitution bei ADHS neurobiologische Ursachen hat. Die Netzwerknutzung im Gehirn unterscheidet sich offensichtlich deutlich von Nichtbetroffenen und wird noch intensiver von der biopsychosozialen „Umgebung" beeinflusst, als in systemischen und psychoanalytischen Ansätzen vermutet wird. Beim schub- und wellenförmigen Verlauf der Störung in schwierigen Phasen kann unter anderem ein Ereignis, wie ein bevorstehendes Fest, ein Lehrerwechsel oder völlig unerwartet auch eine Lebensmittelunverträglichkeit die Symptomatik deutlich verschärfen. Der zu vermittelnde Erziehungsstil wird wertschätzend und durchaus auch anleitend unter besonderer Berücksichtigung der Möglichkeiten und spezifischen Einschränkungen der Verhaltenssteuerung der selbst betroffenen Eltern kommuniziert.

2.1 Zum methodischen Vorgehen

Nach einer kurzen Vorstellungsrunde erfolgt das Sammeln der Probleme im Gruppengespräch („Kummerrunde") sowie der positiven Seiten der Kinder/Jugendlichen. Vorträge mit prägnantem Bildmaterial folgen zur Geschichte von ADHS, den bisher bekannten neurobiologischen Hintergründen und zum funktionellen Verstehen. In einer Fragerunde werden die Störungsbildakzeptanz und das Wissen darüber als Voraussetzung zur notwendigen Einstellungsänderung erarbeitet. Im Rollenspiel erfolgt die Selbsterfahrung bezüglich der Wirkung von positiver und negativer Kommunikation. Nach Klärung der Voraussetzung für die Erziehung über klare Regeln und Strukturen im Verhaltensmanagement mit nachfolgend konkreter Anleitung zur Vorlauf- und Mikroverhaltensanalyse erfolgt die Vermittlung eines ressourcenorientierten störungsspezifischen Verhaltens- und Kommunikationsstils. Konkretes Einüben ergänzt die Umsetzung des „anderen" Kommunikationsstils im Rahmen des Verhaltensmanagements und wird danach auf die spezifischen zusätzlich eingebrachten Konfliktkonstellationen erweitert. Die Vermittlung von Organisationshilfen für den selbst betroffenen Elternteil, z. B. bezüglich des Zeitmanagement etc., ergänzt das Vorgehen. Abschließend werden umfassende Informationen zur Medikation gegeben und spezifische Fragen beantwortet.

2.2 Zu den Themen

- Geschichte der ADHS/Begriffsdefinition/Häufigkeit,
- funktionelles Verstehen der Symptomatik vor dem Hintergrund der gesicherten neurobiologischen Ursachen,

- Beleuchtung diagnostischer/differentialdiagnostischer Aspekte sowie assoziierter Störungen und Komorbiditäten,
- positive Aspekte und Ressourcen bei ADHS,
- entwicklungspsychopathologische Aspekte in dem jeweiligen Lebensalter unter Bezugnahme auf die aktuelle realistische Situation in Schule oder Kindergarten,
- typische lerngeschichtliche Entwicklung,
- der selbst betroffene Elternteil – Risiko oder Chance? Hilfen zur Einstellungsänderung und Akzeptanz einiger Phänomene, die nicht beeinflussbar sind (z. B. Personenbezogenheit),
- Voraussetzungen im Setting für gelingende Erziehung,
- Wirkung von Kommunikation,
- Verstärkung der Anstrengungsbereitschaft und nicht nur des Handlungsergebnisses (konkrete Strategien für Instruktion, Deeskalierung etc.),
- Vorlauf- und Mikroanalyse statt Drohung und Strafe,
- Bearbeitung aller von den Eltern vorgebrachten Probleme der unterschiedlichen Altersgruppen,
- was hilft, was hilft nicht? – die Notwendigkeit der Entwicklung störungsspezifischer Bausteine und
- Medikation.

Es hat sich gezeigt, dass es wenig Sinn macht, nur bestimmte „typische Konfliktfelder“ herauszupicken, vorzugeben und zu behandeln. Das Training wird nur effektiv, wenn es sich mit Erläuterungen und Strategien an den aktuellen Problemkonstellationen der Elterngruppe orientiert.

Bei der Menge der Informationen sind kleine wiederholende Erklärungsansätze unumgänglich – je besser verstanden wird, desto besser wird umgesetzt.

Die Veränderungen der Interaktion in der Familie (mit unter Umständen Weitervermittlung des Wissens auch an die Verwandtschaft, Lehrer und Erzieher) durch die Eltern können nur etabliert werden, wenn wirklich klar ist, dass diese Kinder sich durchaus angemessen verhalten wollen, dies aber nicht so wollen können, wie sie es wollen sollen.

Es ist wesentlich, dass verstanden und akzeptiert wird, dass der Kopf regelrecht „abschaltet“, wenn die Wortwahl, der Tonfall, die Mimik negativ entgleist. Die Kinder und Jugendlichen sind dann nicht „bockig“, sondern blockiert. Jegliche Form der für die Kinder und Jugendlichen subjektiv negativ bewerteten Kommunikation, einschließlich des Drohens mit Negativkonsequenzen oder Verstärkerentzug, führt nicht zum gewünschten Erfolg.

Ein Spezifikum des ETKJ ADHS ist, dass der Wahrnehmungs- und Reaktionsstil des selbst betroffenen Elternteils dezidiert berücksichtigt wird bei der Vermittlung des Wissens bezüglich der intendierten und dann hoffentlich tatsächlichen Umsetzungsbereitschaft der Strategien.

Die Alltagstauglichkeit von „Verhaltens-Plänen“ mit Token-Economy (Punkte oder Smileys als Verstärker etc.) auf die vielerorts besonders abgehoben wird, ist tatsächlich kritisch zu hinterfragen, da solche Pläne meist nur sehr kurz angewendet werden. Dies liegt oft daran, dass die aufgestellten Regeln zu wenig konkret formuliert werden, zu komplex oder für das Alter zu schwierig, zeitlich nicht durchführbar und v. a. nicht überwachbar etc. sind. Oft gibt es bei dem einen oder anderen Elternteil auch Widerstände dagegen, oder die Verstärkung erfolgt zeitlich nicht nah genug oder nicht im notwendig logischen Kontext für Eltern und Kind.

Konkret erarbeitete Visualisierungshilfen oder ein Jahresüberblicksterminplaner, von den Kindern oder Jugendlichen selbst erstellte Stunden- und Freizeitpläne in „Chef-Funktion“ sowie von ihnen selbst festgelegte Lernzeiten, spezifische individuelle Checklisten (bei ADHS als serielle Verarbeitungsstörung) erleichtern hingegen den Alltag wirklich. Dies gelingt aber nur, wenn auch die Kinder/Jugendlichen wissen, wie sie „funktionieren“.

Übergreifendes Ziel des ETKJ ADHS ist die Verbesserung der Lebensqualität der ganzen Familie. Es soll helfen, eine Basis zur Erarbeitung eigener Problemlösungsansätze vor dem Hintergrund des erlernten Wissens zu schaffen (ähnlich den Schulungen bezüglich anderer chronischer Erkrankungen, wie Diabetes oder Asthma bronchiale).

3 Erfahrungen mit gängigen Methoden des Elterntrainings

Besonders nach dem Kindergipfel im Dezember 2007 und der Vorgabe verbindlicher Vernetzung zwischen Gesundheitswesen, Strukturen der Kinder- und Jugendhilfe, Sozialämtern, Familiengerichten und Polizei zur Reduktion von Kindeswohlgefährdung und Vernachlässigung wird vermehrt auf Elternschulungen abgehoben. Nach der Absolvierung derzeit recht spezifischer Elterntrainingsansätze sind viele Eltern von Kindern/Jugendlichen mit ADHS (speziell mit Komorbiditäten) jedoch oft frustriert, da sie das, was durchaus einleuchtend klang, bei ihrem eigenen Kind oder Jugendlichen nicht oder nur mit eher geringem Erfolg zur Anwendung bringen konnten.

So ist es für den selbst betroffenen und z. B. impulsiven Elternteil schwierig, bei dem Durchführen einer „Auszeit" im Akutkonflikt *vor* der Aufforderung dazu überlegen zu sollen, ob man Zeit und Energie genug habe, dies auch durchsetzen zu können. In der eigenen blitzartig hochschießenden Erregung wird es unter Umständen sehr schwierig, wirklich nur *einmal* die Aufforderung zu wiederholen und dem Kind zu sagen, was passiert, wenn es sie nicht befolgt. Im Affekt kann der selbst betroffene Elternteil leider weder „Voraussicht" noch entsprechendes „Geschick" aufbringen. Dies ist umso prägnanter, wenn nicht ganz ausführlich in der Psychoedukation auf das nachvollziehbare Verstehen der beeinträchtigen Selbstregulationsfähigkeit bei ADHS abgehoben wurde.

Die tägliche, praktische Erfahrung zeigt leider, dass eine Auszeit, die festgelegt wird und notwendig macht, dass Kind auch mit „leichter körperlicher Kraft" am Oberarm zu nehmen und an einen Ort zu verbringen, um es für eine festgelegte Minutenzahl dort zu halten – und dabei zu erwarten, dass es dort auch bleibt (vor allem das kleine Kind mit ADHS) – schlicht unrealistisch ist.

Wenn bei einem hyperaktiven Kind, wie man das in einem Manual finden kann, bereits das Schaukeln mit dem Auszeitstuhl als Verlassen des Stuhls gilt, wird dies von einem wütenden Kind unter sieben Jahren sicher nicht verstanden. Wenn dann zusätzlich noch weitere Sanktionen angekündigt werden sollen, sagen Mütter solcher Kinder oft: „Sorry, das habe ich einmal versucht, bringe es aber nicht fertig."

Bei der typischen eigenwilligen Nähe/Distanz-Regulierung von Kindern mit ADHS und angesichts der Tatsache, dass sie leider ihrem Gefühl ausgeliefert sind, ist es in der Öffentlichkeit z. B. für Eltern hoch problematisch, das Kind im Wutanfall von der Kasse des Supermarktes nach draußen bringen zu sollen und es so lange „festzuhalten" bis es sich beruhigt hat.

Es erscheint schwierig anzuraten, dass Eltern möglichst alle relevanten Bezugspersonen im Umfeld aufklären und informieren sollen (speziell wenn eine sehr einseitige „Meinung" zu diesem Thema besteht und angesichts der nach wie vor sehr unterschiedlichen und zum Teil kontraproduktiven „Sichtweisen").

Genauso wenig zielführend ist es aus der Erfahrung der Eltern, wie es in einem anderen Konzept angeraten wird, z. B. nachdem man sein Kind beim Spielen mit einem Gleichaltrigen beobachtet hat, dem Kind gleich danach zu erklären, welche seiner Verhaltensweisen dem anderen nicht behagt haben, in der Erwartung, das eigene Kind könne sich dann (auch wenn man ihm erklärt hat, was es hat) in Zukunft „kontrollieren".

Auch in recht spezifischen Trainings zu ADHS wird immer wieder darauf abgehoben, als Elternteil bei Instruktionen Blickkontakt zum Kind oder Jugendlichen aufzunehmen und zu halten. Wenn ein Kind oder Jugendlicher mit ADHS jedoch leider bei diesem Blickkontakt das, was er oder sie sieht, impulsiv und rein emotional sofort negativ bewertet, geht „gar nichts mehr".

Der durchgängig gegebene Rat, die Wichtigkeit einer Aufforderung oder auch eine Beruhigung mit Körperkontakt zu unterstreichen (Hand auf die Schulter) oder besonders eindringlich zu wirken, in dem man etwa das jüngere Kind an den Schultern fasst und sich auf Augenhöhe zu ihm herablässt, kann sich leider ebenfalls als völlig kontraproduktiv erweisen.

Die Empfehlung, hyperaktiven Kindern immer wieder die Gelegenheit zu geben, sich austoben zu können, zeigt in der Realität nur, dass die Kinder sich dadurch regelrecht „hochkreiseln" mit unausweichlicher Eskalation, wenn sie sich danach und möglichst sofort wieder „herunterregulieren sollen".

3.1 Was hilft nicht?

Viele Eltern haben neben den oben genannten Ratschlägen schon alles Mögliche ausprobiert.

„Feingold-Diät"

Die Vermutung, dass natürliche Salicylate in Obst und Gemüse ursächlich für AD(H)S seien und die Störung durch das Meiden dieser Lebensmittel behandelbar wäre, hat sich nicht bestätigen lassen.

Edu-Kinesthetik (Kinesiologie)

Unterstellt, dass AD(H)S durch eine mangelhafte „Zusammenarbeit" beider Gehirnhälften verursacht wird, die durch die Durchführung verschiedener Übungen („liegende Acht" etc.) verbessert werden kann. Steht im Widerspruch zu wissenschaftlich als gesichert geltenden neurobiologischen, neurophysiologischen und neuropsychologischen Erkenntnissen.

Familienstellen

Die Exponenten dieses wissenschaftlich nicht begründeten Ansatzes vermuten die Ursachen von AD(H)S und allerlei anderen persönlichen Problemen in gestörten und belasteten Beziehungen in der engeren und weiteren Familie. Die zugrunde liegenden „Verstrickungen" sollen durch die Aufstellung von „Stellvertretern" aufgespürt und aufgelöst werden, was dann zu einer „Heilung" führen würde, kann leider bei ADHS sogar gefährlich sein.

Farbtherapie

Wissenschaftlich nicht begründete Methode, eine Wirksamkeit ist nicht nachgewiesen.

Festhaltetherapie

Wissenschaftlich in nichts und durch nichts begründete Therapiemethode, deren Anwendung von ihren Befürwortern zur Behandlung von AD(H)S propagiert wird. Wirksamkeit nicht belegt, Gefahr von unter Umständen gravierenden Therapieschäden (unter Umständen Traumatisierungen).

Homöopathie

Trotz häufig geäußerter gegenteiliger Behauptungen gibt es keinen, den strengen wissenschaftlichen Kriterien genügenden Beweis für die Wirksamkeit von Homöopathie bei AD(H)S.

Nahrungsergänzungsmittel (Algenpräparate, Omega 3-Fettsäuren, Zink, Magnesium, Himalayasalz etc.)

Dieser Ansatz basiert auf der Annahme, dass AD(H)S entweder durch einen Mangel an bestimmten Nahrungsbestandteilen verursacht wird und/oder durch die Gabe der jeweils propagierten Stoffe wirksam behandelbar ist. Außer Placeboeffekten nicht wirksam.

Nanopartikelanalyse (NPA)

Wissenschaftlich umstrittene Methode, die unterstellt, dass die Ursachen von AD(H)S durch Laboruntersuchungen des Blutes geklärt werden können, indem durch Untersuchung bestimmter Stoffwechselprodukte Abweichungen von den „üblichen" Konzentrationen und „anormale" Stoffwechselprodukte festgestellt werden. Bislang konnte jedoch ein Zusammenhang zwischen bestimmten Stoffwechselprodukten im Blut und AD(H)S nicht nachgewiesen werden.

Oligoantigene Diät (Auslassdiät)

Da es kein „nahrungsmittelinduziertes" AD(H)S gibt, können Auslassdiäten höchstens bei Nahrungsmittelunverträglichkeiten und -Allergien hilfreich sein.

Hinsichtlich der Anwendung bei AD(H)S sind aus Studien in vergleichsweise wenigen Einzelfällen Erfolge berichtet worden. Es blieb aber unklar, ob diese wirklich auf die Diäten selbst oder auf andere Faktoren zurückzuführen waren.

Orthomolekulare Medizin

Die Anhänger vermuten einen Mangel an bestimmten Vitaminen und/oder Mineralstoffen als Auslöser von AD(H)S und propagieren die Gabe entsprechender Vitamin- und Mineralstoffpräparate in hoher Dosierung. Experten warnen vor Gesundheitsschäden durch Überdosierungen.

Phosphatarme Diät

Nahrungsphosphat stand insbesondere in den 1970er und 1980er Jahren in Verdacht, AD(H)S auszulösen. Diese Vermutung konnte jedoch wissenschaftlich nicht bestätigt und längerfristige Erfolge mit der sog. phosphatarmen Diät nicht erzielt werden.

Psychoanalytische Psychotherapie

Den Befürwortern ist es bis heute nicht gelungen, die Wirksamkeit dieser Therapieform in der Behandlung von AD(H)S in wissenschaftlich belastbarer Weise nachzuweisen.

Sensorische Integration (SI)

Die Anwendung von SI zur Behandlung von AD(H)S beruht auf wissenschaftlich fragwürdigen Prämissen. Eine Wirksamkeit ist nicht belegt.

Systemische Familientherapie

Sucht die Ursachen für die AD(H)S-Symptomatik des betroffenen Kindes in Störungen der familiären Interaktion bzw. in einem gestörten „System Familie“. Störungen im „System Familie“ sind aber nicht die primären Ursachen von AD(H)S, sondern dessen Auswirkung.

Tomatis Hörtherapie

Wird auch zur Behandlung von AD(H)S propagiert. Die behauptete Wirksamkeit ist nicht belegt und beruht auf wissenschaftlich fragwürdigen Prämissen.

Triple-P („Positive Parenting Program“ = „Positives Erziehungsprogramm”)

Erziehungskonzept aus Australien, das nicht speziell für die Erziehung von Kindern mit AD(H)S entwickelt wurde und auch nicht die neurobiologisch begründeten Besonderheiten und Bedürfnisse von Kindern mit AD(H)S berücksichtigt. Kann bei AD(H)S, je nach Symptomatik, wirkungslos bis kontraindiziert sein. Dennoch wird Triple-P von seinen Befürwortern auch als wirksam bei AD(H)S propagiert.

3.2 Was hilft ergänzend?

Bedingt wirksam in einem multimodalen Gesamtbehandlungskonzept kann unter Umständen das EEG-Neurofeedback sein.

Neurofeedback

Impliziert, dass die am Computer eingeübte Selbststeuerung der Hirnströme in Form einer verbesserten Steuerung z. B. der Impulskontrolle im Lebensalltag umsetzbar ist. Ein wissenschaftlich belastbarer Beweis für die überdauernde Alltagswirksamkeit hierfür konnte bislang nicht erbracht werden. Als Behandlungsmodul in einem Gesamtkonzept zeigen sich jedoch Wirkungen vereinzelt für die Aufmerksamkeitsaktivierung solange es angewendet wird.

Tiefenpsychologisch fundierte Psychotherapie

Die Anwendung dieser Therapiemethode impliziert an sich eine (nicht nachgewiesene) seelische Verursachung von AD(H)S durch Umwelteinflüsse. Dies steht im Gegensatz zum internationalen wissenschaftlichen Konsens namhafter Wissenschaftler. Tiefenpsychologisch fundierte Kenntnisse sind jedoch unerlässlich für die Behandlung erlittener Traumen bei ADHS und zur Entzerrung während der Entwicklungsgeschichte dysfunktionaler Kontrollüberzeugungen.

4 Evaluation

Was die Familien schon lange wissen und beklagen, wurde erst relativ spät Gegenstand des tatsächlichen wissenschaftlichen Interesses. In seiner Wirksamkeitsstudie über Familienbeziehungen bei hyperaktiven Kindern im Behandlungsverlauf konstatiert Käppler (2005), dass das systematische Miteinbeziehen von Familienangehörigen bzw. primären Bezugspersonen bei der Behandlung von Kindern mit ADHS zum Standard gehören sollte.

Über die Jahre hinweg entstand ein merkwürdiges Bild für betroffene Familien: Auf der einen Seite mussten sie darum kämpfen, dass die Störung in ihrer Familie anerkannt wird, dass z. B. in der Schule und im Kindergarten auf die Bedürfnisse der Kinder eingegangen wird. Auf der anderen Seite mussten sie sich immer wieder Vorwürfe machen lassen, dass die Bindung und Beziehung in der Familie nicht stimmen, wobei Beratungsstellen in überwiegender Mehrheit die Diagnose ADHS „außen vor" lassen wollten und wollen und entsprechend die Beratungen in aller Regel für Familien bis heute oft nicht besonders erfolgreich verliefen/verlaufen. Selbsthilfegruppen können ein Lied über die langen Odysseen singen, bis Familien endlich an einer kompetenten Institution ankommen.

Käppler (2005) sieht in den zahlreichen einschlägigen Arbeiten zum familiären Beziehungskontext diesen in der aktuellen klinischen Forschung eher vernachlässigt. Dies versuchte eine umfangreiche Ratgeberliteratur, auch in deutscher Sprache, auszugleichen, die allerdings wissenschaftlich nicht als „relevant" bezüglich der beschriebenen Ansätze eingeschätzt wird.

Käppler (2005) führt aus, dass aktuell familiäre Beziehungsfaktoren nicht mehr einseitig unter pathogenetischen, sondern auch unter Aspekten des Verlaufs der familiären Beziehung und der Ressourcen betrachtet werden – was sich in der Praxis, vor allen Dingen im gängigen „multiperspektivischen sozialpädagogischen Fallverstehen und der Fallreflexion" der Jugendhilfe/Systemischen Beratung niederschlägt. Dort allerdings wird ADHS als Störungsbild nicht wirklich berücksichtigt bei dem Versuch, „passgenaue Maßanzüge" zu schneidern und „zeitnah im sozialräumlichen Kontext" auf die Familie zuzugehen. Man ist dabei durchaus bemüht, diese zu „implementieren" und „Hilfestellung" zu leisten – allerdings mit den leider eher sehr oberflächlichen Beratungsansätzen, die für die Familien wenig bis gar nicht hilfreich sind (und keinesfalls die wertschätzende Annahme des von ADHS betroffenen Kindes oder Jugendlichen unterstützend, wie das Barkley (1990) postulierte).

Seit Jahren wird, auch durch Fachleute, versucht, alles Mögliche für die Verursachung der klassischen Symptomatik von ADHS verantwortlich zu machen (wie z. B. „Bindungsschwäche", „basale Symbolisierungsdefizite", schwache „normativ" ordnende Bindungen, „depressive Nervosität moderner Kinder". Trotz Hüthers ständiger Versuche zu betonen, dass es keine ursächlichen Zusammenhänge zwischen gefundenen neurobiologischen Veränderungen und auf der Verhaltensebene beobachtbaren Symptomen gebe (Hüther,

2001), erscheint es fast tröstlich, dass in jüngster Zeit zunehmend der genetische Aspekt tatsächlich als relevant angesehen wird. Tatsächlich gibt es (so die Erfahrung aus der Praxis) Familien, in denen nicht nur ADHS weitergegeben wird, sondern auch eine Tendenz zur Ängstlichkeit, Zwanghaftigkeit, zur Depression etc., ergänzend zu den ererbten individuellen Begabungsressourcen.

Inwieweit man dabei allerdings von psychosozialer Vererbung durch interaktive Vermittlungsprozesse sprechen kann (vgl. Käppler 2005), sollte wohl für die Entwicklung eines echten Hilfeansatzes bei ADHS sicherlich proaktiv im Hintergrund – aber beim Trainer im Hinterkopf – bleiben. Inwiefern man einen Familienidentifikationstest bei Kindern und Jugendlichen mit ADHS (die im Hier und Jetzt leben, stark kontextabhängig reagieren) erfolgreich einsetzen kann, um ein reales oder ein ideales Selbstbild zu erheben, geschweige denn ein „Sollerwartungsbild" aus der Perspektive anderer, bleibt abzuwarten. Barkley wies 2007 eindeutig darauf hin, dass eine realistische Selbsteinschätzung bei Betroffenen mit ADHS erst sehr spät möglich ist (mit ca. 30 Jahren).

Angesichts des merkwürdig anmutenden „Verschwindens" entwicklungspsychologischer Erkenntnisse in der Pädagogik der letzten Jahre in zunehmendem Maß, ist es äußerst erfreulich, dass im Rahmen der Beforschung von Familienbeziehungen im Behandlungsverlauf Identifikationsprozesse wieder in den Blickpunkt des Interesses geraten (die Identifikationsphasen mit der geschlechtsspezifisch gleichen Rolle mit Übernahme von Einstellungen, Verhaltensweisen von den Hauptbezugspersonen und dem speziellen Kontext). Das Modellverhalten der Elternteile bei der Übernahme der Geschlechtsrolle scheint bei Kindern und Jugendlichen mit ADHS möglicherweise schon früher als bei anderen Kindern sehr wesentlich bei ihrer extremen Fernsinnorientiertheit zu sein (Neuhaus, 2003). Früh kämpfen allerdings Eltern von Kindern und Jugendlichen mit ADHS mit sogenannten „De-Identifikationen", den Abgrenzungsprozessen in einer fast nicht enden wollenden Pubertäts- und Adoleszenzentwicklungsphase.

In der beachtenswerten Arbeit von Käppler (2005) konnte herausgefunden werden, dass während der Behandlung in einem spezialisierten Therapiezentrum für ADHS mit psychoedukativen Ansätzen auf Elternseite Anforderungen der Erziehungskompetenz sowie mit einem spezialisierten Aufmerksamkeitstraining (Lauth & Schlottke, 2002), mit einem sozialen Kompetenztraining, gezielter pädagogischer Förderung in der Schule sowie Entspannungstechniken über den Zeitraum von 1 ½ Jahren die Selbstkongruenz der Kinder zunahm im Sinne des realen Selbstbilds und dessen, was vom Kind erwartet wird.

Die reale Identifikation mit den Eltern nahm über den Behandlungszeitraum zu, während sich bezüglich der Vorbildfunktion keine relevanten Veränderungen zeigten. Hinsichtlich der Wahrnehmung der Eltern unter dem Aspekt ihrer Ähnlichkeit mit dem Kind mit ADHS zeigte sich über den Behandlungsverlauf nur eine geringfügige Veränderung, wobei das von ADHS betroffene Kind keine Ähnlichkeit mit dem „Soll- oder Erwartungsbild" der Eltern aufwies – im Gegensatz zum gesunden Geschwisterkind.

Es bleibt zu hoffen, dass in Bezug auf innerfamiliäre Beziehungen noch weiter gezielt geforscht wird und diese Befunde nicht wiederum nur bei der Diagnostik der psychosozialen Belastung „stecken bleiben", mit großem Scheinwerferlicht vor allem auf die assoziierten Symptome und Folgestörungen (die Greg Donnelly als äußerst zerstörerisch bezeichnete – nicht die Kernsymptome; persönliche Mitteilung beim Danube Kongress in Würzburg am 02. Juni 2007).

Mattejat und Ihle betonen 2006, dass familienorientierte Ansätze der Kinderverhaltenstherapie, die das Ziel verfolgen, die Interaktion in der Familie zu verändern, wichtig und sinnvoll sind auf dem Weg zur Bewältigung von Störungen bei Kindern und Jugendlichen. Psychoedukative Ansätze, Elterntrainings und kognitive Familientherapien werden zu diesen Arbeitsformen gezählt mit der Betonung, dass Verhaltenstherapie und Familientherapie keine Gegensätze darstellten.

Der Einsatz einer kognitiv behaviorialen Familientherapie ist bei ADHS bei Kindern und Jugendlichen aber auch trotz Vorgabe von Gesprächsregeln nur möglich, wenn Störungsbildwissen bei allen Beteiligten besteht und im Wesentlichen nach den Prinzipien des Familienkooperationsmodells (vgl. Mattejat & Ihle, 2006) vorgegangen wird. Dies betrifft vor allen Dingen den theoretischen Rahmen mit einem Konzept von Diagnostik und Therapie, in dem biologische, psychologische und soziale Faktoren gleichermaßen berücksichtigt werden und daneben Gesprächsprinzipien, Transparenz, Akzeptanz, Empathie im verhaltenstherapeutischen Setting Berücksichtigung finden und Lösungen konkret problembezogen und entwicklungsorientiert erarbeitet werden. Der Therapeut muss den Gesprächsverlauf aktiv steuern, um eine positive und produktive Kommunikation zu erreichen.

Das ETKJ wurde mit den folgenden Evaluationsbögen in den letzten drei Jahren von den teilnehmenden Eltern ausgefüllt bei recht großer Rücklaufzahl. Sie zeigten eine recht große Zufriedenheit im Allgemeinen, wobei eine wissenschaftliche Auswertung mit Prä-Postvergleich im Sinne einer Effektivitätsmessung noch ansteht, d. h. die Evaluation erfolgt aktuell noch „in Schulnoten".

Die Evaluationsbögen können auf der Seite des Verlages heruntergeladen werden: www.kohlhammer.de. Sie finden sie dort im Bereich „Service" unter „Downloads".

Kinder-
therapeutisches
Zentrum

Evaluationsbogen

1. Wie sind Sie zum Elterntraining gekommen?

☐ Therapie

☐ Arzt/Psychologen empfohlen

☐ Selbsthilfegruppe

☐ Teilnehmer eines Trainings

☐ Andere: ____________________

2. Inhalt

	1	2	3	4	5	6
Meine Probleme konnte ich alle einbringen.	☐	☐	☐	☐	☐	☐
Ich habe mein Kind/Jugendlichen in der Symptomatik wieder erkannt.	☐	☐	☐	☐	☐	☐
Ich habe mich in der geschilderten Symptomatik wieder erkannt.	☐	☐	☐	☐	☐	☐
Die Ausführungen für die neurobiologischen Hintergründe waren verständlich.	☐	☐	☐	☐	☐	☐
Ich kann mein Kind/Jugendlichen mit seinen Verhaltensweisen jetzt besser verstehen.	☐	☐	☐	☐	☐	☐
Ich kann mich mit meinen Wahrnehmungen und Reaktionen jetzt besser verstehen.	☐	☐	☐	☐	☐	☐
Ich bin ermutigt mein erworbenes Wissen ggf. an Dritte weiterzugeben.	☐	☐	☐	☐	☐	☐
Ich konnte meine Einstellung zum Wahrnehmungs- und Reaktionsstil bei ADHS verändern (ADHS ist keine Frage des Nichtwollens, ADHS ist kein Charakterfehler).	☐	☐	☐	☐	☐	☐

1 sehr gut **2 gut** **3 befriedigend**
4 ausreichend **5 mangelhaft** **6 ungenügend**

	1	2	3	4	5	6
Die Technik des Verhaltensmanagements/der Gesprächsführungstechnik ist nachvollziehbar (z. B. weniger reden).	☐	☐	☐	☐	☐	☐
Die Technik des Verhaltensmanagements/der Gesprächsführungstechnik ist einleuchtend (z. B. Mimikkontrolle, Deeskalierung im Konflikt).	☐	☐	☐	☐	☐	☐
Die Technik des Verhaltensmanagements/der Gesprächsführungstechnik erscheint umsetzbar (Die konkreten Beispiele waren alltagsnah).	☐	☐	☐	☐	☐	☐
Ich habe persönlich ausreichende Hilfestellung bekommen, das Verhaltensmanagement umsetzbar zu machen (Zeitmanagement, Ablaufplanung).	☐	☐	☐	☐	☐	☐
Alle kritischen Fragen wurden umfassend beantwortet (auch mit Nacherklärungen).	☐	☐	☐	☐	☐	☐
Alle eingangs beschriebenen Probleme wurden aufgegriffen.	☐	☐	☐	☐	☐	☐
Die Möglichkeiten und Grenzen der medikamentösen Therapie ist mir verständlich.	☐	☐	☐	☐	☐	☐
Meine Skepsis bezüglich der Medikation ist weniger geworden (bei den vielfältigen Vorurteilen und „Horrormeldungen“ aus der Presse).	☐	☐	☐	☐	☐	☐

3. Trainer

Der Trainer/die Trainerin war kompetent.	☐	☐	☐	☐	☐	☐
Der Trainer/die Trainerin war wertschätzend.	☐	☐	☐	☐	☐	☐
Der Trainer/die Trainerin war klar und gut verständlich in den Ausführungen.	☐	☐	☐	☐	☐	☐
Der Trainer/die Trainerin war überzeugend als Modell.	☐	☐	☐	☐	☐	☐

1 sehr gut **2 gut** **3 befriedigend**
4 ausreichend **5 mangelhaft** **6 ungenügend**

4. Atmosphäre

	1	2	3	4	5	6
Die Anmeldemodalitäten waren durchschaubar und klar strukturiert.	☐	☐	☐	☐	☐	☐
Der Kontakt im Vorlauf verlief zu meiner Zufriedenheit.	☐	☐	☐	☐	☐	☐
Die Räumlichkeiten waren angenehm.	☐	☐	☐	☐	☐	☐
Die Pausen wurden pünktlich eingehalten und waren ausreichend bemessen.	☐	☐	☐	☐	☐	☐
Die Arbeitsatmosphäre war für mich angenehm.	☐	☐	☐	☐	☐	☐
Es fanden Gespräche/Austausch zwischen den Teilnehmern in den Pausen für mich gewinnbringend statt.	☐	☐	☐	☐	☐	☐

1 sehr gut **2 gut** **3 befriedigend**
4 ausreichend **5 mangelhaft** **6 ungenügend**

Nach-Evaluationsbogen ___ Wochen später

1. Inhalt

	1	2	3	4	5	6
Meine Probleme konnte ich alle einbringen.	☐	☐	☐	☐	☐	☐
Ich kann mein Kind/Jugendlichen mit seinen Verhaltensweisen immer noch besser verstehen.	☐	☐	☐	☐	☐	☐
Ich habe gute Erfahrungen gemacht, mein erworbenes Wissen an Dritte weiterzugeben.	☐	☐	☐	☐	☐	☐
Ich kann mich mit meinen Wahrnehmungen und Reaktionen noch immer besser verstehen.	☐	☐	☐	☐	☐	☐
Meine Einstellung zu ADHS ist jetzt eine andere als vor dem Basistraining.	☐	☐	☐	☐	☐	☐
Ich bin nicht mehr so leicht zu verunsichern durch „Horrormeldungen“ aus der Presse.	☐	☐	☐	☐	☐	☐
Ich habe einige Techniken des Verhaltensmanagements erprobt.	☐	☐	☐	☐	☐	☐
Ich habe mit Elementen des Verhaltensmanagements/ der Gesprächsführung Erfolge gehabt.	☐	☐	☐	☐	☐	☐
Ich komme besser mit meinem Alltagsablauf bezüglich Zeitplanung, Ablaufplanung zurecht.	☐	☐	☐	☐	☐	☐
Konflikte sind jetzt schneller zu bewältigen.	☐	☐	☐	☐	☐	☐
Dio Kommunikation in unserer Familie hat sich verbessert.	☐	☐	☐	☐	☐	☐

Ich brauche noch Hilfe für:

____

____

____

1 sehr gut **2 gut** **3 befriedigend**
4 ausreichend **5 mangelhaft** **6 ungenügend**

	1	2	3	4	5	6
Alle kritischen Fragen wurden erneut umfassend beantwortet (auch mit Nacherklärungen und zur Medikation).	☐	☐	☐	☐	☐	☐
Alle eingangs beschriebenen Probleme wurden Aufgegriffen.	☐	☐	☐	☐	☐	☐
2. Trainer						
Der Trainer/die Trainerin war kompetent.	☐	☐	☐	☐	☐	☐
Der Trainer/die Trainerin war wertschätzend.	☐	☐	☐	☐	☐	☐
Der Trainer/die Trainerin war klar und gut verständlich in den Ausführungen.	☐	☐	☐	☐	☐	☐
Der Trainer/die Trainerin war überzeugend als Model.	☐	☐	☐	☐	☐	☐
3. Atmosphäre						
Die Anmeldemodalitäten waren durchschaubar und klar strukturiert.	☐	☐	☐	☐	☐	☐
Der Kontakt im Vorlauf verlief zu meiner Zufriedenheit.	☐	☐	☐	☐	☐	☐
Die Pausen wurden pünktlich eingehalten und waren ausreichend bemessen.	☐	☐	☐	☐	☐	☐
Die Arbeitsatmosphäre war für mich angenehm.	☐	☐	☐	☐	☐	☐
Es fanden Gespräche/ein Austausch zwischen den Teilnehmern in den Pausen für mich gewinnbringend statt.	☐	☐	☐	☐	☐	☐

4. Verbesserungsvorschläge:

____

____

____

Vielen Dank!

1 sehr gut **2 gut** **3 befriedigend**
4 ausreichend **5 mangelhaft** **6 ungenügend**

5 Die konkreten Probleme der Eltern – Begründung für einen spezifisch kommunikationszentrierten Elterntrainingseinsatz

Die Eltern des 6 ½-jährigen Tobias und des 10-jährigen Jan leiden unter ständigem Geschwisterstreit aus kleinsten Anlässen heraus und darunter, dass sich jedes Kind ständig zurückgesetzt fühlt. Um zu markieren, wem welche Hälfte des gemeinsamen Hundes gehört, führte dazu, dass die Brüder mit Haarfärbemitteln den vorderen Teil des Dackels rot, den hinteren blond färbten.

Der sehr strukturiert auftretende Vater von drei jugendlichen Töchtern im Alter von 16, 17 und 19 Jahren beklagt ebenfalls ständige Reibereien und Auseinandersetzungen zwischen den Ältesten. Zudem bringt er seine Sorge über den noch nicht erfolgten Lehrabschluss der 19-Jährigen ausgesprochen vorwurfsvoll in die Runde ein.

Die Eltern des 6-jährigen Cosimo, des 4 ½-jährigen Max und des 2 ½-jährigen Jakob bringen sichtlich sehr belastet ihren Kummer zum Ausdruck, dass immer nur durch Max Streit entstehe.

Beispiele:
„Wenn ich nur eine Vokabel mehr abfrage als meine Tochter möchte, brennt bei uns regelrecht die Hütte!“ Die Mutter der 13-jährigen Nicole.

Die Mutter des 13-jährigen Jonas tut sich sehr schwer damit, dass sich ihr Junge wirklich durch sein Störungsbild nicht richtig im Griff hat: „Das ist so, als bestellt man ein Auto – und bekommt ein Mähdrescher! Fahren geht ja irgendwann, aber rückwärts einparken nie!“

Die Großmutter beklagt sich, dass ihre 16-jährige Enkelin durch ihr Verhalten und ihre Ausdrucksweise so unerträglich sei, dass man ja fast nicht anders könne, als schreien.

Die hochimpulsive Mutter des 11-jährigen Philipps beschimpft die Therapeutin, die nicht sofort mit der Lehrerin telefoniert hat, wie sie es eigentlich erwartet hatte.

Vorgetragen wird in allen Altersgruppen, dass die Kinder und Jugendlichen eigentlich vorwiegend das tun, was sie nicht tun sollen, zusätzlich nicht hören, nicht anfangen, nicht aufhören können. Vermehrter Kummer entsteht mit sozialer Ausgrenzung des Kindes/Jugendlichen, unter Umständen auch der ganzen Familie – aber nicht nur wegen Schwierigkeiten mit den Kindern im sozialen Kontext, sondern oft auch wegen der Spannungen und den heftigen Auseinandersetzungen zwischen den Eltern.

Eltern von älteren oder jüngeren Kindern, im Kleinkind-, Vorschul- und Grundschulalter beklagen das ständige Reden, das ständige Fragen, Rufen nach der Mama, das ständige Produzieren von Geräuschen, das Unterbrochenwerden im Erwachsenengespräch. Je älter die Kinder werden (unter Umständen auch oppositionell), desto schneller halten die Eltern dann ab der Pubertät den „ätzenden" Tonfall ihrer Kinder und Jugendlichen nicht mehr aus. In der Abwehr wird gemotzt, gemosert, genörgelt, das gerade fertiggestellte Essen schmeckt nicht, ein notwendiger Termin aus Sicht der Eltern passt nicht etc.

Anders als noch in früheren Jahren, geht es in den Familien eben nicht nur um das leidige Anfertigen sollen von Hausaufgaben (das vor allen Dingen sehr problematisch ist, weil man schreiben muss) und das ebenso leidige Aufräumen, sondern vor allen Dingen um das rasche Hochkochen der Gemüter beim Einfordern von Regeln und Routinen, bei der Untersagung von spontan geäußerten Wünschen und vor allem bei der Eingrenzung des Medienkonsums. In den letzten Jahren sprachen immer wieder Elternteile, speziell Mütter, ganz klar aus, sich völlig überfordert zu fühlen, regelrecht als Opfer des Kindes/des Jugendlichen oder auch des Partners. Manche Eltern haben bei den heftiger werdenden Aggressionen (unter anderem auch durch entsprechende Vorbilder real oder medial) im Kontext mit der Neigung, im Konflikt letztendlich nachzugeben, regelrecht Angst vor z. T. schon recht jungen Kindern.

Auch Eltern, die sich schon intensiv mit dem Thema ADHS auseinandergesetzt und z. B. erkannt haben, dass es wichtig ist „ruhig" zu sein, haben oft Mühe, da sie vor allen Dingen damit beschäftigt sind, selbst nicht die Beherrschung und Kontrolle zu verlieren, was ihre Mimik, Gestik, Körperhaltung sowie oft auch den Tonfall „unnatürlich" wirken lässt, und vom Kind/Jugendlichen sofort regelrecht „seismografisch" registriert wird, sofort Spannung erzeugt und entsprechend wiederum nur zu schnell in einer Konfliktsituation endet.

Es geht nicht nur um unterschiedliches (emotional gefärbtes) Verständnis der Elternteile des Konsequenzbegriffes aus unterschiedlichsten Gründen (Harmoniebedürftigkeit, mit dem Wunsch, nicht so streng sein zu wollen, oder der Überbewertung der Relevanz einer klaren Haltung, oder aber bedingt durch eigene Abgelenktheit etc.) oder um die latent hintergründig immer noch bestehende Annahme, dass das Kind oder der Jugendliche ja könne, wenn er wolle.

Eltern kommen an ihre Kinder oder Jugendlichen mit ADHS einfach nicht richtig „heran", wenn der Spontanabruf nach der Schule nicht klappt, Tagesereignisse nicht oder erst zeitversetzt deutlich später erzählt werden können, die Kinder und Jugendlichen zwar Gefühle haben, mit beobachtbar starken Ausbrüchen, aber erst sehr spät im Leben (etwa ab 16–18 Jahren) tatsächlich auch über ihre Empfindungen reden können. Gespräche können u. U. abends geführt werden mit einem Elternteil in der 1:1-Situation – aber da wollen die Eltern eben oft endlich auch mal ihren Feierabend haben.

In den Kommunikations- und Selbstwerttrainings mit älteren Jugendlichen und jungen Erwachsenen wird klar, was „eklig, schwierig und langweilig" in der Kommunikation ist. Man wird gerügt, wenn man zu laut oder zu leise redet, zu emotional ist, etwas vergisst, zuviel redet oder zuviel beim Reden gestikuliert, zu laut die Treppe hinauf- oder hinuntertrampelt und dabei der Mutter was zuruft etc.

Regelrecht beschämt wird geäußert, dass man oft nicht mehr weiß, ob und was man gesagt oder gedacht hat, oder nicht mehr weiß, was konkret man gesagt oder gedacht hat. Man konne mit den Eltern eigentlich nicht diskutieren, weil man sich im Gespräch ständig „hochschaukle".

Andererseits ist in dem Zeitraum, in dem man erzogen wurde, die Wahrnehmung entstanden, dass man oft einfach nicht oder nicht richtig verstanden wird. Man sage etwas, aber eigentlich komme irgendwie wohl das Gegenteil von dem an, was man eigentlich gemeint habe (oft bedingt durch den spontan „rausrutschenden" Tonfall oder die impulsive Wortwahl).

In Diskussionen sachlich bleiben zu können ist in Familien mit einer ADHS-Disposition wohl das Allerschwierigste, was es überhaupt gibt. Es wird in aller Regel von allen spontan viel „hineininterpretiert". Ständig erfolgt „Gedankenlesen" im Sinne von voreingenommenen Interpretationen und Verhaltensverschreibungen, meist mit Bezug auf Fehlverhalten aus der Vergangenheit. Es entsteht oft nicht nur eine „Mama-Stimmen-Allergie", sondern auch eine gut konditionierte Überreaktion auf häufig Erwähntes.

„Unwörter"/„Unsätze" – triggern sofort leider negative Emotionen, unter anderem:

- Nie (machst du...)
- Immer (bist, willst du...)
- Ständig (muss man dich mahnen, damit du...)
- Dauernd (redest du dich raus, wenn...)
- Jetzt sofort (will ich von dir, dass...)
- Gleich!
- Schnell!
- Du musst/müsstest...
- Du sollst/solltest...
- Du hast zu...
- Wenn du es weißt, warum machst du dann nicht?
- Wie alt bist du denn eigentlich?
- Warum tust du nicht, was man zu dir sagt?
- Nimm dir ein Beispiel an...
- Du machst nichts richtig!
- Wenn man es gleich gescheit (richtig) macht, muss man es nicht noch mal machen!
- Du bist einfach nur faul!
- Kannst du mich mal ausreden lassen?
- Du bist schon/redest schon genauso wie...
- Das habe ich *extra* für dich gemacht!
- Musst du immer das letzte Wort haben?
- Nimm doch auch mal Rücksicht!
- Bist du eigentlich zu blöd, dass du...
- Wegen dir bekomme ich noch einen Herzinfarkt/Schlaganfall!
- Jetzt werde doch nicht gleich laut/aggressiv!
- Sei doch nicht so empfindlich!
- Solange du deine Füße unter meinen Tisch stellst...!

- Nicht in diesem Ton!
- Wenn du nicht... dann...
- Das bildest du dir doch nur ein, dass...
- Lass dir doch mal etwas sagen!
- Ich meine es doch nur gut!
- Schluss mit der Diskussion!
- Du bist ein 20-jähriges Baby!

Nonverbale Signale, die negative Emotionen triggern:
- erhobener Zeigefinger
- schweigend mustern
- Achsel zucken
- „dummes Angrinsen“
- mit der Hand abwinken (abfällig)
- Stirn runzeln
- Augen rollen
- Tür knallen beim entrüsteten Weglaufen
- Sich abwenden/ignorieren
- Seufzend tief durchatmen
- Kopf schütteln (missbilligend)
- Sich an die Stirn fassen
- Schlagen
- Mit den Fingern klimpern
- Demonstrativ auf die Uhr schauen

Ergänzt wird dies durch „Familienmottos“ (Sätze, die immer wieder vorgehalten werden):
- Was man heute kann besorgen, das verschiebe nicht auf morgen!
- Was denken denn die Nachbarn?
- Ein Fleißiger rennt sich tot, ein Fauler schleicht sich tot, sterben tun sie beide!
- In unserer Familie macht man Abitur!

etc.

Beim Streit ist das Schlimmste das sich steigernde Schimpfen, bis hin zu Schreien oder deutlich lauterem und schrillerem Sprechen, das Anschlagen eines schulmeisterlichen Tons und – fast unweigerlich – immer wieder auf „alte“ Dinge zu sprechen zu kommen, die eigentlich „Geschichte“ sind, aber immer wieder „aufgewärmt“ werden.

Man kommt von einem Thema zum anderen, nicht nur in der aufgeheizten Diskussion zwischen Eltern und Kindern/Jugendlichen, sondern auch zwischen den Partnern. Jeder ist dabei im Affekt 100 % sicher, dass sich ein Ereignis so oder so abgespielt hat – jeder eben aus seiner Sicht, und nur aus seiner. Es eskaliert sofort, wenn und weil der andere „nie einsieht/sein Unrecht zugibt“. Schuldzuweisungen (auch an sich selbst) erfolgen sofort, wenn man sich nicht ernst genommen fühlt, egal in welcher Position man ist, unter anderem wenn man lächerlich gemacht, bloßgestellt, verglichen wird.

Bei den älteren Jugendlichen und jungen Erwachsenen schießen die Emotionen regelrecht hoch, wenn es darum geht, wie es sich anfühlt, verglichen zu werden. Es ist nicht das Verglichenwerden mit einem braven Nachbarskind, was so verletzend wirkt, sondern die Aussage „Du bist wie dein Vater" oder „Du bist wie deine Mutter" (– und dies kennt auch schon die Elterngeneration).

Es entsteht über den Entwicklungsverlauf ein Basis-Gefühl bei den Kindern und Jugendlichen (aber oft früher auch bei den Eltern), dass immer nur das Negative gesehen, unendlich kritisiert wird, keine Anerkennung gezollt wird, die persönliche Meinung nicht respektiert und nicht ernst genommen wird. In Diskussionen wird keine Lösung gefunden oder es wird von den Eltern/oder auch den Kindern und Jugendlichen auf eine Antwort gedrängt. Oft erfolgt der Vorwurf, dass das Gegenüber „falsch" sei oder „falsch" denke.

> Ein großes Problem ist bei Betroffenen mit ADHS, dass jeder sehr schnell eine subjektive „Erwartung" hat, diese aber nicht/nicht ausreichend kommunizieren kann, und dennoch davon ausgeht, dass das Gegenüber ja sicherlich weiß, was man erwartet, vor allem wenn man sich schon lange kennt.

Unweigerlich gesellen sich bei den Auseinandersetzungen in der Pubertät das typische Vermeiden, Tricksen, Mogeln, Lügen dazu. Unter Umständen werden Eigentumsdelikte zum Problem. Grenzen werden in dieser Phase noch schneller und seitens der Erwachsenen überschritten, wie das Lesen eines Tagebuchs oder das Herumschnüffeln im Zimmer. Und dabei wollen eigentlich alle Beteiligten im Grunde ihres Herzens nur ehrlich und offen sein.

In dieser schwierigen Entwicklungsphase führt das leider abwertendere und abwehrendere Moralisieren zur ebenso typischen Abwärtsspirale (oft mit Rückblick auf einzelne Familienmitglieder), wobei sich die Jugendlichen völlig unverstanden fühlen. Vermehrtes Diskutieren kann in der emotionalen Überreaktion bis zu Handgreiflichkeiten führen, wenn man jetzt als Jugendlicher einfach „die Faxen dicke hat".

Über die Lerngeschichten hinweg entsteht bei sehr vielen Betroffenen hintergründig immer mehr Angst vor einem Konflikt. Man drückt sich entsprechend bei Erwartungen und Wünschen unpräzise aus, kann nicht „Nein" sagen. Daneben macht man sofort ein Zugeständnis, wenn man lieb gebeten wird (weil das positive Feedback belohnt), fühlt sich allerdings dann auch wieder schnell „ausgenutzt" (wenn man meint, was für ein Aufwand nötig ist).

Jugendliche sind oft völlig verwirrt, wenn sie einerseits wegen Schlampigkeit, ihrer Egozentrik ständig gerügt werden – aber andererseits sehr anerkannt bei ihrem Engagement für andere. Im jungen Erwachsenenalter wollen viele oft am liebsten alles perfekt machen, was aber dazu führen kann, auch sofort an andere einen dementsprechenden Anspruch zu haben. Wird dieser nicht erfüllt, entsteht die Neigung, viel zu umfangreich zu erklären, sich zu rechtfertigen – was sie als Kind nur auf die Palme gebracht hat. Nichts wird so negativ erlebt, wie immer wieder irgendwelche Ratschläge/Tipps zu erhalten, belehrt oder beschwichtigt zu werden. Eigene Geschichten des Gegenübers zur Unterstützung der Erziehung nerven ebenso wie ironisches Mitleid. Bei zusätzlichem oppositionellem Trotzverhalten wird die Schuld grundsätzlich beim Gegenüber gesucht, Sätze mit „Ja, aber..." begonnen, immer erst mal dagegen gehalten oder noch und noch einen Verbesserungsvorschlag angebracht.

6 Kommunikation und Wissensvermittlung

In jeder Kommunikation ist die Wertschätzung des Gegenübers elementar und für den Umgang mit Betroffenen mit ADHS unverzichtbar. Wertschätzung wird speziell für hypersensible Betroffene mit ADHS in noch höherem Maß als bei Nichtbetroffenen durch die sogenannten „silent messengers" vermittelt, wie schon erwähnt, durch Körperhaltung, Mimik, Gestik, Tonfall, die (zu 93 % laut Kommunikationsforschung) relevant für effektive Wissens- und Informationsvermittlung sind.

Schon seit Kindertagen jedoch erkennt man bei Betroffenen mit ADHS die Stimmung sofort an der Mimik – die unter anderem bei Unsicherheit ab dem Jugendalter oft muffig, arrogant, desinteressiert wirkt. Auch Eltern haben rasch ihre Stimmung so „offenbart", v. a. wenn sie wieder ein bestimmtes Verhalten/Problem schon „wittern".

Entsprechend ist es für den Trainer im Elterntraining sehr wichtig, dass er sich nicht durch Gesichter, die angespannt, desinteressiert, grimmig etc. wirken können, selbst verunsichern lässt. Dies ist speziell für den Start eines Trainings wichtig – der nicht nur für den Trainer, sondern eben auch für die Eltern mehr als „spannend" ist.

Zu Beginn „ankert" sich der Trainer daher am besten bei einem oder zwei freundlich aussehenden Menschen, denen man dann auch in die Augen sehen kann, um immer mal wieder auszuweichen in das sogenannte äußere (periphere) Blickfeld, da man hier als Redner selbst weniger zu einer emotionalen Reaktion tendiert.

Eine „offene" Körpersprache ist sehr wichtig, d. h. ohne die Arme beim Sitzen zu verschränken oder z. B. die Hand beim Sprechen immer wieder zum Mund zu führen, zumal der Trainer während des gesamten Ablaufes nicht nur Wissen vermittelt, sondern auch die Stimmung in der Gruppe trägt und vor allem auch Modellwirkung hat.

Benutzt man im Training immer wieder dieselben Wörter, wie z. B. „eben", „nämlich" etc., bekommt im Verlauf des Trainings dieses häufig benutzte Wort immer wieder eine andere Bedeutung, allerdings nicht im positiven Sinn, sondern eher „stress-besetzt", da die Wiederholung des Wortes allmählich „nervt". Dasselbe gilt für wiederkehrende und auch belehrend wirkende Formulierungen wie „Das ist eigentlich ganz einfach …", „Machen Sie es einfach so …".

> Will der Trainer erreichen, dass Inhalte wirklich aufgenommen werden, formuliert er vor allem bei den Strategien proaktiv ohne das sofort blockierende Wort „nicht". D. h. im Verhaltensmanagement z. B.: „Alles vorher ankündigen im freundlich-festen Ton" und dies sofort mit einem konkreten Beispiel unterlegen, wie es gelingt.

Im ETKJ ADHS sind sorgfältig die „Reizwörter“ zu vermeiden wie „nie“, „immer“, „ständig“, „jetzt“, „sofort“ sowie die absoluten Tabu-Wörter „müssen“ und „sollen“ (dies gilt nicht nur für die Kommunikation mit Kindern und Jugendlichen mit ADHS, sondern auch mit den Eltern, für die die Anwendung im Konjunktiv „Sie sollten“ oder „Sie müssten“). Jegliches Feedback erfolgt sinnvollerweise direktiv und wertschätzend, unterstrichen mit Gesten.

Der sogenannte „positive Filter“, der in der Kommunikation zur Wissensvermittlung vorgegeben wird, entsteht aber auch durch ein ansprechendes Outfit des Trainers, eine ansprechende Gestaltung des Raumes mit etwas Dekoration, ausreichend beleuchtet und ausgestattet mit einigermaßen bequemen Stühlen.

> Die Grundeinstellung des Trainers, der effektiv und effizient Wissen vermitteln möchte, ist, dass Menschen mit ADHS mit und ohne Komorbiditäten eben nicht nur aus dieser Diagnose bestehen, sondern individuell sind in ihrer Begabung, in ihrem Temperament, in ihrer Sozialisation und auch im speziellen Subtyp.

Für den Trainer ist es allerdings unabdingbar notwendig, sich von der „typischen Art“ der wertschätzenden Gesprächsführung zu distanzieren, mit ständig bestätigendem Nicken mit freundlichem Gesicht, bis jemand zu Ende gesprochen hat.

Es braucht zunächst etwas Mut und Übung bei zu lang geratenden Erzählungen „parallelredend“ das Gegenüber abzustoppen mit ganz gezielten (regelrecht ermittelnden) Fragen, wo und wie etwas passiert ist, zur Eingrenzung auf eine spezifische und konkrete Situation, um den typischen Erregungsanstieg möglichst früh abzubremsen – was in der realistischen Erfahrung in den Elterntrainings im In- und Ausland von den Eltern (und auch den weitergebildeten Trainern) sehr positiv erlebt wird. Der Effekt ist, dass sich die Eltern durch das für sie so offenkundige Interesse des Trainers beim Fragen ernst genommen fühlen, verstanden, sehr im Fokus und „nebenher“ mit Eröffnung der Möglichkeit, ein Problem auch selbst einfach sachlicher darlegen und dann auch sehen und erkennen zu können.

Beispiel:
Die junge Mutter ist erbost, weil ihr Partner ihr nie zuhört.
Beim Hinterfragen stellt sich heraus, dass er das Kind zu Bett gebracht hat, er ins Wohnzimmer kommt, sie am PC spielend vorfindet (mit aufsteigendem Groll, denn „die hat´s gut…“). Er verkneift sich einen Kommentar, dreht sich eine Zigarette, geht in den Garten zum Rauchen. Da sie nach seiner Rückkehr immer noch spielt, setzt er sich auf den Sessel vor dem Fernseher und schaltet ihn ein, lässt sich dadurch ablenken. Plötzlich fällt ihr etwas ein, sie will mit ihm jetzt sofort reden – er reagiert nicht wie erwartet – und das passiert jeden Abend. Entsprechend wird sie immer schneller sauer – und er genervt.

Relevant ist dazu auch der Mut, gleich zu Beginn in der Kummerrunde wirklich konkrete Situationen einzufordern, die man sich wirklich durch das gezielte Hinterfragen sozusagen „plastisch“ vorstellen kann – wichtig für jeden Trainer (später Grundlage für die Vorlaufanalyse und Mikroanalyse), aber auch für die Gruppe, die sich dadurch ebenfalls dann ein besseres „Bild“ machen kann. Sonst entsteht durch „Meta-Äußerungen“ leicht relativ schnell nur „schlechte Stimmung“, wenn vermehrt kommt „Ich kann einfach nicht mehr…“ „Es wird immer schlimmer mit ihr…“ „Man kann sich auf nichts verlassen…“ „Die ständige Unordnung raubt mir die letzte Kraft…“. An Beispielen wird dieses Vorgehen in den einzelnen Modulen des Manuals später noch explizit erläutert.

Humor ist, wenn man trotzdem lacht?

In der Vorstellungs- und Kummerrunde klingen manche Dinge im Nachhinein betrachtet ganz lustig, regelrecht „verhaltensoriginell“, vor allen Dingen bei kleinen Kindern – aber kaum eine Begebenheit konnte in dem Moment, als sie passierte, auch humorvoll aufgenommen werden.

Erfreulicherweise sind Kinder mit ADHS oft sehr erfrischend, charmant, fröhlich, sodass sie die Herzen ihrer Eltern auch immer wieder erobern und so für die „emotionale Homöostase“ sorgen.

Dennoch überwiegt meist Erschöpfung, Überforderung und Überlastung, weshalb die Wissensvermittlung sinnvollerweise untermalt wird von konkreten knappen Beobachtungen, Äußerungen der Kinder, Comics, im erziehungsfördernden Teil ETKJ ADHS mit gelingenden Beispielen „untermauert“ (ergänzt durch mit den Eltern durchgespielten Verhaltensanalysen). Dies liegt dem einen Trainer mehr, dem anderen weniger, und ist am besten am konkreten Modell im Trainingsprogramm Elterntraining für Elterntrainer erlernbar.

Im Training ist das Spiegeln von Gefühlen, das Zusammenfassen des Gesagten oder gar wörtliches Wiederholen sowie sofortiges Bewerten, Interpretieren oder das Übergehen einer Frage völlig tabu.

Ein Trainer hat sofort „verloren“ wenn er sich schulmeisterlich verhält, sich überwiegend rechtfertigt oder verteidigt.

Und es gilt:

Es gibt keine unangebrachte Frage, sondern nur eine eventuell inkompetente Antwort.

Bei einer gelingenden Kommunikation zur Wissensvermittlung im Training sind die Zeiten der Präsentation gewissenhaft einzuhalten, die Pausen ausreichend bemessen. Die Bereithaltung von Getränken und kleinen Snacks wird empfohlen, um einen angenehmen Austausch unter den Teilnehmern in der Pause zu ermöglichen.

Voraussetzung für eine gelingende Durchführung eines effektiven Elterntrainings nach dem vorliegenden Manual ist, dass beim Trainer wirklich umfassende und profunde Kenntnis des Wahrnehmungs- und Reaktionsstils von ADHS in seinen verschiedenen Facetten in den verschiedenen Altersgruppen mit und ohne Komorbiditäten besteht und sein Wissen regelmäßig überprüft/aktualisiert.

Wie bereits erwähnt, kann nicht jedes Einzelproblem der unterschiedlichen Altersgruppen im Rahmen dieses Manuals beschrieben/aufgeführt werden und setzt daher das Studium der im Anhang angeführten Basis-Literatur voraus. Diese Grundkenntnisse werden vertieft im Kurs „Elterntraining für Elterntrainer“, der vier Workshops an Wochenenden umfasst sowie eine Woche intensives Gesprächsführungstraining.

II Das ETKJ ADHS konkret

Es ist erfahrungsgemäß sinnvoll, das Training an einem Wochenende, d. h. an zwei Tagen zu absolvieren, damit wirklich Eltern (also auch Väter) kommen können.

1 Der Ablauf des Trainings im Überblick

Vorstellungsrunde

Kummerrunde
(mit Einbringen aller aktuellen Sorgen, Schwierigkeiten und Problemen mit den Kindern, den Jugendlichen und auch den Nöten, Befürchtungen etc., die die Erwachsenen selber haben)

„Positivrunde"

zeitlicher Umfang	etwa 90 Minuten
Pause	ca. 20–30 Minuten

(bei kleineren Gruppen genügen 20 Minuten)

- Vortrag zur Erklärung der Geschichte, Definition, der neurobiologischen Hintergründe mit funktionellem Verstehen der Symptomatik.

zeitlicher Umfang	ca. 90–120 Minuten
Pause	ca. 1 Stunde

- Rückfragerunde zum tieferen Verständnis („ein interessierter, freundlicher, aber unwissender Lehrer fragt")

zeitlicher Umfang	ca. 1 Stunde

- Grundsätzliche Voraussetzungen für eine gelingende Kommunikation, Interaktion und Erziehung

zeitlicher Umfang	ca. 30 Minuten
Pause	ca. 20–30 Minuten

- Was ist zu akzeptieren – Einstellungsänderungen und grundsätzliche Rahmenbedingungen mit gezielten Hilfen vor allen Dingen zur Verbesserung des Zeitmanagements in der Familie.
- Kommunikation konkret: Rollenspiele, (das Belohnungs- und Bestrafungsspiel das Spiel der schlechten und guten Hilfestellung mit Auflösung)

  zeitlicher Rahmen ca. 90 Minuten
  Pause ca. 30 Minuten

- Das Verhaltensmanagement mit der spezifisch veränderten Kommunikation (zum Teil anhand eingebrachter Beispiele)

  zeitlicher Rahmen ca. 90 Minuten
  Pause ca. 20–30 Minuten

- Vertiefung: an konkreten Beispielen Durchführung der Vorlauf- und Verhaltensmikroanalyse

  zeitlicher Rahmen ca. 90 Minuten
  Pause ca. 20–30 Minuten

- Medikation/Fragen zur Medikation

  zeitlicher Rahmen ca. 60 Minuten

Fakultativ ist dazwischen einzubauen:

- Was hilft erfahrungsgemäß nicht?

  zeitlicher Rahmen ca. 60 Minuten

- Was kann tatsächlich in einer Kindertherapie getan werden?

  zeitlicher Rahmen ca. 60 Minuten

Erfahrungsaustausch/Nachschulung (I)
- Klärung von noch anstehenden Verständnisfragen
- Was hat funktioniert und was nicht?
- Vertiefung der Vorlauf- und Mikroanalysen
- Gibt es noch offene Fragen?
- Ggf. Erläuterung neuer Erkenntnisse und/oder Entwicklungen

  zeitlicher Rahmen ca. 180 Minuten
  nur eine Pause dazwischen

Erfahrungsaustausch/Nachschulung (II)
- Was wirkt?
- Wo gibt es noch Probleme?
- Bestehen noch Verständnisfragen?

- Besprechung neu aufgetauchter Schwierigkeiten

zeitlicher Rahmen	ca. 180 Minuten nur eine Pause dazwischen

Technische Voraussetzungen

- Laptop/Beamer oder Tageslichtprojektor
- Flipchart/Stifte
- Schreibpapier auf dem Klappbrett für den Trainer

Hinweis:
Die Äußerungen der Eltern in der Vorstellungs- und Kummerrunde müssen mitprotokolliert werden. Dies erfolgt entweder durch einen Co-Trainer oder durch den Trainer selbst, der unter Umständen eine vorgefertigte Liste der Teilnehmer hat mit den Basisangaben (siehe Anlage).

Sinnvollerweise werden Namensschildchen bereitgehalten, auf denen auch der Name des Index-Kindes steht (gegebenenfalls können die Namen der Geschwisterkinder später hinzugefügt werden).

Es wirkt in den Elterntrainings sehr positiv, wenn der Trainer in kürzester Zeit alle Personen mit Namen ansprechen kann, auch die Namen und das Alter der Kinder kennt.

Das Arbeiten mit Kürzeln (siehe Anlage) erleichtert unter Umständen das Vorgehen.

Keinesfalls sollte es vorkommen, dass der Trainer Personen verwechselt, d. h. weder die Anwesenden, noch die betroffenen Kinder und Jugendlichen.

Benötigt der Trainer hierfür eine gewisse Nachbearbeitungszeit, kann es sinnvoll sein, mit dem ersten Block bei einem Wochenendseminar am Freitagabend zu beginnen, um für sich selbst die Konstellationen noch einmal zu verdeutlichen.

Eine Gruppengröße unter sechs beteiligten Personen birgt die Gefahr des Anspruchs der Beteiligten auf umfassende „Einzel- oder Parallelberatung“, da in so kleinem Rahmen nicht deutlich wird, dass es sich tatsächlich um einen Kurs handelt.

Eine sinnvolle Gruppengröße scheint bei 10–16 Personen zu liegen – mit einer entsprechenden Kinderzahl, die sich natürlich erhöhen kann, wenn alleinerziehende Elternteile vertreten sind.

2 Die Vorstellungsrunde

Die Einleitung

Zunächst stellt sich der Trainer kurz persönlich vor und erläutert knapp, was im Elterntraining gemäß dem Ablaufplan auf die Beteiligten zukommt. Es erscheint dabei wenig sinnvoll, diesen genau ausgearbeitet als Tabelle auf dem Flipchart, per Powerpoint oder auf dem Tageslichtprojektor aufzulegen/vorzugeben – da dies häufig regelrecht „überwältigend“ wirkt.

„Herzlich willkommen zum Elterntraining“ auf dem Flipchart wirkt freundlich-einladend. Eine kurze mündliche Skizzierung des Ablaufs genügt.

Inhalt	Darstellung, z. B.
→ Begrüßung und Vorstellungsrunde → Kummerrunde → Positivrunde	„Erst machen wir eine Vorstellungsrunde in der jeder kurz erzählt, wer er ist, wie das Kind heißt, wie alt es ist, wie die Geschwister heißen und welcher Hauptgrund sie hierher führt. Dann sammeln wir alle ihre Sorgen und Nöte.“
• Neurobiologische Hintergründe • Funktionelles Verstehen • Akzeptanz der Kernsymptomatik	„Danach halte ich einen Vortrag über all' das, was man bisher weiß. Das Wichtigste ist, zu verstehen, was bei ADHS ‚anders' ist.“
• Einstellungsänderung • Notwendige Settingvariablen • Zeitmanagement • Modellverhalten der Eltern • Effekte negativer Kommunikation • Verhaltensmanagement • Gesprächsführungstechniken • Konfliktlösung mit Verhaltensanalysen • Medikation	„Im Anschluss beschäftigen wir uns dann intensiv mit dem, was man alles tun kann, damit das Zusammenleben erträglicher wird. Die Medikation besprechen wir erst ganz zum Schluss, wenn es allerdings Fragen gibt, können diese in der ersten Runde schon eingebracht werden.“

Nach dieser allgemeinen Einführung fordert der Trainer die Beteiligten in der Vorstellungsrunde der Reihe nach auf, sich kurz (!) vorzustellen:

- Eigener Name
- Name und Alter des Kindes
- Namen der Geschwister und deren Alter
- Benennen eines Hauptproblems

Gerade unter dem Aspekt, dass sich nicht wenig Beteiligte darunter befinden, die selbst den Wahrnehmungs- und Reaktionsstil von ADHS zumindest als Disposition haben, ist darauf zu achten, dass keine ausführlichen Vorstellungen mit ausufernden Problemdarstellungen erfolgen. Dies ermüdet die Runde, es wird abgeschweift in den Gedanken, gegebenenfalls werden Parallelgespräche geführt – was daher sinnvollerweise von vornherein durch die bereits angesprochene relativ straffe Gesprächsführung unterbunden wird.

Der Trainer muss allerdings darauf gefasst und eingestellt sein, dass unter Umständen ein Elternteil dennoch ausufernd beginnt, z. B. umfangreich seine berufliche Tätigkeit zu schildern oder seine Vorerfahrungen mitzuteilen (unter Umständen auch mit anderen Behandlern) oder gar von vornherein anzukündigen, dass hoffentlich die Medikation keinesfalls Gesprächsthema wird.

> In diesem Fall ist es notwendig – was anfangs wirklich Mut erfordert – mit „Danke" oder „Sehr interessant" oder „Sorry – wir gehen später darauf ein" regelrecht dazwischen zu gehen und konkret in rascher Abfolge die notwendigen Angaben abzufragen.

Lässt sich jemand nicht stoppen, wird der oder die Beteiligte sinnvollerweise gebeten, mit „Darf ich Sie bitten, zu den nötigen Angaben zurückzukehren?". Unter Umständen kann es auch einmal nötig werden, recht deutlich zu intervenieren mit „Sorry, aber das geht in diesem Moment etwas an unserer Thematik vorbei" oder „Was konkret ist Ihr Hauptanliegen?".

> **Achtung, lieber Trainer!**
>
> **Gefasst sein auf mögliche Widerstände!**
> Gar nicht so selten äußert vor allen Dingen ein Vater in der Vorstellungsrunde lediglich: „Ich bin bloß mitgekommen, weil meine Frau das will" oder: „Ich bin der Meinung, dass unser Kind gar kein Problem hat, aber ich höre mir das Ganze hier mal an." oder: „Meine Partnerin hat mich mitgeschleift!" oder: „Wir haben schon so viel gemacht und ich bin jetzt mal gespannt, was Sie mir hier zu bieten haben!" oder: „Ich sehe ja alles ganz anders, das ist doch alles normal!" etc.
>
> **Sich nicht getroffen, angegriffen fühlen!**
> Niemals in die Diskussion, Rechtfertigung etc. gehen. Die Aussagen werden lediglich mit einem freundlichen Lächeln quittiert, kurz kommentiert mit Floskeln wie: „Ok, ich werde mir Mühe geben!" oder: „Danke, dass sie dennoch hier sind", oder „Eine unterschiedliche Sichtweise ist typischerweise bei diesem Thema sehr häufig" etc.

Das dann sofortige Abwenden des Blickkontaktes und Fortfahren mit der nächsten Person entlastet die Runde erfahrungsgemäß sehr, die entweder unangenehm berührt ist von solchen Äußerungen oder, je nach Teilnehmer, dies am liebsten sofort unterstützen würde.

Dieses Vorgehen, das relativ direktiv ist, signalisiert allen Beteiligten, dass der Trainer die Gesprächsführung in der Hand hat – Voraussetzung ist allerdings, dass die „silent messengers" stimmen, der Trainer auf solcherlei „Einlassungen" von vornherein gefasst ist und entsprechend flexibel reagieren kann.

Sollte unter Umständen ein ganz aktuelles und vielleicht auch sehr heftig vorgetragenes Problem auftauchen, ist diesem natürlich etwas mehr Raum zu geben, wobei alle Beteiligten aber sorgfältig durch den Trainer beobachtet werden müssen und so rechtzeitig ein Abstoppen erfolgen kann (dies erfordert Übung und Beherrschung der Gesprächsführungstechniken).

Achtung, lieber Trainer!
Es darf keinesfalls bereits in dieser Runde zu einem Austausch von „Hilfen" kommen, in ein gemeinsames Ausbrechen von Klagen über die Lehrerschaft oder eine Vorab-Diskussion über die möglichen Nebenwirkungen der Medikation.

Es ist noch einmal zu betonen, dass bei diesem Elterntrainingsansatz äußerst wertschätzend, aber direktiv gearbeitet werden muss, von Seiten des Trainers aus offen, interessiert, aber nicht die sprechende Person durch ständiges bestätigendes Nicken, oder mit Zusammenfassen des Gesagten indirekt und ungewollt aufzufordern, immer weiter zu erzählen.

Betroffene Erwachsene mit ADHS, besonders wenn sie klinisch signifikant betroffen sind, neigen dazu, schnell von einem Thema ins nächste zu kommen, in einem Problembereich plötzlich regelrecht „auf dem Gefühl auszurutschen" oder z. B. sofort den Partner abzuwerten („Ich komme ja gut klar, aber meine Frau ist viel zu nachgiebig!" oder: „Bei mir pariert der Bursche, der braucht bloß ab und zu mal eine richtige Strafe!" oder: „Meine Partnerin hat so überzogene Ansprüche!" oder: „Bei uns ist das schon immer so, da ist ja eh nichts zu machen!" oder: „Wissen Sie, mein Partner bekommt ja selbst alles nicht gebacken!" etc.)

3 Die Kummerrunde

3.1 Erläuternder Einstieg

Der Trainer fordert die Beteiligten jetzt auf, ihre Probleme/Bedürfnisse/Wünsche/Kümmernisse/eigene Schwierigkeiten etc. so einzubringen, wie sie jedem einfallen. Es wird kurz erläutert, dass man jetzt nicht der Reihenfolge nach, wie in der Runde zuvor, aufgefordert wird, sondern jeder etwas einbringen kann, wie es ihm gefällt (allerdings mit der Bitte, dass jeweils nur einer redet)

3.2 Gesprächsführungstechnik

In aller Regel beginnt eine anwesende Person sofort mit einem Thema, das unter den Nägeln brennt.

Beispiel:
„Wissen Sie, es ist ja alles so furchtbar, so katastrophal, ich bin völlig erschöpft, ich kann überhaupt gar nicht mehr. Unser Sohn provoziert und ärgert uns ununterbrochen, wir kommen überhaupt nicht mehr zur Ruhe. Die Geschwisterkinder leiden nur noch, ich habe schon seit Jahren Migräne. Die Lehrer rufen immer wieder an und jetzt hat er schon wieder zwei Tage Schulausschluss bekommen …“

Lässt man die betroffene Person hier weiterreden, wird es schnell schwierig. Andere brennen z. B. darauf beizustimmen oder noch eins draufzusetzen etc. Eltern, die eher andere Probleme haben, „steigen (oft beobachtbar) aus“.

> **Wichtig!**
> Allgemeines Jammern in metasprachlichen Formulierungen, global und komplex, wirkt für die Gruppe sofort stimmungsverschlechternd, gerät schnell ausufernd und zerstört Gruppenstrukturen und Gruppendynamik, bevor sie überhaupt entstanden sind.

Auch wenn es manchmal nicht ganz einfach ist, ist der Trainer gehalten, relativ rasch „parallelredend“ die Person mit ihrem Namen anzusprechen, freundlich zu kommentieren, dass so etwas ja hier viele kennen und die Person aufzufordern, eine ganz konkrete Situation zu schildern, in der der Junge provoziert (wobei der beste Trick dabei ist, den Jungen mit Namen zu benennen: „Wie provoziert Marc denn wen genau?“).

Dies gelingt am besten anhand einer geläufigen schnell vorstellbaren, für die Eltern leicht wiederzuerkennenden Aktivität (beim Essen, beim Hausaufgabenmachen). Bei dem oft auch bei Erwachsenen erschwerten Spontanabruf (mit hochschießendem Erregungsniveau schon nach wenigen Sekunden) ist es über eine Schilderung einer ganz konkreten Situation leichter möglich, sich entsprechend einzulassen, wenn man vor Beginn des Hochschießens durch den Trainer erfährt, dass der sich eine genaue Vorstellung machen möchte (mit interessiert zugewandter Körperhaltung, Mimik, Gestik und formuliert in klaren Worten, aber unbedingt in „unaufgeregtem" und freundlichen Tonfall). Erwidert dann der Elternteil erneut, dass es ja ständig, überall und immer passiere, wird nochmals freundlich, aber bestimmt, eine konkrete Situation erbeten mit dem Hinweis, dass man umso besser helfen kann, wenn man eine Situation wirklich ganz detailliert mit dem entsprechenden Problem geschildert bekommt.

Beispiel:
Die Mutter eines 10-jährigen Jungen berichtet: „Wissen Sie, es ist wirklich für unsere Familie nur noch belastend, ich mache mir so große Sorgen, ob unser Junge bei seinen vielfältigen Schwierigkeiten in der Schule wohl weiterkommen wird. Jetzt hat er auch noch mitten im Schuljahr einen Lehrerwechsel gehabt, ist so verzweifelt, da er in den Leistungen so abgesunken ist, und nun muss ich zur Lehrerin, da es so aussieht, dass er nicht aufs Gymnasium wechseln kann und das würde meinen Mann doch so enttäuschen …"
Trainer: „Frau X, in welchem Fach ist ihr Junge denn abgesunken?"
Die Mutter: „Vor allen Dingen in Mathematik, da hatte er im letzten Sommer noch eine 1 und jetzt hat er eine Mathearbeit völlig verhauen, und da…"
Trainer: „Was hat denn der Junge für eine Note gerade herausbekommen?"
Die Mutter: „Eine 3–4, aber er hat so Schwierigkeiten mit den Textaufgaben…"
Trainer: „Das ist leider ein bekanntes Problem bei Kindern mit ADHS. Wie waren denn die ersten Arbeiten in diesem Schuljahr?".
Mutter: „Die erste und zweite Mathearbeit war gut, 1,5 und 2, aber…"
Trainer: „Erfolgte der Lehrerwechsel gerade in diesem Fach?"
Mutter: „Ja, er mag die neue Lehrerin schon, aber sie macht das alles ganz anders und da …"
Trainer: „Es ist aber erfreulich, was ich da höre, wenn ihr Kind die neue Lehrerin mag. Das ist eine gute Voraussetzung für ein Lehrergespräch, wann haben Sie denn einen Termin?"
Mutter: „Gleich am Montag. Sie soll ja sehr verständnisvoll sein, aber…"
Trainer: „Haben Sie auch noch in einem anderen Fach ein Besorgnis?".
Mutter: „Ja, auch ein Aufsatz ist nichts geworden, wobei er doch jetzt eine so gute Buchpräsentation gemacht hat."
Trainer: „Hat er da auch dieselbe Lehrerin?"
Mutter: „Ja, ich merke, vielleicht ist es gar nicht so schlimm, doch mein Mann ist immer gleich so schrecklich enttäuscht!"

Bei diesem Beispiel konnte schnell deeskaliert werden und die Mutter, alle Beteiligten und der Trainer konnten den Fokus nun auf den Vater richten, der danach durch den Trainer befragt wurde, was konkret ihn denn so enttäuscht (und dadurch Mutter und indirekt den Sohn unter Druck setzt).

Es muss dabei zu nicht so langen Passagen kommen. Wenn z. B. über Geschwisterstreit berichtet wird, ist es sinnvoll zu fragen, ob die Kinder zusammen in einem Raum leben, oder in welcher Situation der Streit entbrennt. Dabei ist z. B. für den Trainer wichtig zu wissen bei Familien mit mehreren Kindern, welches Kind gerne das andere in seinem Zimmer „besucht", auch ungebeten oder wenn ihm langweilig ist, oder wenn es dazukommt, wenn das andere Kind Besuch hat etc.

(Dazwischenplatzen, die Finger an einem Gegenstand des anderen Kindes haben etc. reizt das von ADHS betroffene Kind oder den Jugendlichen sofort, vor allen Dingen wenn er oder sie sich regelrecht „überfallen“ fühlt oder auch vorher wegen dem Geschwisterkind selbst Schwierigkeiten bekommen hatte.)

> **Wichtig!**
> In der Kummerrunde sollte bei solchem Vorgehen keinesfalls explorierend weitergefragt werden, was denn seitens des Elternteils oder der Elternteile dagegen unternommen wird, sondern lediglich eine konkrete Situation erfragt werden.

Beim Kampfthema Hausaufgaben ist zu eruieren, wo das Kind oder der Jugendliche sie anfertigt, ob er/sie wirklich weiß, was er/sie zu tun hat (auch im Kontext, ob damit im betreffenden Fach die „Chemie“ mit dem Lehrer stimmt oder nicht).

> **Wichtig!**
> Wird ein typisches Problem besprochen ist es sinnvoll, kurz in die Runde zu fragen „Kennt das noch jemand hier?“, wobei in aller Regel mehrere Beteiligte nicken. Es kann auch geäußert werden: „Ich gehe davon aus, dass auch andere damit zu kämpfen haben“ oder „Darunter leiden leider viele Familien mit Kindern und Jugendlichen mit ADHS“ etc.

Dieses Kommentieren entspricht nicht einem Suggerieren oder Stellen von Suggestivfragen, sondern unterstützt die Beteiligten im „Ankommen“ in der Runde, sich von sich aus zu öffnen, wozu in jedem Elterntraining einigen Beteiligten zunächst der Mut fehlt.

> **Achtung, lieber Trainer!**
> Nicht selten halten ein oder zwei Beteiligte bei jeder eingebrachten Symptomatik dagegen, in der Form, dass bei ihrem Kind oder bei ihrem Jugendlichen dies oder das „ganz anders“ sei. Manchmal wird auch kommentiert „Das ist bei meinem Kind aber gar nicht so, es hat wohl sicher kein ADHS“.
>
> Kurz, sachlich, freundlich wird vom Trainer rückgefragt, wie genau sich die Sache bei diesem betreffenden Kind verhält. Wenn z. B. beschrieben wurde von anderen, dass ihre Kinder weniger als andere Kinder schlafen, eines dafür aber extrem lang, erfolgt die sofortige Kommentierung (allerdings eher beiläufig), dass durch das Fehlen eines Symptoms sich nicht eine gesicherte Diagnose sofort falsifiziert sowie ADHS bekanntlich das Syndrom der Extreme ist. (Entweder schläft ein Kind deutlich weniger als andere oder wenige Kinder sehr viel.)

Wird z. B. geschildert, dass ein Kind oder Jugendlicher gar nicht unordentlich ist, sondern im Gegenteil sehr ordentlich, sollte die nächste Frage sein, ob er oder sie eventuell etwas ängstlich ist, z. B. ob er/sie Sorge hat, dass jemand ins Zimmer kommen könnte und den Schulranzen berühren, aus dem vielleicht dann etwas herausfallen könnte (Kinder und Jugendliche mit ADHS können disponiert oder reaktiv zwanghaft perfektionistisch anmutendes Verhalten zeigen, bei hintergründiger Ängstlichkeit).

Nicht selten äußert ein Elternteil nach einiger Zeit in dieser Runde: „Aber diese ganzen Symptome hat doch jeder" und dies wird unter Umständen auch von anderen Beteiligten bestätigt – dies ist Anlass für den Trainer zur Aussage „Möglicherweise jeder, den Sie wirklich gut kennen und mögen – Menschen mit ADHS bleiben erfahrungsgemäß gern unter sich" – **ohne jemanden aus der Runde dabei anzuschauen!**

In einer Elterntrainingsrunde bleibt es nicht aus, dass Eltern von Kindern aller Subtypen und unterschiedlicher Endophänotypen vertreten sind. Bisweilen haben Eltern der „Träumerchen" zunächst Schwierigkeiten, da primär sich vielleicht eher die Eltern der Kinder und Jugendlichen der vorwiegend „lauten" Symptomatik (des Mischtypus) äußern, vor allen Dingen auch mit der Symptomatik der oft komorbiden oppositionellen Trotzverhaltensstörung (in Bezug auf die sozialen Anpassungsschwierigkeiten). Unter Umständen kann hier Ermunterung erfolgen durch den Trainer mit der Äußerung: „Ja, es gibt die ständigen Dazwischenplatzer und Dazwischenrufer – aber eben auch das ganze Gegenteil – Kinder, die so ruhig und unauffällig sind, dass sie in der Schule gar nicht richtig wahrgenommen werden."

Traut sich ein Elternteil auch über längere Zeit immer noch nicht, etwas zu sagen, kann bei entsprechender Gelegenheit nochmals darauf hingewiesen werden, dass es eben nicht nur die Schnellen, sondern auch die Langsamen und Trödeligen gibt.

Manche Kinder und Jugendliche haben vor allen Dingen Schwierigkeiten mit ihren Defiziten des Arbeitsgedächtnisses, vergessen wirklich sofort wieder etwas, was man ihnen gerade erklärt hat, können sich aber z. B. ganz gut an Zeitvorgaben halten (und haben grundsätzlich kein Problem von der Grundintelligenz her). Manche haben wirklich überhaupt keine zeitliche Orientierung als fast überlagerndes Problem, manche brauchen vorwiegend ausgeprägt sofort die Befriedigung eines Bedürfnisses, das sie gerade jetzt haben.

Über die Themen „Vergesslichkeit", „nach der Schule nichts erzählen können", Affektlabilität etc. ergeben sich schnell „Gemeinsamkeiten" zwischen den Teilnehmern. Dasselbe ergibt sich bei den Problemen über den Tagesverlauf.

Morgens

Aktivierungsschwäche frühmorgens
(einfach nicht richtig wach werden)

↓

Trödeln bei „langweiligen Routinen“, wie Zähneputzen, Anziehen, erschwert zusätzlich durch die typische Entscheidungsschwäche, Ablenkbarkeit, serielle Verarbeitungsschwäche, „Vergessen“ der Einzelschritte

↓

bei den Eltern:
Unverständnis/Unkenntnis und eigener Zeitdruck bedingt (vor allem beim selbst betroffenen Elternteil) gereiztes „Antreiben“ mit Worten, erkennbar auch in Mimik und Gestik

↓

beim Kind/Jugendlichen:
subjektiv sofortige negative emotionale Bewertung dieser „Kommunikation“ erzeugt das Gefühl, es schon wieder nicht richtig zu machen, mit weiteren negativen Gedanken und entsprechender Abwehr (verbal und nonverbal)

↓

beim Kind/Jugendlichen:
sofort einsetzende „Blockade“ (Antriebsreduktion) bei mangelhaftem Zugriff zu Erfahrungswissen

↓

beim Erwachsenen:
sofort einsetzende Tendenz zu schimpfen, zu erklären („Wie oft muss ich dir noch sagen …?“)

↓

beim Kind/Jugendlichen:
vermehrtes Trödeln, „bockig wirkend“

↓

in der Familie:
verschärft negative Kommunikation mit Eskalationstendenz

Nach der Schule

Kind/Jugendlicher kommt erschöpft/missgelaunt
durch Lärm/letzte Eindrücke nach Hause –
kann nicht spontan berichten

↓

vermehrtes, gut gemeintes Hinterfragen seitens der Bezugsperson

↓

impulsive, gereizte Abwehr des Kindes/Jugendlichen

↓

bei Unkenntnis des „anderen Funktionierens"
Enttäuschung oder Verärgerung der Bezugsperson

↓

Eskalation – beim Mittagessen!

Abends

Tagesaktivität erzeugt Distress (vor allem die Hausaufgaben,
lernen sollen, abgefragt werden etc.) mit entsprechender „Gestimmtheit"
des Kindes/Jugendlichen

↓

Erhöhung der Erschöpfung der Bezugsperson mit entsprechenden Äußerungen
oder Verhaltensweisen – und Bereitschaft TV oder PC zu gestatten

↓

sofort positive Stimmung des Kindes/Jugendlichen
(Zeit und Raum vergessend)

↓

sofortige Abwehr, wenn Bezugsperson dies beendet
häufig noch: „Einmischung" des anderen Elternteils

↓

Eskalation vor „langweiligen" Abendroutinen

Beim Thema Schlafen eint die Eltern das Problem, dass die Kinder abends nicht „runterschalten" können – wobei hier ein konkretes Abfragen einer Situation oft schon ohne jeden Trainingsansatz für die Beteiligten, die die Situation nun sozusagen als Außenstehende „betrachten" können, einen deutlichen Erkenntnisgewinn vermittelt.

Beispiel:
Die Mutter: „Unsere 5-Jährige schläft nur, wenn ich neben ihr liege, und unser 7-Jähriger kann ganz schlecht einschlafen und auch der 3-Jährige nicht. Zum Schluss bin ich eingeschlafen und mein Mann ärgert sich, dass er durch die Jungs beim Fernsehen gestört wird."

In der kurzen Exploration, die fast einem kriminologischen „Ermitteln" entspricht, sachlich, genau hinterfragend, vor allem in keiner Form bewertend(!), wird deutlich, um was es geht:

Beispiel:
Trainer: „Frau Z., wo schlafen denn die Kinder?"
Mutter: „Die 5-Jährige schläft bei mir im Bett ein, wenn ich daneben liege im Elternschlafzimmer. Die Jungen teilen sich ein Zimmer daneben, wobei wir wegen der Ängstlichkeit unseres Ältesten immer die Tür auflassen müssen."
Trainer: „Um welche Uhrzeit sollen ihre Kinder denn schlafen?"
Mutter: „Um 18.30 Uhr sollte schon Ruhe sein, wobei aber gerade unser lebhafter 3-Jähriger oft noch bis um 21.30 Uhr richtig fit ist, und auch der Große immer wieder behauptet, dass er noch überhaupt nicht müde sei."
Trainer: „Wo steht das Fernsehgerät?"
Mutter: „In unserem großen, offenen Wohn-/Küchenbereich."
Trainer: „Wie weit ist die Zimmertür davon entfernt?"
Mutter: „Nicht weit, eigentlich könnte unser Großer aus seinem Bett sogar noch fernsehen. Wir haben auch schon mal daran gedacht, das Fernsehgerät ganz woanders hinzustellen, aber es ist eben ein besonders großer Flachbildschirm, der nirgends recht hinpasst."

Es muss nicht weiter gefragt werden, alle haben jetzt eine konkrete Vorstellung, warum das mit den Jungs nicht funktionieren kann. Viele Kinder und Jugendliche mit ADHS werden oft erst ab ca. 17.00 Uhr richtig aktiv und können dann noch lange bis tief in die Nacht etwas tun – viele Erwachsene erkennen sich darin wieder. Bisweilen ist es aber nicht einfach, sich eine konkrete Vorstellung eines Sachverhalts zu machen, da sich die Eltern selbst kein „richtiges" Bild machen können.

Beispiel:
Das Kind kommt mit einer Strafarbeit nach Hause, wütend, weinend. Die dem Kind sehr zugewandte Mutter versucht zu trösten, es nicht zu schimpfen, was aber nur bewirkt, dass der 8-Jährige sich noch mehr hineinsteigert. Ein gemeinsames Mittagessen gelingt nicht, worauf die bereits gut über ADHS vorinformierte Mutter dem Kind eine Auszeit gibt. Sie berichtet weiter, dass dies zunächst noch zu heftigerem Bocken und Toben geführt habe, er sich dann aber beruhigt habe und auch später etwas gegessen habe.
Die erfragte Geschichte, was denn eigentlich passiert sei, sei eine regelrechte „Räuberpistole" gewesen, wie es sich dann durch ein Telefonat mit der Lehrerin herausgestellt habe.
Ein anderer Junge habe ihn geärgert durch Wegnehmen des Turnbeutels, habe diesen nicht mehr zurückgeben wollen und so sei es zu einem heftigen Schimpfwortaustausch gekommen. Die Lehrerin, ebenfalls erfreulich erfahren, habe dann eingegriffen, habe versucht zu klären mit der Frage, wer angefangen habe. In der Hoffnung, um eine Strafe

herumzukommen, hätten beide Jungs ihre Anteile zugegeben. Sie erhielten aber nun beide eine Strafarbeit – für den 8-Jährigen natürlich absolut „ungerecht“, denn wenn man etwas zugibt, muss es doch damit gut sein.

Im hohen Erregungsniveau sind Kinder und oft auch Jugendliche mit ADHS in keiner Form in der Lage, sich bei einer Befragung auch nur annähernd zu erinnern, was tatsächlich gelaufen ist. Sie werden sowohl bei Konfrontationen in scharfer Form sowie bei „Beschwichtigungsversuchen“ erst richtig wütend – eine der kurzen Erklärungen, die unter Umständen schon in der Kummerrunde bereits vom Trainer an dieser Stelle eingebracht werden kann – was meist bei vielen Eltern bereits ein „Aha-Erlebnis“ auslöst.

Ein vorweggenommenes Erklären eines Phänomens ist erwünscht, sollte aber nicht zu häufig erfolgen. In der Kummerrunde mit sehr vielen heftigen Problemen kann es stabilisierend wirken nach dem Motto: „Aha, offensichtlich gibt es hier Erklärung und wohl auch Hilfe.“

Achtung, lieber Trainer!
Vieles wird interpretierend vorgetragen, wie z. B. „Unser 10-Jähriger macht jedes Mal abends ein Affentheater, wenn wir mal weggehen, obwohl nicht nur die kleine Schwester, sondern auch ein Babysitter da ist“ oder „Wenn ihn etwas interessiert, nein, besser, wenn er eben etwas will, kann er sich gut konzentrieren, aber wenn ich etwas von ihm will, nie“ oder „Unser Sohn will grundsätzlich auf die Toilette, wenn wir gerade mit dem Essen begonnen haben, das tut er doch nur, um zu provozieren“.

Der Trainer sammelt die Aussagen (mit schriftlicher Skizzierung) und mit mündlichen Kurzkommentaren wie „Ich denke, Sie werden nachher sehen, warum sich das so verhält“ oder „Dafür gibt es bei Kindern mit ADHS leider Gründe!“ oder „Ja, das könnte man ganz spontan so denken, sie kann aber leider nicht anders“ – um zu signalisieren, dass der Trainer alles sehr aufmerksam aufgenommen hat und nachfolgend erklären wird.

Kommen spontan bewertende Kommentare wie „Das kann man aber doch nicht durchgehen lassen!“ oder „So was kann doch nicht angehen!“ oder „Soll eigentlich ADHS eine Erklärung für alles sein“ oder „Was ist denn nun Pubertät, was ist ADHS?“ ist rasch zu kontern, dass dies eine in diesem Moment wirklich sehr wichtige und an sich treffende Bemerkung ist und man darauf später noch ganz dezidiert eingehen wird.

Die Eltern sind zumeist auch sehr belastet durch die oft erkennbare Verzweiflung ihrer Kinder/Jugendlichen, mit spontan geäußerten Wünschen, nicht mehr leben zu wollen. Sie sind erleichtert, wenn sie durch das Feedback in der Runde merken, dass sie damit nicht alleine sind. Viele Kinder, besonders die gut und sehr gut Begabten, nehmen schon oft ganz früh wahr, dass sie eben einfach anders sind (– auch ohne die offenkundige Tatsache, dass sie nicht oder nur sehr selten zu einem Kindergeburtstag eingeladen werden).

Achtung, lieber Trainer!
Wenn ein Elternteil nun doch endlich auch einmal etwas Positives über das Kind sagen will, wird er/sie zu diesem Zeitpunkt jedoch noch freundlich gestoppt mit dem Verweis darauf, dass nachfolgend eine gesonderte Runde dafür reserviert ist.

Nahezu in jeder Kummerrunde lockert dabei immer mal eine „Anekdote" auf, die eingebracht wird, und der auch Raum gegeben wird.

Beispiel:
Die Mutter einer Jugendlichen: „Ja, dieses sich einfach etwas Nehmen, ohne zu fragen, finde ich wirklich lästig und ärgerlich. Meine Tochter geht ungefragt an meine Kosmetika, leiht sich einfach einen Pullover aus, hat sich ab und an auch schon an meinem Geldbeutel bedient. Sie kennt unseren Haushalt eigentlich besser als ich selbst und das schon seit frühen Kindertagen. Sie wollte mit vier Jahren einmal unbedingt für den Sandkasten Wasser haben, der Wasserhahn am Haus war aber sehr fest zugedreht. Technisch interessiert, wie sie ist, hat sie schon früh meinem Mann zugeschaut beim Werkeln, holte sich die Rohrzange und öffnete den Hahn, das Wasser lief in Strömen, sie wurde pudelnass. Sie kam zu mir und meinte: „Das Wasser hört nicht auf!"

Meist fällt einem anderen Elternteil dann auch noch etwas ein – und herzliches Lachen ertönt in der Kummerrunde, was sehr positiv für die Aufnahmebereitschaft der Eltern insgesamt ist.

Kommen in einer Runde die für diese Altersgruppe spezifischen Probleme nicht „auf den Tisch", kann der Trainer rückfragen: „Mit Aufräumen hat hier niemand ein Problem?" oder „Alle Jugendlichen kommen ohne jegliche Schwierigkeiten morgens aus den Federn?"

Wichtig!
Hat sich in der Vorstellungsrunde ein Elternteil distanziert oder zurückhaltend geäußert und bleibt dies auch weiterhin so (ohne sich selbst einzubringen) wird dies toleriert. Kann man in seiner Mimik jedoch erkennen, dass dennoch eigentlich Interesse besteht, ist z. B. bei einem konkreten Problem Ansprache möglich wie „Herr X, sind sie mit dem Lernverhalten Ihres Sohnes zufrieden?".

Dieses Vorgehen ist auch sinnvoll, wenn bei einem Elternpaar ein Partner den anderen quasi „nicht zu Wort kommen lässt".

Beispiel:
Ein Vater meint: „Jetzt lass mich doch auch mal was sagen!"

Der Trainer verstärkt dies durch sofortiges Zuwenden dem Sprecher gegenüber mit den Worten „Aber sehr gern!". Nach dessen Beitrag ist es wichtig, ihn sofort zu verstärken mit „Herr Y, das war jetzt sehr wertvoll für mich zu hören, wie sie es in dieser Situation erleben".

Das sofortige konkrete „Bedanken“ bei der Person (beginnend mit der Nennung ihres Namens) ermutigt sehr zu weiterer und aktiver Mitarbeit.

Erfahrungsgemäß führt das tatsächlich direktiv-konkrete, sortierende, eher „ermittelnde“ Rückfragen in der Gruppe dazu, sich schon jetzt etwas „zusammenzufinden“ und Vertrauen zum Trainer zu entwickeln, der sich offensichtlich ihrer Probleme wirklich annehmen will, keine Schuld zuweist und die Runde „im Griff“ zu haben scheint.

Wichtig!
Die eingebrachten Probleme müssen notiert werden, stichwortartig mit Kürzeln (vgl. Anhang).

4 Die Positivrunde

4.1 Erläuternder Einstieg

Die jahrelange Erfahrung besagt, dass ein Einstieg in die Runde des Sammelns positiver Eigenschaften der Kinder und Jugendlichen umso besser gelingt, je direktiver, freundlich wertschätzender und klarer die Gesprächsführung während der Kummerrunde erfolgte. Natürlich muss den Eltern Raum gegeben werden für ihre eigene Not, die so belastenden Anrufe von Lehrern, anderen Eltern, ihre Sehnsucht nach einer Auszeit für sich selbst, nach konkreter und aktiver Unterstützung durch den Partner etc.

Wenn aber bei zwei oder drei Situationen mit dem „ermittelnden" Hinterfragen ein Aufbrausen oder ein „Einjammern" deeskaliert werden konnte, Eltern diese Runde quasi („so nebenher") auch als Diagnosebestätigung erleben können, und nun wissen, dass sie tatsächlich im „richtigen Film" sind (die eine oder andere kleine Anekdote geschildert wurde und vor allen Dingen bei den Beteiligten der Eindruck gewonnen wurde, wirklich ernst genommen worden zu sein), gelingt das Umschwenken relativ leicht.

Der Trainer erläutert, dass er nun etwas ganz „anderes" vor hat und sich gerne die positiven Eigenschaften aufschreiben würde, die Eltern von ihren Kindern und Jugendlichen kennen. Auch hier wird wieder von jedem das eingebracht, was ihm gerade einfällt – wobei wiederum nur einer spricht.

4.2 Durchführung

Als erstes wird erfahrungsgemäß die spontane Hilfsbereitschaft eingebracht, wenn jemand richtig in Not ist (auch schon in den Runden von Eltern ganz junger Kinder).

Beispiele:
Der 2-Jährige deckt mitfühlend die grippekranke Mama zu.

Der 3-Jährige erklärt dem Papa ernsthaft, dass man Hustentee trinken muss, damit man schnell wieder gesund wird.

Der 5-Jährige will ein Medikament erfinden, wenn er später groß ist, damit die Oma wieder ganz gesund wird.

Interessierte Offenheit, Erfindungsgeist und Kreativität im positiven Sinn werden berichtet, bei vielen ein feiner Sinn für Humor. Oft wird ausgeprägtes schauspielerisches Talent und vor allen Dingen ein „Elefantengedächtnis" für subjektiv wichtig empfundene Kleinigkeiten aus der Vergangenheit geschildert. Vielen wird ein sehr guter Orientierungssinn bestätigt (wenn keine visuelle Schwäche vorliegt), ausgeprägte Liebe zu Tieren und Natur – was sich allerdings bei den ganz Kleinen noch nicht in einem entsprechend ausreichend sanften Umgang mit Tieren niederschlagen muss. Hamster und Meerschweinchen werden von den sehr jungen Kindern ebenso wie Katzen und Hunde mehr

„gestrubbelt" als gestreichelt. (Zur Pflege müssen die Kinder, je älter sie werden, durchgehend angehalten werden, auch wenn sie ihr Tier noch so gerne haben.) Der Draht zu Tieren ist bei den allermeisten sehr gut. Tiere werden oft auch regelrecht „gebraucht" als Beschützer, Tröster etc.

Berichtet wird, dass die allermeisten gerne richtig „mit der Hand am Arm" etwas arbeiten und gern sehen, dass sie etwas bewerkstelligen können. In der sogenannten „Chef-Funktion" helfen besonders junge Kinder sogar gerne im Haushalt mit.

Berichtet wird außerdem ein intuitiv begabt wirkender Umgang mit elektronischen Geräten, mit der Fähigkeit sich ein Handy regelrecht zu „erobern" (ohne jegliche Anleitung in Blitzgeschwindigkeit). Die Fähigkeit, beim Computerspielen schnell auf sehr hohe Levels zu kommen, verblüfft oft. PCs können viele Kinder und Jugendliche besser bedienen als die Eltern (– die Kehrseite allerdings: die große Gefahr der Affinität zu elektronischen Geräten bis hin zur Computerspielsucht).

Die hohe Kreativität beim Kombinieren (speziell bei Begabten) schlägt sich leider auch im Knacken von Codes nieder. Zum Teil fasziniert die sehr schnelle Auffassungsgabe alleine nur durch das Zuschauen bei einer Tätigkeit, die eine andere Person verrichtet mit nachfolgend entsprechender Umsetzung des Gesehenen wie ein „Profi".

> Eltern von Kindern und Jugendlichen mit ADHS aller Subtypen sind sich einig, dass bei subjektivem Interesse ihres Nachwuchses sogar hervorragende und überragend ausdauernde Konzentrationsleistungen möglich sind – und nur Leute, die ADHS offensichtlich nicht kennen, sagen, dass ein Kind kein ADHS habe, wenn es sich auch nur bei einer einzigen Sache wirklich anhaltend konzentrieren könne!

Ein anderer Aspekt der gefürchteten Gefühlsabstürze ist die komplementäre spontane Begeisterungsfähigkeit. Von den Eltern der ganz Kleinen wird die Fähigkeit zum regelrecht ansteckenden Lachen berichtet, oft auch viel Charme – der allerdings im Verlauf des „Größer-Werdens" vorübergehend oder auch für längere Zeit stark nachlassen/fehlen kann.

Bei den Jugendlichen so wird oft gemeinsam in der Runde festgestellt, dass zum Teil eine verblüffende Fähigkeit besteht, andere beraten zu können. Bei echtem eigenem Interesse können viele sehr zuverlässig sein, vor allem einsatzbereit.

Bei sehr gut begabten Kindern wird die Liste oft noch deutlich länger. Häufig wird eine extreme Geschmacksempfindlichkeit und Geruchsempfindlichkeit, zum Beispiel die Unterscheidung von Mineralwässern nach ihrem Geschmack berichtet. Bei musikalischen Kindern wird oft die Fähigkeit berichtet, schnell eine Melodie auffassen zu können bis hin zum absoluten Gehör – leider nicht selten auch gepaart mit extremer Geräuschempfindlichkeit. (Was sie aber nicht hindert, selbst laut zu sein oder sehr laut „ihre" Musik hören zu wollen.)

Ein ausgeprägter Sinn für Ästhetik, stimmige Farb- und Formgebung wird den meisten Kindern und Jugendlichen mit ADHS attestiert. (Im Verhaltenskorrelat ist allerdings, bedingt durch das typisch impulsive Vorgehen, oft wenig davon zu sehen, Ordnung schaffen geht nur mit Widerwillen, Ordnung halten gar nicht.)

Bei der Befindlichkeitsdiagnostik der Kinder und Jugendlichen zeigt sich z. B. im „Satzergänzungstest" ein ausgeprägtes Harmoniebedürfnis, ihre eigentlich große Liebe zu und Sorge um ihre ganze Familie – trotz allem. Für Eltern ist dies oft verblüffend, weil unter anderem angesichts der niedrigen Frustrationstoleranz und zunehmender Kritikempfindlichkeit der Umgangston sehr heftig, pampig, unverschämt gerät und absolut nicht zur Harmonie beiträgt.

Bestätigt wird in aller Regel von Eltern aller Altersgruppen und Subtypen eine ungeheure Reaktionsgeschwindigkeit, wenn es „richtig" darauf ankommt, eine verblüffende „Coolness" und Handlungssicherheit. Dies gilt auch für das sogenannte „Stehaufmännchenphänomen" nach Misserfolg, Enttäuschung und Krankheit.

Viele Eltern bestätigen, dass sich ihre älteren Kinder und Jugendlichen für sie selbst verblüffend als Streitschlichter haben ausbilden lassen und dabei im Einsatz ausgesprochen erfolgreich sind (was auch viele Lehrer bestätigen).

Eltern junger Erwachsener berichten oft, dass zwar die Akzeptanz unter Gleichaltrigen im Kindes- und frühen Jugendalter fehlte, aber ab etwa der Mittelstufe der/die Jugendliche bei seiner/ihrer Einsatzbereitschaft für andere sogar als Klassen-, Stufen-, Schul-, Lehrlingssprecher gewählt wurden.

Viele berichten über ihre große Verwunderung, wie fürsorglich sie als Elternteile in bestimmten Situationen ihre bald erwachsenen Kinder erlebt hatten. Dasselbe gilt für all das, was sie ihren Eltern plötzlich anvertrauen, mit Bitte um einen Rat, bis hin zur Schilderung/Anfrage im Kontext sehr intimer Details.

Nach dieser Runde kann man häufig in der anschließenden 30-minütigen Pause beobachten, wie die Eltern/Elternteile jetzt untereinander ins Gespräch kommen, sich bereits jetzt nähere und oft recht persönliche Einzelheiten erzählen.

Wichtig!
In den Pausen ist es für den Trainer ratsam, sich selbst etwas zurück zu ziehen. Dies einmal um sich wieder sammeln/erholen zu können, zum anderen, um sich den rasch einsetzenden Wünschen der Eltern nach „der kleinen individuellen Zwischenberatung“ zu entziehen. Getriggert durch plötzlich auftretende Assoziationen, hochkommende eigene Erinnerungen, spontane Wünsche nach sofortiger Abhilfe, gerät sonst der Trainer mit hoher Wahrscheinlichkeit in einen regelrechten „Belagerungszustand“ in jeder weiteren Pause (was kräftezehrend ist).

Die kurze Beantwortung einer kleinen Frage, kurz nach der Runde oder kurz vor dem weiteren Fortfahren, muss selbstverständlich erfolgen können.

Allerdings sollte sich der Trainer zwischendurch dennoch eine regelrechte Auszeit nehmen – am sinnvollsten ganz konsequent ab der ersten Pause – da das Zulassen längerer Zwischengespräche zu Beginn des Trainings bei den Beteiligten der Erfahrung nach Option für den Anspruch an den Trainer wird, in gleicher Art und Weise über alle Pausen hinweg zur Verfügung zu stehen.

5 Erklärung der neurobiologischen Hintergründe der ADHS[1]

Aus den Trainer-Kursen kam der dezidierte Wunsch, in diesem Manual nochmals eine bebilderte aktualisierte Anleitung zu erhalten. Zu diesem Vortrag im ETKJ ADHS gehört ein kurzer geschichtlicher Abriss und das funktionelle Verstehen der Symptomatik.

5.1 Kurzer Abriss zum geschichtlichen Hintergrund

Es wird im konkreten Elterntraining empfohlen, vor der Darstellung der Neurobiologie etwas zur Historie des Störungsbildes zu berichten. Hierzu wird spezifisch zum Selbststudium auf die Einleitung des Buches von Neuhaus C. (2007) „ADHS bei Kindern, Jugendlichen und Erwachsenen – Symptome, Ursachen, Diagnosen und Behandlungen", Stuttgart: Kohlhammer, Seite 11–19 verwiesen (insbesondere bezüglich der unterschiedlichen Hypothesen und Theorien) sowie auf das Buch von Rothenberger und Neumärker (2005) „Wissenschaftsgeschichte der ADHS – Kramer-Pollnow im Spiegel der Zeit", Darmstadt: Steinkopff.

Ob man nun im Elterntraining (zur Darstellung der Tatsache, dass man schon immer die Symptome beschrieb) Kinder aus der neueren Literatur nehmen möchte, wie den Michel aus Lönneberga, den Jungen Kevin aus dem Film „Kevin allein zu Haus" oder doch auf den Struwwelpeter zurückgreifen möchte, bleibt jedem Trainer anheim gestellt. Wichtig ist die Feststellung, dass es ADHS mit seiner Gesamtsymptomatik wirklich schon immer gab (eine erste Darstellung gibt es von Herondas 250 v. Christus, in der Anlage).

Geschichte und Entwicklung des Störungskonzeptes ADS/ADHS als deutlich auszumachendes Störungsbild mit typischen und spezifischen Symptomen:

1902 Dr. Georg Still (Lancet)
Störungsbild bei Kindern, meist Jungen, mit Störungen der Aufmerksamkeit, Überaktivität und Unfähigkeit zu disziplinierten Verhalten, Beginn vor dem 8. Lebensjahr.
Ursache ist angeborene Konstitution – nicht schlechte Erziehung oder ungünstige Umweltbedingungen.

1937 Bradley (Journal of Psychiatry)
Bericht über die Behandlung von pädagogisch kaum beeinflussbaren Kindern mit Störungsbild von Still (1902) mit Benzedrin behandelt – mit dem Ergebnis einer raschen, bei den meisten Kindern sehr günstigen Wirkung. Dabei Konzept einer vorliegenden Hirnschädigung.

---

1 In allen Buchveröffentlichungen der Autorin Cordula Neuhaus gibt es zu diesem Thema Zusammenfassungen, sodass hier durchaus Überschneidungen möglich sind.

1950/60 Rücknahme des Konzeptes einer Hirnschädigung
„Minimal Brain Damage (MBD)“, „Minimale cerebrale Dysfunktion (MCD)“, bis hin zum ursprünglichen Konzept nach Still

1970 ff. Douglas: Attention Deficit Disorder (ADD)
Mit Betonung des Aufmerksamkeitsdefizit als Basisstörung in DSM-III

1980 ff. DSM-IV: Attention Deficit Disorder (ADHD)
vorwiegend unaufmerksamer Typus
vorwiegend hyperaktiver Typus
gemischter Typus mit Unaufmerksamkeit und Hyperaktivität

1990 ff. R. Barkley:
Entwicklungsstörung/-verzögerung des cerebralen Hemmungssystems als Basisdefizit

2000 Konstitutionell abweichende Steuerungsdynamik der zentralen Regulierungsprozesse (ADD Forum Berlin) bezüglich
- des allgemeinen Aktivitätsniveaus
- des Schlaf-/Wachrhythmus
- der Schlafregulierung
- der Thermoregulation
- der Nähe-/Distanzregulierung
- der vasomotorischen Regulierung
- der Wahrnehmung
- der emotionalen Regulierung
- der Speicherung und Aktivierung von Information
- der Reaktions- und Handlungsplanung

Es darf inzwischen deutlich ausgesprochen werden, dass (wirklich hinreichend belegt) die Disposition zu ADHS genetisch bedingt ist, nicht nur im Sinne einer „Vulnerabilität“. Betroffene nutzen ihre neuronalen Netzwerke wirklich anders im Sinne einer spezifischen Neurodynamik, aus der im Laufe des Lebens immer deutlicher wahrnehmbar eine ganz spezifische Regulierungsdynamik entsteht, die leider früher oder später zu unterschiedlich ausgeprägten Schwierigkeiten in der Interaktion mit den Bezugspersonen und häufig auch zu Schwierigkeiten im Lern-/Leistungsbereich führt. Der psychosoziale Aspekt ist wesentlich für den individuellen Entwicklungsverlauf, die Ausprägung von Sekundärerkrankungen/Komorbiditäten.

ADHS ist inzwischen als eine Anpassungsstörung oder gar Anpassungsbehinderung zu verstehen – trotz aller typischen „positiven Symptome“, wie der spontanen Kreativität, der Hilfsbereitschaft bei subjektiver (rein spontan emotionaler) Empathiefähigkeit, des ausgeprägten Gerechtigkeitssinns, der unglaublich schnellen Reaktions- und souveränen Handlungsfähigkeit, wenn es „richtig“ darauf ankommt.

Letztlich wird immer deutlicher, dass die „Belief-Systeme" zur Entstehung von ADHS unterschiedlich sein mögen, die Beschreibungen der Verhaltensweisen von Betroffenen sind dennoch eigentlich immer sehr ähnlich, zum Teil gleichlautend (auch in den unterschiedlichen Nationen mit ihren spezifischen Kulturen, Klimazonen, Ernährungsbedingungen etc.). Entsprechend sollte sinnvollerweise akzeptiert werden, dass ADHS wohl doch, wie Barkley beim JACAPAP-Weltkongress (22.–26. August 2004) postulierte, eine „harmful dysfunction" ist.

ADHS mit klinischer Signifikanz ist als „harmful dysfunction" eine Störung, die den Menschen emotional, kognitiv und sozial beeinträchtigt, unabhängig von seinem spezifischen Umfeld, egal, welcher Gesellschaft er angehört. Die Störung verursacht Schaden und benachteiligt Betroffene, gemessen an den jeweiligen kulturellen Standards, und resultiert aus dem Unvermögen gewisser interner Mechanismen, ihre natürliche Funktion zu erfüllen (im Sinn der Definition nach Wakefield 1992).

2007 berichtete Barkley anlässlich eines Symposiums in Düsseldorf, dass im geplanten DSM-V (eine Neuauflage des amerikanischen Manuals psychischer Störungen der Gesellschaft der amerikanischen Psychiater) der „impulsiv-hyperaktive" Subtyp nicht mehr vorkommen wird (von dem Steinhausen schon vermutete, dass dieser „auf dem Reißbrett" entstanden sei; persönliche Mitteilung beim ADHS-Kongress in Wien am 10. November 2003). Die allermeisten der so beschriebenen Kinder entwickeln sich im Schulalter zum sogenannten „Mischtypus", wie sich aktuell herausstellt. Der „Rest" von geschätzten 5 % „wächst" sich wohl aus.

Im DSM-V werden auch die Alterskriterien dahingehend verschwinden, dass die Kernsymptomatik von ADHS vor dem 6. respektive 7. Lebensjahr aufgetreten sein muss (in mehr als einem Umfeld beobachtbar). Vielmehr sollen die Symptome irgendwann in der Kindheit beobachtbar aufgetreten sein. Im DSM-V wird es deutlich mehr Symptome geben, wie z. B. „Kann nicht anfangen" oder „Kann nicht aufhören" zur Beschreibung des Störungsbildes in seiner ganzen Entität. Es wird getrennte Symptomkataloge für Kinder und Erwachsene geben.

Inzwischen scheint auch nicht mehr diskutierbar zu sein, dass ADHS mit klinischer Signifikanz die häufigste Störung ist (mit einer Häufigkeit von mindestens 6–10 % bei Kindern/Jugendlichen, 3–4 % bei Erwachsenen) als eine dimensionale Störung – eben nicht als eine „Störungskategorie", die es neben vielen anderen Störungen gibt/geben soll. Dies bestätigt der klinische Alltag: ein Kind hat z. B. nicht eine „Teilleistungsschwäche" *und* ADHS, sondern auf der Basis des Wahrnehmungs- und Reaktionsstils von ADHS konnte die Teilleistungsstörung diese Dimension entwickeln (im Kontext mit den Anforderungen des Umfelds).

Die Symptomatik bei ADHS kann als dimensionale Störung in eher leichter Ausprägung auftreten, als „wertfreie Persönlichkeitsvariante" – mit der man dann bis zu einem bestimmten Belastungsgrad ganz gut leben kann. Deutlich ausgeprägt wird ADHS aber leider im immer reizintensiveren Umfeld zur Anpassungsstörung, zur Anpassungsbehinderung (wenn schwierige Umstände dazukommen) oder gar zum Anpassungsversagen.

Dabei wird auch für kritische Wissenschaftler (schon lange davor für therapeutische Praktiker) immer klarer, dass die aktuell gültigen Kriterienkataloge DSM-IV und ICD-10 leider wenig sensibel sind für Kinder im frühen Kindes- und Vorschulalter, ebenso wenig für Jugendliche über zwölf Jahre und vor allem für Erwachsene mit ADHS. Diese veralteten Beobachtungskataloge betrachten quasi „von außen" zappelige Jungen zwischen 6 und 12 Jahren (vgl. unter anderem Steinhausen 2003, S. 82).

ADHS ist zudem eine „Spektrumsstörung" – es „sattelt" sich oft noch etwas darauf.

Bei Betroffenen mit ADHS gibt es eine Gruppe die auch unter Tic- und Zwangsstörungen leidet. Aus neurochemischen, bildgebenden und immunologischen Studien ergab sich ein Erklärungsmodell mit spezifischen, anatomischen und funktionellen Abweichungen im motorischen Regelkreis bei einfachen Tics. Eine abnorme Aktivierung des Motorkortex mit Beteiligung unter anderem der Basalganglien und des Thalamus zeigt sich ebenso. Komplexere Tics entstehen unter anderem aus abnormer Aktivierung des prämotorischen Areals und ergänzenden motorischen Arealen, während Zwangshandlungen wohl aus abnormer Aktivierung des (zu kleinen) orbito-frontalen Kortex entstehen.

Zu ADHS und komorbiden Erkrankungen wird explizit auf das gleichlautende Buch von Freitag und Retz (Hrsg.) (2007) verwiesen.

5.2 Die Kernsymptomatik von ADHS

Die beobachtbaren Verhaltensweisen bei ADHS zeigen sich nicht als ein „durchgehendes Muster" von exzessiver Ruhelosigkeit, ständiger Ablenkbarkeit, unentwegter Impulsivität in Form von z. B. permanentem Dazwischenreden oder ständiger Einmischung, der Unterbrechung von Aktivitäten anderer, wie dies immer wieder offensichtlich angenommen wird, wenn man eine „hyperkinetische Störung" diagnostizieren will (wobei das ICD-10 noch strengere Maßstäbe anlegt als das DSM-IV). Im ICD-10 heißt es bezüglich der Kernsymptome, dass sie „häufig" vorkommen müssen.

Vielmehr zeigt sich die *Aufmerksamkeitsstörung* als Schwierigkeit, sich eben nicht sofort aktivieren und anhaltend konzentrieren zu können, wenn es gerade nötig wird (fremdbestimmt und selbstbestimmt) – was aber sofort gelingt, wenn subjektiv etwas neu, interessant, spannend und somit attraktiv ist.

Die *Hyperaktivität* zeigt sich als die Schwierigkeit, die spontanen, inneren Bewegungsimpulse ausreichend beherrschen zu können.

Die *Impulsivität* zeigt sich als Impulskontrollstörung mit Schwierigkeiten dahingehend, dass es leider nicht zuverlässig ab dem 6. Lebensjahr gelingt, abwarten zu können, eine Frustration aushalten zu können, da sich offensichtlich keine „automatische Servo-Verhaltenskontrolle" entwickelt.

Daneben besteht typischerweise immer eine ausgesprochen ausgeprägte *emotionale Labilität* mit der Schwierigkeit, eine gleichmäßige Gestimmtheit mobilisieren zu können. Die Gefühlslage gerät auch noch im Jugendlichen-/Erwachsenenalter blitzartig wechselnd rasch ins „Extreme" (im Sinne des Sich-in-etwas-Hineinsteigerns).

Der Wahrnehmungsstil bei ADHS imponiert „oberflächlich – abtastend – überhüpfend", dabei wird spontan, viel zu schnell, das Gegenüber oder ein Sachverhalt rein emotional bewertet, was somit „einseitig" geraten muss, somit „polarisiert" und „polarisierend" aufgenommen werden muss.

Zusammenfassend ist zu konstatieren:

- ADHS ist keine „isolierte Störung" neben vielen anderen Diagnosen sondern ist in vielen anderen psychiatrischen Störungen „enthalten"
- ADHS wird ererbt und beeinträchtigt die Entwicklung
- ADHS ist eine dimensionale, keine kategoriale Störung
- ADHS zeichnet sich aus durch die Beeinträchtigung der „executive functions"
- ADHS ist nicht zwingend gekennzeichnet durch motorische Unruhe
- ADHS kann häufig positiv medikamentös beeinflusst werden
- ADHS „wächst" sich nicht aus

5.3 Neurobiologische Hintergründe

Die Symptomatik von ADHS wurde „schon immer" mit den unterschiedlichsten Facetten beschrieben, wobei man sie erst in den letzten 40 Jahren deutlich besser erfassen und beforschen kann.

Bei Erkrankungen des Gehirns war in der Medizin schon früh sehr interessant gewesen, was passiert, wenn bestimmte Bereiche durch Unfälle geschädigt werden und bleiben, z. B. durch entzündliche Prozesse im Gehirn, vor allen Dingen unterschiedlicher Areale betreffend (ebenso bei der Entwicklung von Tumoren).

Beginnend in den 1950er Jahren hatte man sich überlegt, ob die Symptomatik bei dem Störungsbild, das wir heute ADHS nennen, ihre Ursache im

Bereich des Stirnhirns haben könnte oder vielleicht doch eher im Stammhirn und in dessen eingeschränkter Funktion begründet sein könnte. Was bisher z. T. vermutet wurde (und zum Teil bis heute hartnäckig abgewehrt wird), wird wissenschaftlich immer klarer bestätigt: Der Symptomatik bei ADHS liegen ursächlich Genvarianten, in komplexen Gen-Umwelt-Interaktionen (und unter Einfluss von Umweltfaktoren), mit daraus entstehenden spezifisch veränderten Hirnfunktionen zugrunde, wie

- die Dysfunktion des Stirnhirns
- ein geringeres Volumen des Kleinhirns
- eine Dysfunktion des „Belohnungssystems" des Gehirns
- strukturelle und funktionelle Auffälligkeiten des Striatums
- eine Beeinträchtigung der Kontrollfunktion des sogenannten Altspeicherkoordinators Hippocampus

Auf dieser Basis der Hirnfunktionsstörungen mit unterschiedlicher Prägnanz bilden sich vermutlich spezifische sogenannte „Endophänotypen" (in Form z. B. vorwiegend der Beeinträchtigung des präfrontalen Kortex), was später in der Entwicklung zu Defiziten der Zeitwahrnehmung führt. Die Dysfunktion des Stirnhirns, die Läsion der Basalganglien, das verminderte Volumen des Kleinhirns und die Dysfunktion des Belohnungssystems führt zur „klassischen" Störung bei ADHS bezüglich der „Antwortinhibition" als weiterer Endophänotyp. Die Fähigkeit, leider wirklich „sofort" reagieren zu müssen, beeinträchtigt die Entwicklung der Verhaltensregulation erheblich, da ab etwa vier Jahren immer mehr eigentlich „bewusstes" Verhalten in der Entwicklung des Kindes erwartet wird, um größere (allerdings erst verzögert erfolgende) Belohnungen erhalten zu können, anstatt kleine sofortige „Belohnungshäppchen" regelrecht „zu brauchen", wie dies bei sehr jungen Kindern der Fall ist – und bei ADHS anhält, bis oft ins 4. Lebensjahrzehnt.

Auf der Basis der bei ADHS typisch eingeschränkten Funktion des Arbeitsgedächtnisses zeigen sich entsprechend Defizite, unmittelbar wichtige Informationen zur Verarbeitung quasi „online" zu halten. Das Arbeitsgedächtnis als „nicht-wertendes" System von Prozessen und Mechanismen wird aber auch gebraucht für den Wiederaufruf (Abruf) von Denkabläufen, Wissen und wird zur Bearbeitung von neuen oder unbekannten Aufgaben gebraucht – was bei ADHS bekanntlich deutlich eingeschränkt ist. Gedanken „am Thema bleibend" analysieren und wieder zusammenbauen zu können ist z. B. für reifabgewogene, überlegte Entscheidungen notwendig. Dies klappt bei ADHS aber einfach nicht – es wird ganz spontan „aus dem Bauch heraus" entschieden – oder gar nicht. Dadurch ist zusammen mit der Impulskontrollschwäche natürlich die Durchführung geplanter Handlungen und die Verfolgung von Zielen eingeschränkt, zusätzlich erschwert durch die Dysfunktion des Belohnungs- und Motivationssystems des Menschen (das sozusagen immer „hungrig" ist).

Dies scheint ein entscheidender Faktor bei ADHS bezüglich der sich nur z. B. sehr eingeschränkt entwickelnden Anpassungsfähigkeit zu sein, ergänzt durch die Schwierigkeit, motorische (auch sprechmotorische) Reaktionen verzögern zu können, was beim Verhalten gegenwärtig als „Verzögerungsaversion" bezeichnet wird und auch motorische Hyperaktivität nach sich ziehen kann (Castellanos & Tannock, 2002)

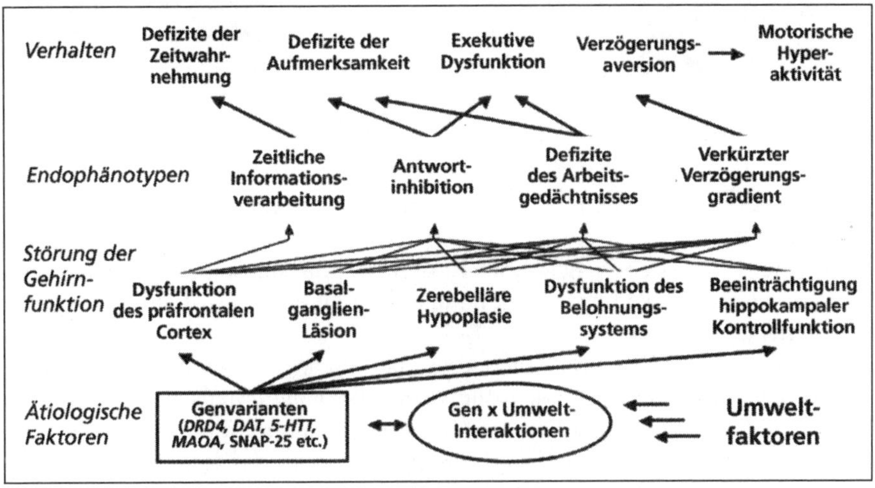

Abb. 1: Endophänotypen nach Castellanos und Tannock (2002). Endophänotypen liegen den neurobiologischen Entstehungsfaktoren, bestehend aus komplexen Gen x Umwelt-Interaktionen und daraus resultierenden veränderten Gehirnfunktionen, näher als die klinischen Symptme von ADHS und stellen so einen innovativen Forschungsansatz dar.

Castellanos hat 2007 (beim Danube Kongress in Würzburg) angesichts der inzwischen real messbaren Merkmale jedoch sein Modell insofern modifiziert, als er betonte, dass wohl als entscheidende Steuerungs- und Ausführungsfunktion mit wirklich heftigen Auswirkungen auf die Selbstregulationsfähigkeit des Menschen, die „Emotion" (im Sinne der Affektlabilität) zu sehen sei.

Warum ist vieles so anders?

Der biochemische Aspekt: Es besteht – inzwischen gut belegt – neurochemisch eine Dysregulation von zumindest zwei Botenstoffen, dem Dopamin und dem Noradrenalin.

Dopamin spielt auch bei anderen zentralnervösen Erkrankungen eine Rolle.

Spezifisch für ADHS gilt, dass die Dysregulation des Dopamin (in unterschiedlich starkem Ausprägungsgrad) vor allem im vorderen Aufmerksamkeitssystem des Gehirns (in dem die Neuronen des Arbeitsspeichers lokalisiert

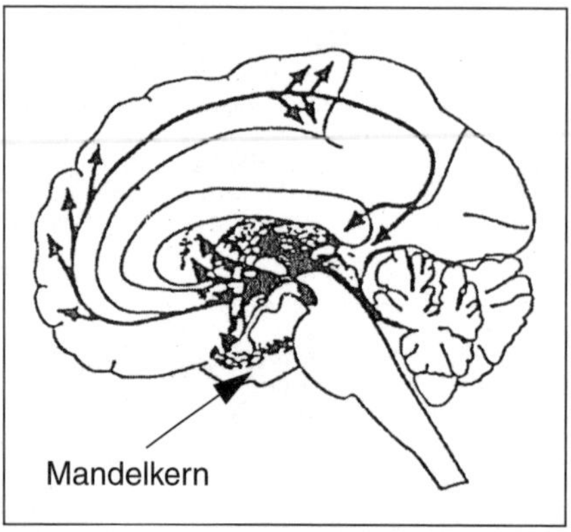

Abb. 2: Dopamin-System

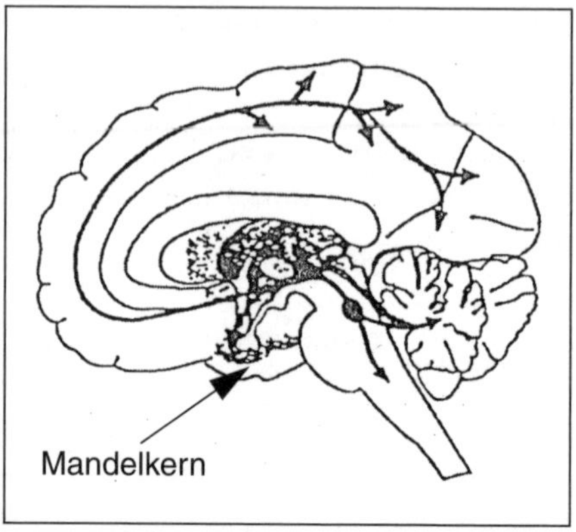

Abb. 3: Noradrenalin-System

sind) bewirkt, dass eben nicht „das Rauschen", die spontane neuronale Aktivität, ausreichend gedämpft wird. D. h. es besteht eine Reizoffenheit bei Reizfilterschwäche.

Der Botenstoff Dopamin spielt aber auch im sogenannten „Mandelkern" (Amygdala) eine entscheidende Rolle, in dem bei jedem Menschen alle einströmenden Informationen über die Sinnesorgane, aber auch aus dem Körper über das Immunsystem, Herz-Kreislauf-System etc., d. h. aus jeglichen Wahrnehmungsbereichen vorbewusst sofort emotional bewertet werden (was nicht mit Willen und Verstand beeinflussbar ist – wie übrigens bei jedem Menschen).

Nicht betroffene haben dann mehr oder weniger Lust, etwas zu tun – Betroffene mit ADHS scheinen bezüglich ihrer Aufmerksamkeitsaktivierung regelrecht abhängig davon zu sein, ob für sie etwas spontan positiv oder sehr beeindruckend ist als starker Reiz.

Dopamin scheint ebenso im Belohnungs- und Motivationszentrum des Menschen, dem sogenannten „Nucleus accumbens" dysreguliert zu sein. Nach dem Motto „etwas lohnt sich nicht" sucht sich offensichtlich das Gehirn Stimulation für das Dopaminsystem durch neue subjektiv positive oder spannende Reize, was die Impulskontrollschwäche verstärkt.

Die Produktionsorte von Dopamin sind im Mittelhirn das Ventrale Tegmentum und ein Teil der Substantia nigra. Von letzterer führen Bahnen ins mesostriatale System, in dem die Zuwendung und Aufrechterhaltung von Aufmerksamkeit reguliert werden sowie in einem anderen System (mesokortikolimbischen System), in dem unter anderem die Entwicklung von Handlungsstrategien reguliert wird. Wenn hier eine „Dysregulation" besteht, wird viel der Symptomatik bei ADHS klar.

Die Dysregulation von Dopamin führt insgesamt offensichtlich dazu, dass Betroffene nicht nur ein hohes Bedürfnis bezüglich positiver Stimulation haben, sondern auch nur auf ausreichend starke Reize reagieren können.

Ratey nannte anhand der Befunde 2001 ergänzend ADHS ein „Motivations- und Belohnungsdefizitsyndrom".

> Dopamin hilft einerseits Reize zu filtern, ist aber auch für die Entstehung des Langzeitgedächtnisses maßgeblich – wenn es richtig reguliert ist. Ist Dopamin dysreguliert, ist das mit dem Entstehen des Langzeitgedächtnisses so eine Sache.

Kinder, Jugendliche und Erwachsene reagieren sehr gut auf neue, interessante, positiv empfundene Reize – nehmen dann offensichtlich sofort implizit, je nach Begabungsgrad, sehr gut auf, auch mit bewundernswertem Erinnerungsvermögen – aber nur dann. Wie Castellanos (beim Danube Kongress 2007 in Würzburg) bemerkte: Die Emotion scheint wirklich eine ganz entscheidende Rolle zu spielen.

> Eine normale entwicklungsspezifische Fähigkeit, die getriggerte spontane Emotion dämpfen zu können (um abwarten zu können mit spätestens sechs Jahren, eine Frustration aushalten zu können) durch Hirnreifung, scheint bei ADHS nicht zu entstehen.

Die Dysregulation des Noradrenalin bedeutet offensichtlich die Dysregulation der sogenannten Vigilanz, dem gewissen Grad von notwendiger „Wachheit", um etwas aufnehmen zu können. Die Dysregulation beeinträchtigt offensichtlich das konstante Funktionieren des Orientierungs- und Wachheitsnetzwerks und somit die Aufmerksamkeit des Menschen – besonders deutlich sichtbar, wenn Kinder, Jugendliche oder Erwachsene mit ADHS etwas tun müssen, was nicht besonders spannend ist. Zeichen von „Müdigkeit", „Desinteresse", oft verbunden mit Gähnen und sich Räkeln, mit Tonusverlust der Muskulatur mit vermehrter Unruhe werden rasch sichtbar. Ein starker (positiver) oder herausfordernd empfundener Reiz „zündet" jedoch offensichtlich das hintere Aufmerksamkeitssystem sofort – und der Betroffene ist blitzwach, kann gut aufnehmen und abrufen, z. T. wirklich regelrecht souverän und sehr präzise reagieren.

Bezüglich der Dysregulation der Botenstoffe Dopamin und Noradrenalin wurde zunächst für Dopamin nachgewiesen, dass bei ADHS anlagebedingt (allerdings in sehr unterschiedlichem Ausmaß) zuviel sogenannte Transporterproteine vorhanden sind.

In dem System, in dem z. B. Dopamin bei ADHS eine Rolle spielt, bewirkt die bioelektrische Erregung des Aktionspotentials im sogenannten „Endknopf" des Nervs die Ausschüttung des Neurotransmitters Dopamin. Er soll in ausreichender Menge regulierend über den synaptischen Spalt an spezifischen Rezeptoren an die postsynaptische Membran gelangen – so ähnlich als ob ein Schiff von einem zum anderen Hafen gelangt, um dort die entsprechende

Funktion zu erfüllen (filtern, dämpfen im Stirnhirn, „füttern" im Belohnungs- und Motivationssystem). Gibt es aber nun (genetisch bedingt) zu viele dieser Transporterproteine (wie derzeit immer besser belegt wird), erreichen die Dopaminmoleküle ihr Ziel nicht. Zu viele werden sozusagen sofort „geschnappt" von diesen Transportern, bevor sie ihr Ziel erreichen und durch sogenannte Rückhol-Kanälchen wieder in den Endknopf zurückgeholt.

Ergebnis: Zu wenig Filterung, „Abbremsen", Versorgung z. B. des Mandelkerns und des Belohnungs- und Motivationssystems.

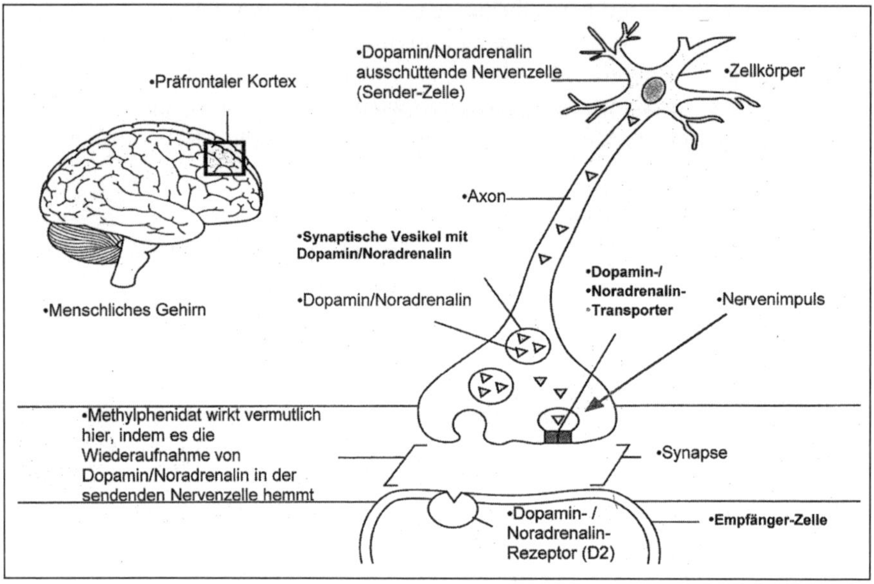

Abb. 4: Informationsübertragung am synaptischen Spalt

Dies wird eindeutig verbessert durch die Psychostimulanzien (Methylphenidat), die vor allen Dingen die Rückhol-Kanälchen „belegen" rsp. versperren während ihrer Wirkungszeit, wodurch Dopamin verbessert sein Ziel erreichen kann.

Beim Botenstoff Noradrenalin scheint der Mechanismus ähnlich. Inzwischen gibt es einen selektiven Noradrenalin-Wiederaufnahmehemmer mit dem Wirkstoff Atomoxetin, der vor allem über die Verstärkung der inneren „Wachheit" die Aufmerksamkeitsleistung zu verbessern scheint, aber nicht primär im dopaminergen System ansetzt.

Speziell im Belohnungs- und Motivationssystem des Menschen (Nucleus accumbens) wirken regulierend aber auch noch andere Botenstoffe, das Glutamat, die Acetylcholinesterase und die Gammaaminobuttersäure. Diese Neurotransmitter sind aber noch nicht ausreichend im Zusammenhang mit ADHS erforscht.

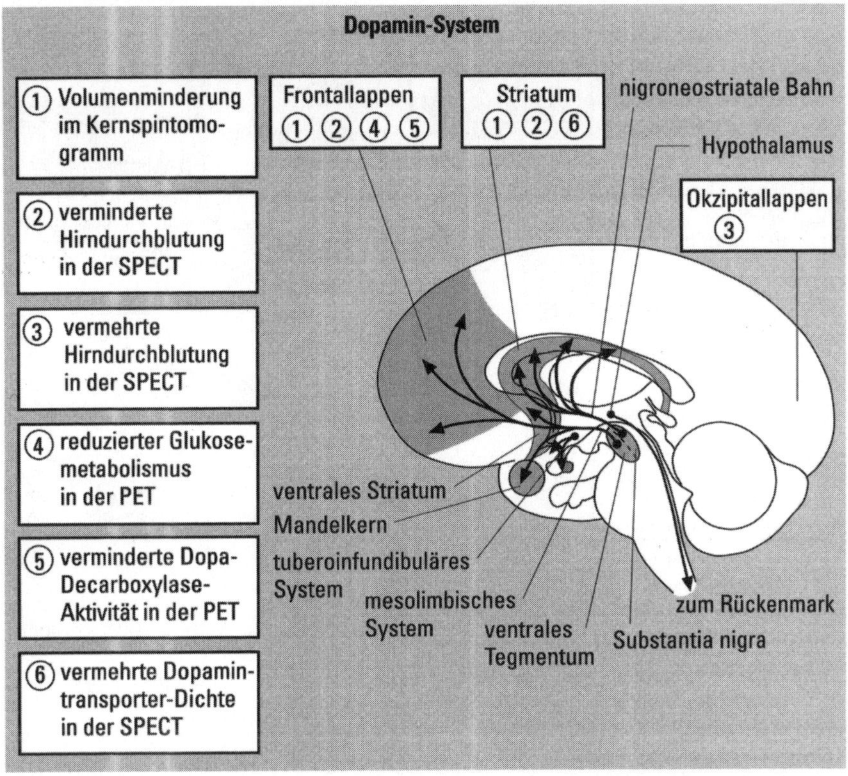

Abb. 5: Dopamin im menschlichen Gehirn (modifiziert nach Heimer 1988) mit bisher in einzelnen Hirnarealen bei ADHS beschriebenen Auffälligkeiten (Krause & Krause 2003)

> Man weiß immer mehr über die neurobiologischen Ursachen von ADHS – es wird von Jahr zu Jahr spannender, aber man weiß noch lange nicht alles.

Im vorderen Aufmerksamkeitssystem, im Frontallappen (oder Stirnhirn), wurde im Kernspintomogramm eine Volumenminderung gesehen sowie eine verminderte Hirndurchblutung, in der SPECT – im Gegensatz dazu aber im primären visuellen Kortex des Okzipitallappens eine vermehrte Hirndurchblutung. Mit der Positronenemissionstomografie wurde ein reduzierter Glukosestoffwechsel im Striatum gesehen.

Inzwischen gibt es auch Befunde dazu, dass das Kleinhirn deutlich kleiner ist, das offensichtlich nicht nur wesentlich mit der Bewegungskoordination zu tun hat, sondern vor allen Dingen ein Areal des Gehirns ist, das von Anfang bis Ende einer Handlung die Blickmotorik mit der Zielmotorik zu koordinieren hilft und wohl auch stimmungsstabilisierend wirkt.

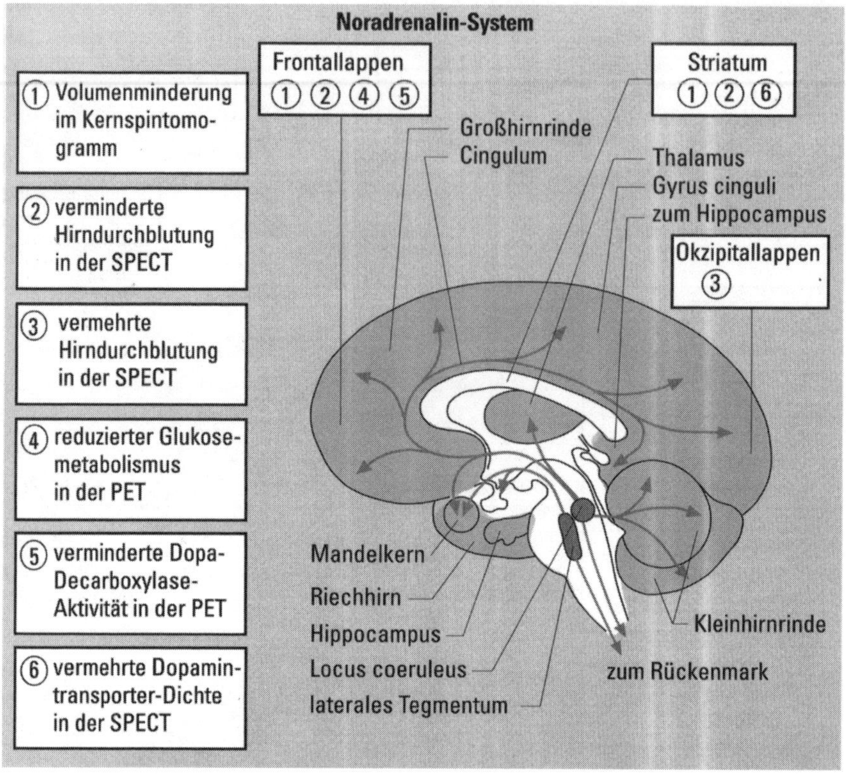

Abb. 6: Noradrenalin im menschlichen Gehirn (modifiziert nach Heimer 1988) mit bisher in einzelnen Hirnarealen bei ADHS beschriebenen Auffälligkeiten (Krause & Krause 2003)

Bekannt ist, dass phasenweise mehr, phasenweise weniger ausgeprägt, bei ADHS „Schusseligkeit" auch im Erwachsenenalter störend und die Affektlabilität sehr beeinträchtigt ist.

Die Auswirkungen der Dysregulation der bisher bekannten Botenstoffe, der Volumenunterschiede (auch in anderen Hirnarealen) und die von nicht betroffenen Personen differierende Durchblutung und Glukoseversorgung im Stirnhirn bedeuten ganz offensichtlich insgesamt eine doch deutlich „andere Netzwerknutzung" des Gehirns bei ADHS (die auch durch günstige Umweltfaktoren und gute Bindungs- und Beziehungsbedingungen nicht zur Entwicklung einer „normalen" Selbststeuerung führt).

Neuere Forschungen zeigen, dass offensichtlich der Altspeicherkoordinator Hippocampus, das „Tor zum Gehirn", bei ADHS größer ist als bei Nichtbetroffenen. Eigentlich logisch, wenn keine Dämpfung für die spontan getriggerten Gefühle aus dem „Bewusstsein" im Stirnhirn mit entsprechender Selbstregulationsfähigkeit entsteht. Menschen mit ADHS denken, wenn sie fühlen und fühlen, wenn sie denken.

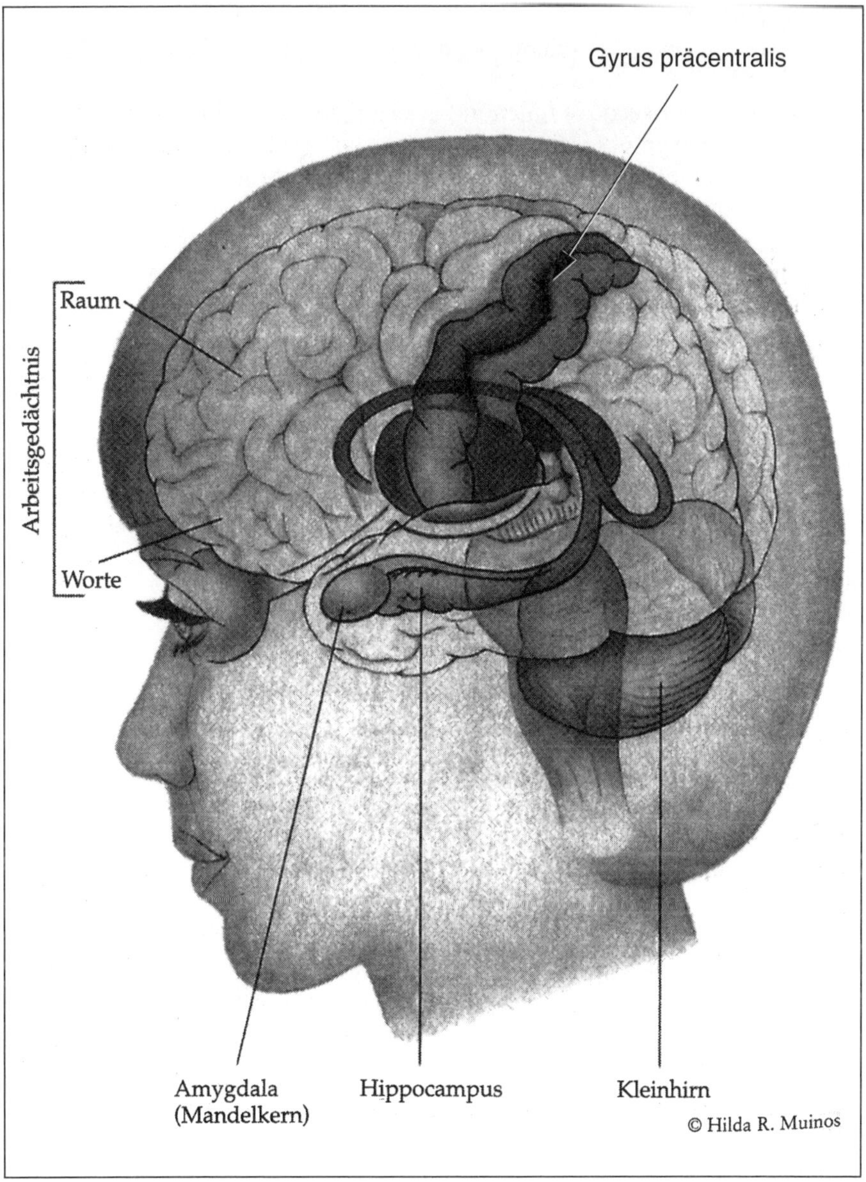

Abb. 7: Das Tor zum Gehirn

Alles, was mit Gefühl unterlegt ist, gerät aber über das Tor des Gehirns in den Altspeicher als Erfahrung in Form einer Aminosäurenkette in irgendein Netzwerk. Und diese Erfahrung, v. a. wenn sie häufig und damit verautomatisiert erfolgte, ist blitzartig antriggerbar über Worte, Formulierungen, Mimik, Gestik, Tonfall, Körperhaltung eines Gegenübers etc.

ADHS bedeutet

- „driven by emotion" (nicht zu finden in den Kriterienkatalogen ICD-10 und DSM-IV)
- Emotion als „Executive function" zur Fähigkeit z. B. eine Frustration auszuhalten ab dem 6. Lebensjahr
- Hypersensibilität des Mandelkerns bei Angststörungen, Panikattacken, posttraumatischer Belastungsstörung und ADHS

Menschen mit ADHS sind schnell frustriert (kleiner Frust substantielle Frustration)

- wenn man nicht sofort versteht/verstanden wird
- wenn man nicht sofort etwas machen kann
- geht oft schnell wieder „vorbei"

Menschen mit ADHS sind schnell „verletzt"

- wenn jemand nicht ausreichend geduldig ist oder subjektiv nicht genügend Interesse zeigt
- wenn jemand etwas Kritisches sagt oder in der Mimik Skepsis signalisiert
- (alles auf sich beziehend)

Menschen mit ADHS sind schnell „irritiert"

- mit dem Wunsch, schnell zu „klären" – dies oft hinterher (beim sofortigen Gratifikationsbestreben)

Menschen mit ADHS sind schnell „entmutigt"

- wenn etwas nicht sofort klappt
  → hoffnungslos werdend
  → zu schnell aufgebend
  → erst gar nicht an etwas rangehend

Menschen mit ADHS sind schnell „beunruhigt"

- mit Angst vor dem, was noch kommen kann, mit Angst vor Neuem
  → Generieren der Befürchtung der Befürchtung

Die Region des Gyrus präcentralis scheint zu gut durchblutet – und hier wird unter anderem das Dosieren-Können grober Kraft reguliert. Ist hier zusätzlich Dopamin dysreguliert scheint daraus das mangelnde Dosieren-Können grober Kraft in der Schreibmotorik (Grafomotorik) begründet zu sein, was zur typischen „krakeligen" Schrift führt.

Eine diskrete Koordinationsstörung imponiert zusätzlich, oft nicht nur besonders im Kindesalter, kombiniert häufig mit großen Problemen, beim Singen im Rhythmus mitklatschen zu sollen (bis ca. zum 10. Lebensjahr). Im frühen Kindesalter fällt eine ungelenke, verkrampfte Feinmotorik auf (es sei denn, etwas ist sehr spannend). Das mangelhafte Dosieren-Können grober Kraft in der grafomotorischen Umsetzung beim Schreiben/Malen wird im Vorschul- und Schulalter (z. T. auch noch im Erwachsenenalter) ein zunehmendes Problem. Im dafür zuständigen Rindenfeld scheint die Durchblutung „zu gut" zu sein. Oft sieht man auch im Erwachsenenalter noch diskret einen etwas eckigen und kantigen Bewegungsablauf (in Situationen vor allem, in denen das allgemeine Erregungsniveau zu niedrig oder zu hoch ist). Viele Erwachsene schreiben am liebsten am PC oder nennen ihre Handschrift die „Doktorschrift".

Wenn man sich jetzt die aktuelle Schulsituation vorstellt, in der es selbst während eines Diktates laut ist in der Klasse, die Kinder immer wieder an einem anderen Platz sitzen, dann kann man ermessen, warum die Kinder so viele Fehler im Diktat machen, verstärkt im „Laufdiktat" (man muss den Platz verlassen, sich vom Zettel an der Wand einen Textbrocken merken, wieder zurücklaufen, aufschreiben, wieder loslaufen usw.).

Funktionell bedeutet all dies, dass sich keine „normale" Selbstregulation entwickelt wie bei anderen, nicht betroffenen Kindern (durch Reifung), natürlich unterstützt durch Erziehung, mit der Fähigkeit der immer besser gelingenden Selbstkontrolle/Selbsteinschätzung und dem entsprechenden Lernen aus Erfahrung.

Selbstregulation bedeutet (wenn sich das Gehirn unauffällig entwickelt), das Leben „automatisch" (sich immer besser anpassend) bewältigen zu können – mit der Fähigkeit,

- abstoppen zu können
  → mit 4 bis 6 Jahren
- abwarten zu können
  → mit 4 bis 6 Jahren
- Denken vom Gefühl trennen können
  → immer besser im Grundschulalter
- Erfahrung von Reaktion(swunsch) trennen können
  → vollendet nach der Pubertät
- Die Perspektive wechseln können (unter Einbezug der Erfahrung)
  → spätestens mit 12 Jahren
- Alternativen in Betracht ziehen zu können
  → spätestens mit 10 Jahren
- Verhalten (verbal/nonverbal) auswählen zu können (auf ein Ziel hinarbeiten können)
  → zum Teil schon im Vorschulalter, immer besser ab Schuleintritt
- Verhalten (verbal/nonverbal) verändern zu können, wenn neue Aspekte dazukommen
  → ab etwa 6 Jahren
- Immer den „richtigen" Hinweisreiz finden zu können
  → etwa ab 3–4 Jahren

Dadurch wird klar:

Ein *Selbstregulationsdefizit* (vor allem auch emotional) macht
ein *Selbstkontrolldefizit*

↓

impulsives Verhalten

Konsequenzen (+/–) greifen nicht, wenn sie
- verzögert
- zu selten
- nicht avisiert
- mit zu wenig Belohnungscharakter

... eingesetzt werden.

Tatsächlich scheint funktionell die subjektive Bewertung jeder Wahrnehmung und die Aktivierung von Aufmerksamkeit, die Fähigkeit, an einer Sache dranzubleiben, die Aufmerksamkeit verschieben oder auch teilen zu können, ausschließlich von der subjektiven emotionalen Bewertung des Individuums mit ADHS abzuhängen.

5.4 Funktionelles Verstehen

Muss etwas „explizit" aufgenommen werden, ausreichend umfangreich und möglicherweise nicht so interessant, sind die Einschränkungen im vorderen Aufmerksamkeitssystem (Arbeitsspeicherkapazität) sehr hinderlich.

Eine Information kann nicht so lange gehalten werden wie erforderlich, um z. B. am Ende eines nicht interessanten Satzes noch zu wissen, was man am Anfang gelesen hat, oder um alle Informationen behalten zu können. Dies ist fatal, z. B. bei einer mündlich zu rechnenden Textaufgabe: Man hat in der Mitte der Aufgabe schon wieder vergessen, was man am Anfang gerechnet hat (was man im Intelligenztest auch noch bei Erwachsenen im Subtest Rechnerisches Denken gut beobachten kann).

ADHS zeigt sich überzufällig häufig als „serielle Verarbeitungsstörung" – mehrere kleine Aufträge sind nicht hintereinander durchführbar (das Kind/der Jugendliche wird mit drei Aufträgen in den Keller geschickt. Mit ein bisschen Glück kann man die Ausführung eines Auftrages erwarten).

Die Funktion der „Neubildungsfähigkeit" scheint zusätzlich eingeschränkt in diesem Zusammenhang (das heißt etwas Analysiertes am Thema bleibend wieder rekonstruieren zu können). So ist entsprechend auch eine reif abgewogene Entscheidungsfindung nicht möglich, sondern nur eine ganz spontane, „aus dem Bauch heraus". Die Kehrseite der Medaille ist: Man kommt schnell von einem zum nächsten Thema – was Grübeln bedeutet, ohne zum Punkt zu kommen, oder z. B. zur Rechtfertigung der Rechtfertigung, der Ausrede der Ausrede.

Nach der Analyse eines Gedankens gelingt das „Zusammenbauen“ nicht, es kommt immer wieder ein neuer Aspekt „assoziativ“ hinzu, was unter anderem aber zu einem ausdauernden „Verhandlungsgeschick“ führen kann, wenn Betroffene mit ADHS einen Wunsch oder ein Ziel haben.

Vor allem aber scheint bei ADHS der mit Dopamin nicht ausreichend versorgte Mandelkern regelrecht „digital“ zu bewerten und zu einer entsprechenden Funktionssteuerung des gesamten Aufmerksamkeitssystems zu führen.

Offensichtlich wird nur wenn das Kind/der Jugendliche, oft auch der Erwachsene, *subjektiv* etwas positiv bewertet, der Zugriff auf Erfahrungswissen im Langzeitspeicher möglich, wie ein 13-Jähriger bestätigt: *„Genau, Bingo, du hast es verstanden. Immer, wenn etwas für mich neu, interessant und spannend ist oder jemand nett ist, ist mein Kopf an wie der Weihnachtsbaum am Heiligen Abend. Dann kann ich alles aufnehmen, ich kann alles abrufen. Aber wenn etwas für mich langweilig ist oder schwierig oder jemand irgendwie ätzend zu mir ist, also blöd oder kritisch oder jammerig oder so, schaltet mein Kopf auf Bildschirmschoner.“* (Das hintere Aufmerksamkeitssystem schaltet ab.)

Ablenkbarkeit
mangelnde ausreichende „innere Wachheit“ in Kombination mit Affektlabilität

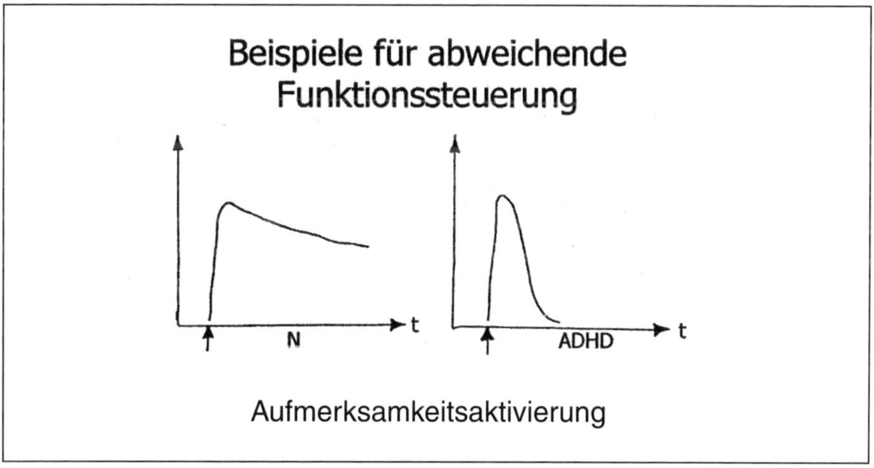

Abb. 8: Aufmerksamkeitsaktivierung (ADD-Forum Berlin 2001)

Dieses Phänomen gibt es bei anderen Kindern/Jugendlichen nicht. Das heißt, Menschen mit ADHS können daher nicht ständig vergleichen zwischen „was erlebe ich jetzt, was kenne ich von früher“. Sie haben leider nicht sofort und sicher ihr Erfahrungswissen jederzeit zur Verfügung, und können deswegen nicht richtig „aus Erfahrung“ lernen.

Entsprechend hören sie beständig Satzanfänge (weltweit und international), die leider keine gute Laune machen: „Wie oft muss ich dir noch sagen…?“, „Wann lernst du endlich…?“, „Kind, wie alt bist du eigentlich, dass du das immer noch nicht weißt…?“

Mit einer „externen Speicherhilfe“ (mit Zettel und Bleistift) gelingt Rechnen z. B. einer Textaufgabe oder eine überlegte Entscheidung, aber nicht „im Kopf“.

Auch andere Menschen haben eine begrenzte Kapazität des Arbeitsspeichers, aber bei ADHS scheint sie besonders begrenzt zu sein. Und zusammen mit der Reizoffenheit (Ablenkbarkeit) ist das fatal.

Erwachsene schildern Typisches: Man schaltet das Autoradio ein, man möchte wirklich gerne die Straßenverkehrsmeldung hören, man registriert oder denkt aber gerade irgendetwas und weiß jetzt nicht (selbst nach „aktivem Zuhören“!), wo der Stau auf der A8 war, von Stuttgart nach München oder von München nach Stuttgart? Man konzentriert sich im subjektiven Empfinden eigentlich „total“, aber man hat die präzise Information leider mal wieder gerade „verpasst“.

Wenn man dann auch noch Angst entwickelt hat, wird es noch schwieriger, etwas aufzunehmen, Telefonnummern, Namen, Preise, etc. Dies ist wirklich quälend, da schon beim Kind zunehmend das Gefühl entsteht, zu doof zu sein, zu blöd zu sein etc. Nein man ist nicht doof. Man hat „nur“ Speicherschwierigkeiten.

Die Kinder haben entsprechend beim Diktat Probleme, wenn sie sich nicht lange genug die Passage merken können. Ein Kind hat einmal gesagt: „Mama, ich kann mir das besser merken, was du mir früher gesagt hast, als was du mir jetzt sagst“. Wenn die Mama manches nochmals sagt – allerdings freundlich – dann kann es das Kind wieder erkennen und besser „sortieren“. Wenn die Mama jedoch jetzt plötzlich etwas sagt, dabei zuviel oder gereizt spricht, geht es gar nicht, sich etwas merken zu können.

Im Zusammenhang mit dem offensichtlich rein emotional getriggerten Abschalten des hinteren Aufmerksamkeitssystems gilt auch:

„Unaufmerksamkeit“ bedeutet v. a. auch

- eine beeinträchtigte Fähigkeit, immer situationsbedingt sofort adäquat reagieren zu *können* (Spontanabruf),
- eine beeinträchtigte Fähigkeit, Ablenkreizen widerstehen zu *können,*
- eine beeinträchtigte Fähigkeit, nach einer Unterbrechung mit einer Tätigkeit fortfahren zu *können.*

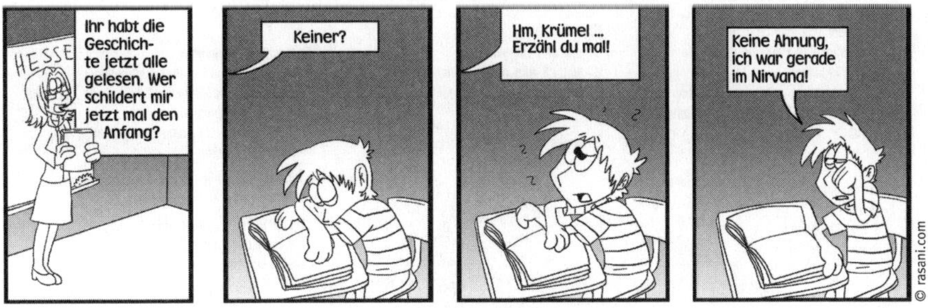
HESSE
Ihr habt die
Geschich-
te jetzt alle
gelesen. Wer
schildert mir
jetzt mal den
Anfang?
Keiner?
Hm, Krümel ...
Erzähl du mal!
Keine Ahnung,
ich war gerade
im Nirvana!
© rasani.com

Ist ein Kind/ein Jugendlicher in einer langweiligen Unterrichtssequenz „weggeträumt“, kann er sich bei Ansprache nicht sofort orientieren, reagiert dann zögerlich mit einer falschen oder dumm-naiven Antwort.

In seinem Buch „Das menschliche Gehirn. Eine Gebrauchsanweisung“ gibt Ratey (2001) eine hervorragende Übersicht über die regulierenden Funktionen des Gehirns.

So funktioniert Selbststeuerung „normalerweise“ – bei ADHS funktionieren Chef und Chefsekretärin leider überhaupt nicht so, wie sie sollen, auch nicht der „große Hammer“ des orbitofrontalen Kortex.

Alle diese bezeichneten Regionen in **Abb. 9** (Ratey, 2001) sind beteiligt an der Aufmerksamkeits- und Verhaltenssteuerung. Die beschriebenen Funktionsstörungen in offensichtlich tatsächlich all diesen Bereichen macht die multiplen Einschränkungen bei ADHS plastisch.

Die Beeinträchtigung der „exekutiven Funktionen“ des Stirnhirns verursacht z. B. erhebliche Probleme, Prioritäten setzen zu sollen, „automatisch“ Fehler finden zu sollen. Die Selbstkontrolle gelingt nicht altersentsprechend, auch gelingt eine zuverlässige Selbstüberwachung und eine „bewusste Autorenschaft der Gedanken und Worte“ nicht. Die eigene Leistung und das eigene Verhalten können nicht ausreichend und sicher eingeschätzt werden.

Wenn immer wieder kontextabhängig die Aktivierung des hinteren Aufmerksamkeitssystems regelrecht wegkippt und somit der Betroffene keinen gleichmäßigen Zugriff zu seinen Daten aus dem Langzeitgedächtnis hat und somit kein ständiges Vergleichen erfolgen kann, entsteht sie sogenannte „Time-Blindness“. Die Folge des nicht ausreifenden Gefühls für Zeit und Zeitverlauf ist ein Zeitfenster im Hier und Jetzt, das zusätzlich dafür sorgt, dass ein ausreichendes Abschätzen von Folgen schwer wird. Entsprechend wird aufgeschoben, was unangenehm oder langweilig erscheint. Erst „auf den letzten Drücker“ (als starkem Reiz) ist Abarbeiten möglich, in Eile, Hektik – oft eben dann nicht sehr effizient.

Diese Hypothese wird beim uninformierten Betrachter vor allen Dingen dadurch gestärkt, dass Kinder, Jugendliche und Erwachsene mit ADHS immer dann, wenn für sie etwas neu, interessant und spannend ist, im subjektiv positiven Sinn kaum etwas von ihrer Symptomatik zeigen. Bei der syndromtypischen „Aufmerksamkeitsinkonsistenz“ können sie dann problemlos Informationen vollständig aufnehmen, schnell „zielstrebig“ und oft überaus

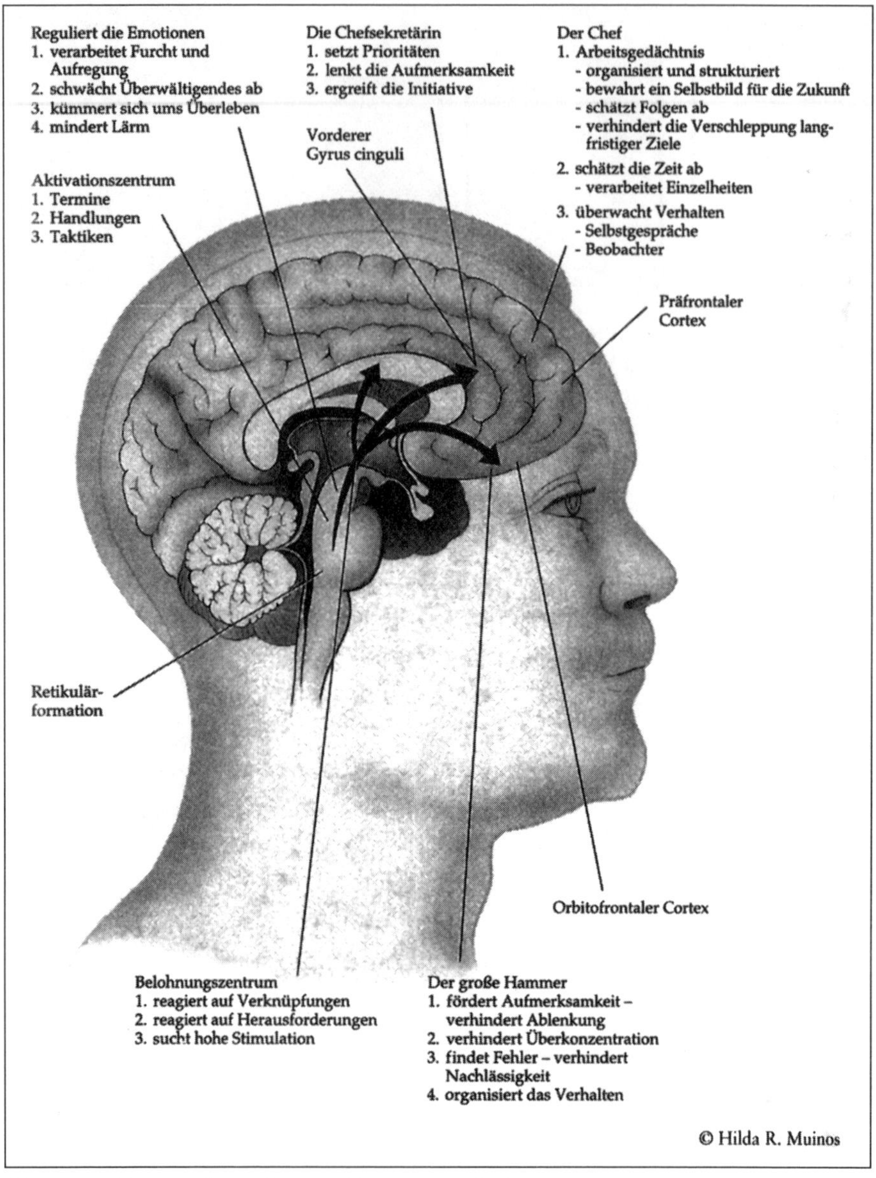

Abb. 9: Die regulierenden Funktionen des Gehirns

reaktionssicher handeln oder antworten, mit zum Teil beachtlicher „Überausdauer“.

Kinder, Jugendliche und Erwachsene mit ADHS zeigen im Vergleich zu Gleichaltrigen mit etwa demselben Intelligenzniveau deutlich ernsthafter ausgeprägte Selbstregulationsschwankungen. Entsprechend entsteht hyperaktives, impulsives, unaufmerksames (und oft eben auch oppositionelles) Verhal-

ten mit der Auswirkung, dass dies vom Umfeld schnell „moralisch“ gewertet wird im Sinne eines „nicht Wollens“, der mangelnden Bereitschaft, sich Mühe zu geben, mit der Etikettierung, der Betroffene sei eben nur „faul“.

Die „executive functions“ d. h. die Ausführungsfunktionen des Stirnhirns		
braucht man	im frühen Kindesalter	für die Entwicklung der basalen Verhaltenskontrolle
braucht man	im Schulalter (bis Pubertät)	für die Entwicklung und denErwerb kognitiver und sozialer Kompetenzen
braucht man	ab dem Jugendalter	für die Fähigkeit zur realistischen Selbsteinschätzung und Umsetzung auf allen Ebenen

Für das Erklären des funktionellen Verstehens sind im ETKJ ADHS Beispielgeschichten und treffendes Bildmaterial empfehlenswert.

Impulsivität
mangelnde Entwicklung einer „Servo-Verhaltenskontrolle“
mangelnde Fähigkeit, einen Belohnungsaufschub zu ertragen

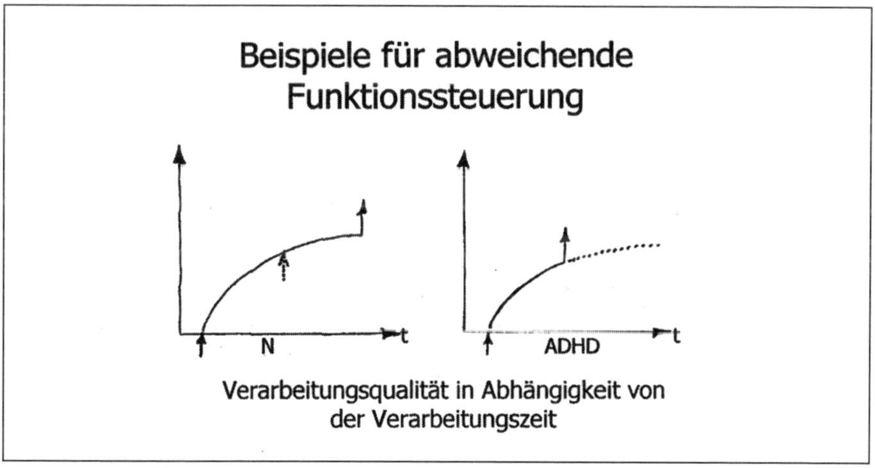

Abb. 10: Verarbeitungsqualität (ADD-Forum Berlin 2001)

Hat ein Kind die Fähigkeit, sich regulieren zu können, kann es etwa ab dem Alter von vier Jahren erst zuhören (natürlich gehört eine gewisse Erziehung dazu), um dann seinen intuitiv-spontanen Handlungswunsch „abgebremst“ umzusetzen. Es wird immer besser unter Einbeziehung des Erfahrungswissens abgleichen, ob die Worte/Handlungen zur Situation passen.

Das impulsive „Loslegen", unterstützt durch das „sofortige Gratifikationsbestreben" bei ADHS, unter anderem mit der Unfähigkeit zum Belohnungsaufschub bewirkt, dass sofort etwas gesagt, kommentiert, benannt angefasst wird. Die Konsequenzen können nicht bedacht werden, oft zusätzlich bei wenig Gefühl für Gefahr (das kleine Kind läuft durch ein plötzlich gewecktes Interesse einfach weg).

Beispiel:
„Bei Textaufgaben habe ich Probleme, da übersehe ich immer was." „Und Lesen, auch laut, tu ich oft zu schnell, undeutlich, bleib auch mal hängen und verstehe oft selbst nicht, was ich lese." Luca, 9 Jahre

Schon das Kleinkind wird durch seine dadurch entstehende Uneinschätzbarkeit immer wieder situationsbedingt den (selbst betroffenen) Elternteil im wahrsten Sinn des Wortes „an den Rand bringen". Alles scheint man tausend Mal sagen zu müssen. „Langweilige" Routinen des Anziehens, des Zähneputzens etc. werden schnell zum Kampf, wenn eben subjektiv interessante Kleinigkeiten eher das Interesse wecken, einen Handlungsimpuls auslösen.

Schimpfen schaltet das Erfahrungswissen ab!

Es kann dann schon passieren, dass eine recht intelligente kleine Dame mit ADHS mit 3 ½ Jahren zu ihrer Mutter sagt: „Mama, ich glaube, wir passen nicht zueinander, wir sollten uns trennen."

Die „Endzustände" sind immer extrem bei Spontanantworten des Gehirns, wenn
... kein ständiger Austausch mit dem „inneren Lexikon" erfolgt,
... keine „automatische innere Uhr" mitläuft.

Das Folgen der „Spontanidee" des Gehirns (und die nicht funktionierende Rekonstruktion) bewirkt bei ADHS schnell Abschweifen. Beim Erzählen kommt der Betroffene schnell vom Hundertste ins Tausendste, rechtfertigt sich schon bevor eine Kritik fertig geäußert ist mit der Tendenz immer noch ein Argument nachzuschieben, sich ohne es zu merken, eigentlich oft auch „unbewusst" zu wiederholen, etwas zu „zerreden".

Die kognitive Verarbeitungs- und Verhaltensleistung ist natürlich beeinträchtigt, wenn nicht richtig hingeschaut, nicht richtig hingehört wird, kein ausreichend stabiler, ständiger Vergleich mit alten Erfahrungen möglich ist, nicht angemessen ausdauernd in den Realitätsabgleich gegangen werden kann.

Wenn man der „Spontanidee" des Gehirns folgt, braucht „man" eben schnell die Papierschere und den Tesafilm, den man (unfähig zum Perspektivenwechsel, eben egozentristisch und noch immer in der Meinung, man kann alles selbstbestimmt machen wie das Gegenüber) aus der Küche holt, dort, wo die Mama das eben aufbewahrt. Vorher zu fragen, ob das ok ist, kommt einem überhaupt nicht in den Sinn – ohne jedes Unrechtsbewusstsein. Nach dem Benutzen bleibt es liegen, man geht raus, hat eine nächste Idee, wirft die Zeitschrift auf den Schreibtisch (auf Schere und Tesafilm). Wenn die Mutter fragt, ob man vielleicht die Schere und den Tesafilm genommen hat, kommt prompt die entrüstete Reaktion: „Immer ich soll was genommen haben…" Beim Aufräumen später sieht die Mutter beide Gegenstände – auf ihre Frage, warum man es nicht zurückgetragen habe, kommt: „Weiß nicht…" – und dies ist eine ehrliche Antwort.

Das Zusammenspiel der geringen Arbeitsspeicherkapazität, der Impulssteuerungsschwäche, der extrem niedrigen Frustrationstoleranz, dem Nichtaufschieben-Können von Belohnung mit der Folge des ausgeprägten sofortigen Gratifikationsbestrebens, wird erschwert dadurch, dass die Aktivierung von Aufmerksamkeit evident nur dann möglich ist, wenn etwas subjektiv und rein emotional vorbewusst positiv bewertet wird. Sonst gelingt die „automatische" Aufmerksamkeitsaktivierung nicht, der Betroffene erscheint äußerlich desinteressiert oder müde, so als ob das Gehirn auf „Stand-By" geschaltet wäre – was Betroffene auch genauso empfinden.

„Normgesteuert" (Modell des ADD-Forums Berlin 2001)

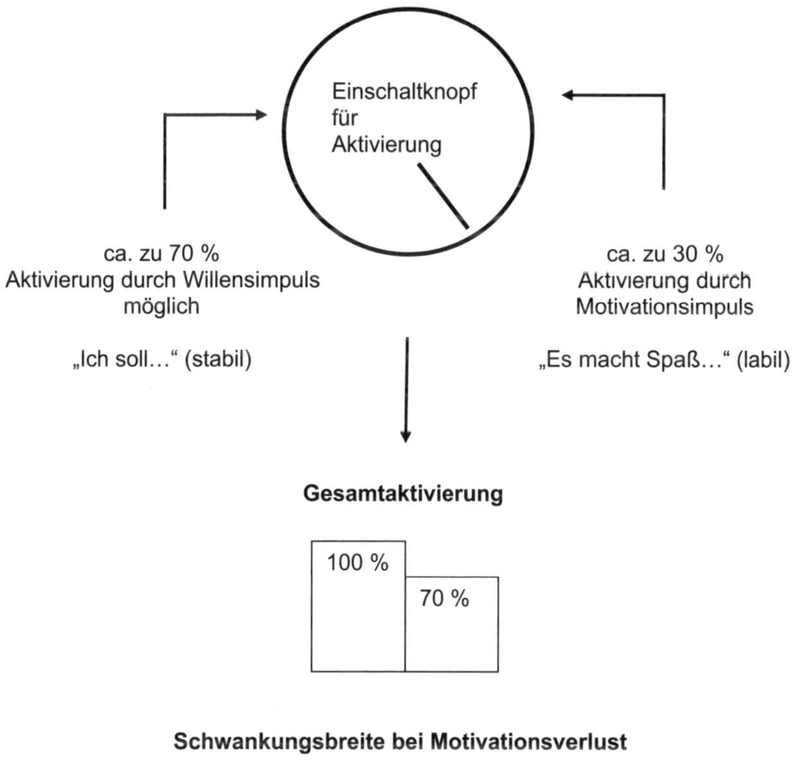

„ADHS“

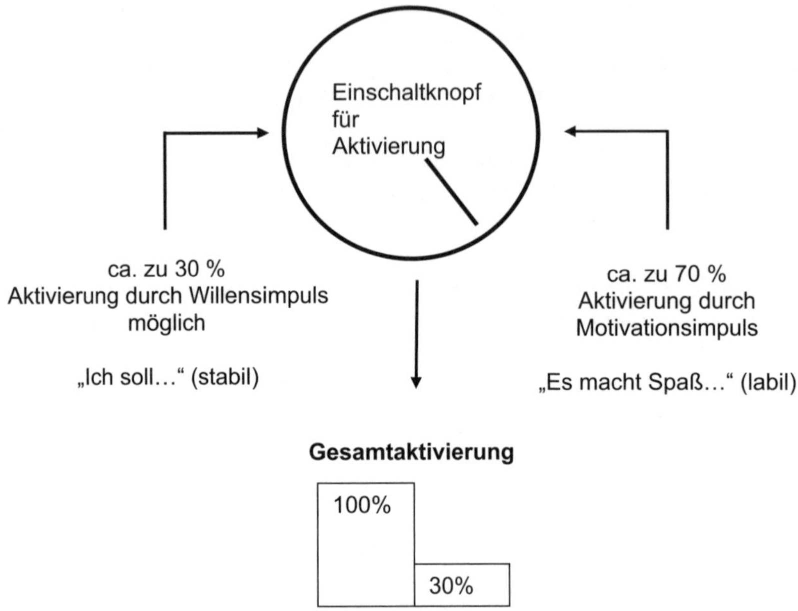

Schwankungsbreite bei Motivationsverlust

Der Jugendliche kommt schlecht morgens aus dem Bett, regelrecht aus einem „komatösen“ Schlaf – die Antreiberei beginnt. Eines Abends freut er sich als begeisterter Sportler schon auf den morgigen Sporttag. Er ist entsprechend schon früh auf den Beinen, vor der Zeit aus dem Haus. Am nächsten Tag ist regulär Schule – wieder Trödeln, Müdigkeit, Hektik. Was sagt der Vater? „Du könntest, wenn du nur wolltest…“

> Die „Voraktivierung“ muss von einer Sache/Person ausgehen.
> Die Aufmerksamkeit entsteht nur, wenn man sagen kann:
> „Es macht mir ein gutes Gefühl“
> statt
> „Ich will und dann geht es“.

Durch intakte Stirnhirnfunktionen gelingt willentliche Verhaltenssteuerung deutlich besser. Bei ADHS entstehen leider erhebliche Leistungsschwankungen.

Betroffene mit ADHS sind ihrer Motivation oder einem deutlichen „Druck“ regelrecht ausgeliefert (über ein eindeutiges Signal, einen kräftigen Hinweisreiz).

Immer auf den letzten Drücker, aber dann mit extremem Energieeinsatz wird ein Lesetagebuch geschrieben, auf eine Arbeit gelernt, etwas gesammelt, für das man eigentlich vier Wochen Zeit gehabt hätte.

Und immer im letzten Moment fällt einem dann noch etwas ein.

Wenn nicht ständig ein Vergleich möglich ist zwischen dem, was man gerade erlebt und dem, was man von früher kennt, entsteht kein Lernen aus Erfahrung aus „Einsicht".

„Wissen" kann nicht immer mit einbezogen, beherzigt oder berücksichtigt werden. Entsprechend ist kontinuierliche Rücksicht oder Nachsicht nicht möglich.

Leider entsteht entsprechend auch kein inneres Gefühl für Zeit und Zeitverlauf.

Muss etwas subjektiv Schwieriges oder Langweiliges gemacht werden, wird geschoben.

> Etwas, was eine lange Zeit dauert, ist schwierig!

Wenn Zeit nicht eingeschätzt werden kann, bei mangelhaft entstehendem Zeitgefühl, kommt es unweigerlich zu Konflikten, selbst wenn ein Erwachsener „mit Willen und Verstand" sein ADHS kompensieren will.

Beispiel:
Der selbst betroffene Vater von drei Kindern möchte das Wochenende nun gerne „getaktet" wissen, damit es weniger konfliktreich abläuft für die ganze Familie. Um 13 Uhr soll das Mittagessen seinem Wunsch entsprechend auf dem Tisch sein – und das ist es auch. Er aber müsste jetzt nur noch 5 qm Rasen mähen, obwohl er sich sicher ist, genau zu wissen wie lange er für die Fläche brauche. Seine Frau reagiert verständnislos.

> Die Kinder und Jugendlichen (und die Erwachsenen) mit ADHS erfahren leider keinen zuverlässigen Zusammenhang zwischen Bemühung und Ergebnis.

Abrufschwierigkeiten zum erforderlichen Zeitpunkt mit entsprechender Aktivierung und Prägnanz sind zusätzlich ein Problem.

> Mein Gehirn ist wie ein poröser Stein –
> ich habe oft keinen Zugriff zu dem, was ich weiß oder gerade gedacht habe.
> (K. 32 Jahre)

Beispiele:
„Wie war's in der Schule?" – „Schön." – „Was habt ihr denn gelernt?" – „Ach Mama..." – „Wie ging es dir im Test?" – „Hm...." (und dies steht für jede Note zwischen 1 und 6).

„Mami ich weiß es, aber mein Kopf findet es gerade nicht." Maria, 7 Jahre
Abrufschwierigkeiten sind das eine – zusätzlich belastet die Unfähigkeit zur realistischen Selbst- und Eigenleistungseinschätzung. In der Basisliteratur gibt es vertiefte Erklärungen und Beispiele zu diesen Symptomen.

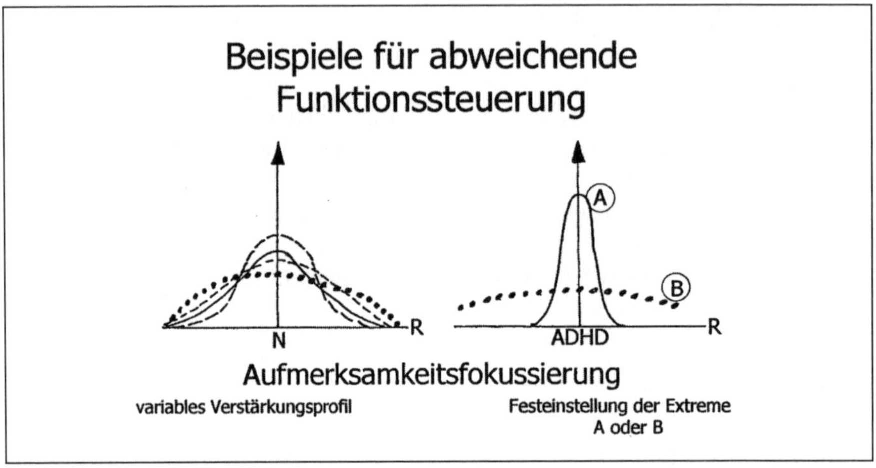

Abb. 11: Dysregulation der Aufmerksamkeitsfokusierung (ADD-Forum Berlin 2001)

Nichtbetroffene bekommen endlich viel aus ihrer Umgebung mit, können daneben stufenlos (wie der Zoom eines automatischen Objektivs einer Kamera) Aufmerksamkeit und Emotionen einregulieren, bis zu einem Niveau, auf dem sie noch für ein Stopp-Signal oder eine Kritik erreichbar sind. Betroffene mit ADHS bekommen mehr „so nebenher" mit als andere (bei ihrer Reizoffenheit/Reizfilterschwäche), sodass man sich manchmal fragt, ob das Kind/der Jugendliche Teleskop- und Periskopaugen, -ohren hat. Bei ihrer „Weitwinkelperspektive" bekommen sie an sich viel zu viel Information mit. Die „andere Einstellung" allerdings ist der „Hyperfokus" – die extrem große Konzentration für subjektiv Interessantes. Man kann stundenlang am PC sitzen, einen Roboter zusammenbauen, aber niemand darf „jetzt sofort" von einem etwas verlangen. Sie sind dann eben nicht mehr erreichbar für eine andere Aufgabe, eine Korrektur und/oder alternative Erklärungen.

Sie scheinen aber auch bei ihrer rasch viel zu hohen emotionalen Erregung sofort „auf der Palme" zu sein und sind nicht erreichbar für Beruhigungs- und Beschwichtigungsversuche.

Ein adäquates rasches Umstellen von einer Situation zur anderen gelingt nicht. Dies ist beeinträchtigend bei allen täglichen Notwendigkeiten, sich von einer Aufgabe oder Konstellation flexibel auf die Nächste einlassen zu sollen.

Eine adäquat schnelle Aufmerksamkeitsverschiebung gelingt bei ADHS offensichtlich nur wenn man auf alle „Eventualitäten" eingestellt ist. Eine sehr rasche Aufmerksamkeitsverschiebung erfolgt in maximal herausfordernden Situationen.

Ist eine Situation nicht herausfordernd oder die betroffene Person nicht auf „alles" eingestellt, hört das Gegenüber bei einer Aufforderung nur „Gleich".

Nichtbetroffenen mit ADHS gelingt es auch meist, trotz großer Veränderung in einer neuen Situation, die angepasstes Verhalten erfordert, sofort willentlich die Stimmung regulieren zu können, nicht zuletzt, um eine entsprechende Mimik präsentieren zu können.

Menschen mit ADHS gelingt dies nicht – man sieht ihnen immer die aktuelle Stimmung in ihrer Mimik an, hört sie häufig auch in ihrer Stimme, sie merken oft Veränderungen in der situativen Gegebenheit gar nicht (wenn z. B. während einer Rangelei der Lehrer das Klassenzimmer betritt) oder können ihre sofort extreme Gefühlslage nicht so schnell wie nötig wieder „herunterregulieren".

Hyperfokussierung gilt auch für einen dringenden Wunsch – es wird immer wieder noch mal und noch mal dasselbe gefragt, scheinbar inhaltsleer – und nervig. Will ein Kind/Jugendlicher/Erwachsener mit ADHS etwas tun, was ihm wichtig ist, wird es das umsetzen, mit immenser Geschicklichkeit, Ausdauer und Kraft. Leider gilt dies auch, wenn subjektiv Ungerechtigkeit empfunden wird. In eine „Auszeit" geschickt nach einem Streit, wird ein Kind z. B. nichts anderes tun, als auf Rache sinnen, die es dann auch verübt, wenn die Gelegenheit dazu da ist.

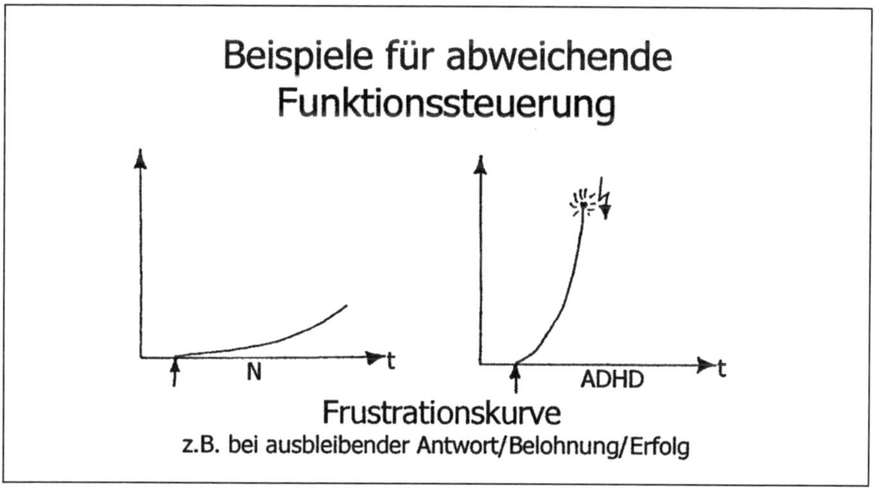

Abb. 12: Frustrationstoleranz (ADD-Forum Berlin 2001)

Ein nicht betroffenes Grundschulkind kommt aus der Schule und klingelt – Mama ist gerade auf der Toilette, der Türöffner springt nicht sofort auf. Das Kind schaut etwas irritiert, klingelt noch mal. Ein bisschen später probiert es es noch einmal und ruft „Mama?" Das Kind mit ADHS, mit Hyperaktivität, klingelt Sturm und brüllt „Mama, wo bist du?!" Das „Träumerchen" weint unter Umständen sofort.

Daraus folgt: Genau wie sein Kind hat der Erwachsene mit ADHS auch Schwierigkeiten mit der schnellen Aufmerksamkeitsverschiebung. Er fühlt sich schnell von einer Situation regelrecht überfallen, hat eigentlich auch ein großes Bedürfnis nach Selbstbestimmtheit und reagiert bei hohem Erregungsniveau „spontan" aus der entsprechenden Stimmung heraus – und somit oft eben immer wieder anders.

Dies wird für sein auf Einschätzbarkeit und hohe Strukturierung unbedingt angewiesenes Kind rasch zur aufrechterhaltenden Bedingung seinerseits, irritiert zu sein oder sich „überfallen" zu fühlen. Es gerät dann selbst in eine extreme Stimmung, kann sich nicht so schnell umorientieren, ist regelrecht blockiert – was aber leider bockig wirkt. Die nun beginnenden negativen Interaktionen werden beiderseits emotional negativ bewertet. Die Aktivierung mit Einschalten des hinteren Aufmerksamkeitssystems, die notwendig ist, damit man Zugriff zu seinem „Wissen" oder seiner „Erfahrung" hat, setzt nicht ein, eine Regulierung der schnell extremen Emotion wird unmöglich – beiderseits. Das „Ausrutschen" auf dem Gefühl mit Vorwürfen in schwierigem Ton ist programmiert.

Der selbst betroffene Elternteil mit ADHS sieht ebenso wie sein Kind/Jugendlicher alles nur aus seiner Perspektive. Auch er fühlt sich schnell verärgert, verletzt, enttäuscht etc. Er bezieht wie sein Kind/Jugendlicher oft viel zu viel auf sich *persönlich*, statt auf die Rolle die er in dieser Situation für das Kind/Jugendlichen spielt!

Auch er hat ein Zeitfenster im Hier und Jetzt, kann sich, seine Modellwirkung, nicht einschätzen und kommuniziert v. a. in Konflikten genau so, wie er es als Kind/Jugendlicher nicht leiden konnte/gehasst hat.

Leider hat der Erwachsene aber im akuten Konflikt ebenso wie sein Kind/Jugendlicher keinerlei Zugriff zu seiner Biografie.

Er hilft/unterstützt gern – ausführlich, ausufernd, schnell gereizt.

Das Bermuda-Dreieck bei ADHS

Impulsivität
(mangelnde Entwicklung einer „Servo-Verhaltenskontrolle")
(mangelnde Fähigkeit einen Belohnungsaufschub zu ertragen

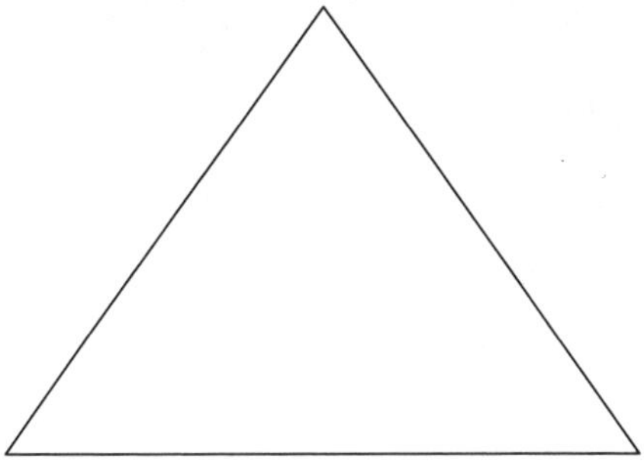

Ablenkbarkeit
(mangelnde ausreichende „innere Wachheit"
in Kombination mit Affektlabilität)

Unruhe, innere Getriebenheit

Schwierigkeiten entstehen daher…

- bei willentlicher Steuerung und Fokussierung der Aufmerksamkeit
- wenn man daueraufmerksam sein soll
- wenn man durchhalten soll
- wenn man ein Projekt fertigstellen soll
- wenn man zuhören und Informationen sofort, vollständig sinnerfassend und bedeutungsstiftend aufnehmen können soll (auch beim Lesen)
- wenn man stimmungsstabil und kritikfähig sein soll
- wenn man situationsangepasst kommunizieren soll

Achtung, lieber Trainer!
Je besser bebildert hier Beispiele gebracht werden, desto größer die Compliance.

Die Erklärung der Funktionssteuerung gelingt umso besser, je plastischer der Trainer aus eigener Erfahrung überzeugende kleine Geschichten/Anekdoten beisteuern kann.

Zu den entwicklungspsychopathologischen Aspekten bei ADHS wird ausdrücklich auf Kapitel 7 von Neuhaus C. (2007) „ADHS bei Kindern, Jugendlichen und Erwachsenen", Stuttgart: Kohlhammer, Seite 58–83 verwiesen.

5.5 Die Abwärtsspirale in der Lerngeschichte.

Schon früh versteht man „miss“ handelt „falsch“, interpretiert „subjektiv“, reagiert „impulsiv“…

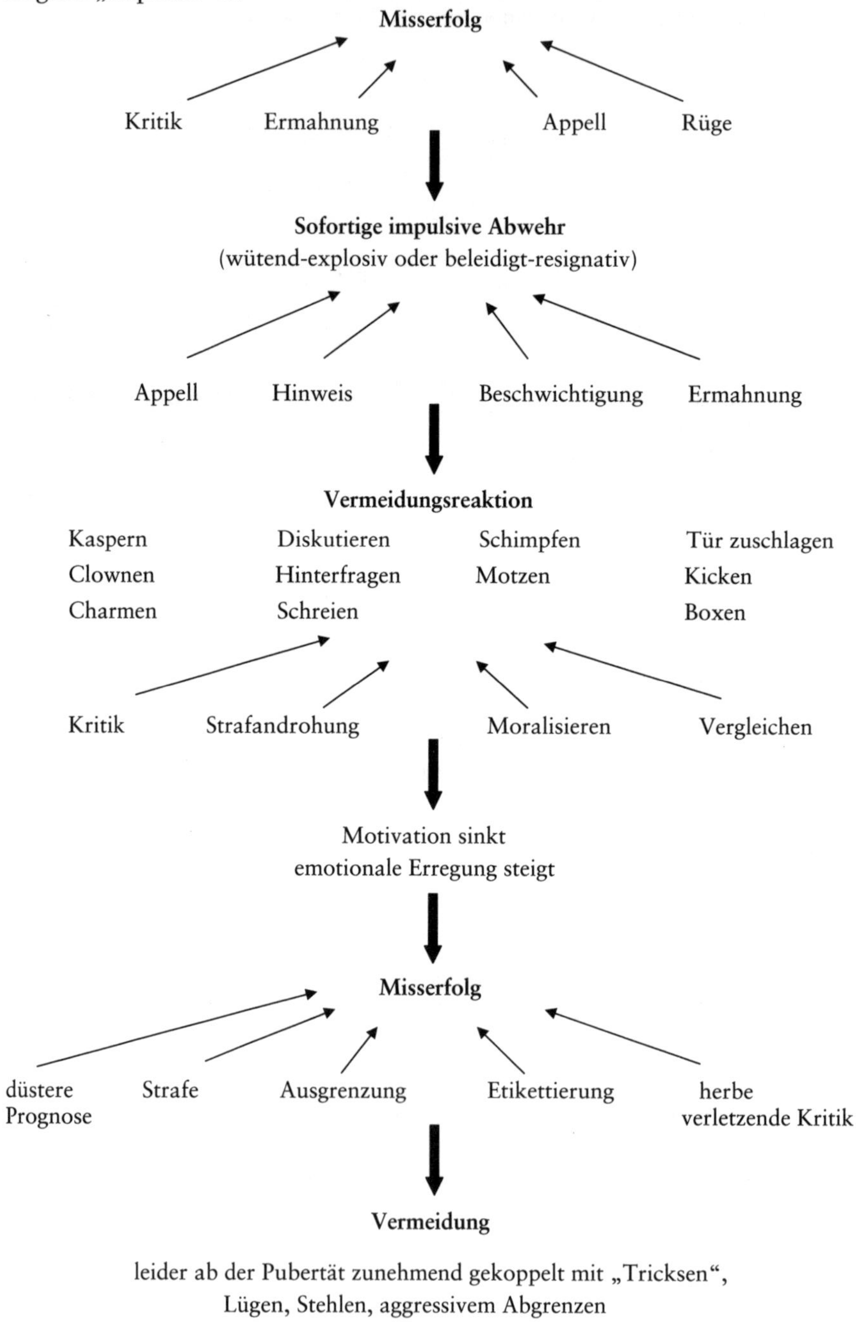

Zu den spezifischen Schwierigkeiten in der Pubertät wird verwiesen auf Neuhaus C. (2000) „Der hyperaktive Jugendliche und seine Probleme“.

> **Achtung, lieber Trainer!**
> Auch hier gilt: eine altersgruppenspezifische und typische Entwicklung an Beispielen veranschaulichen – aber ohne Interpretation der möglichen „Motive“ des reagierenden Umfelds und nur abhebend auf das mangelnde Wissen über ADHS bei Erziehungsverhalten, was nicht viel bringt.

5.6 Rückfragerunde zum vertieften Verständnis – die Symptomatik und deren Hintergründe

Der Trainer spielt jetzt einen Lehrer, der die Eltern fragt nach dem Motto: „Der aufgeschlossene, interessierte, wohlwollende, aber völlig unwissende Lehrer hätte gerne Informationen“.

Nach den Ausführungen über Neurobiologie/funktionelles Verstehen (speziell vor der Ergänzung zu typischen Spezifika der unterschiedlichen Altersgruppen und unter Umständen zu den detaillierten entwicklungspsychopathologischen Aspekten) ist es wichtig, in der Gruppe gemeinsam zu erarbeiten, worauf die Kernsymptomatik beruht.

> **Achtung, lieber Trainer!**
> Es geht vor allen Dingen darum (vor jeglicher Weiterarbeit zur Veränderung des erzieherischen Vorgehens) die oft heftig verfestigte Grundhypothese auszumerzen: „Wenn das Kind oder der Jugendliche wollte, könnte er...“

Der Trainer mimt den Lehrer, der etwa folgende Fragen stellt und Aussagen macht:

- „Warum sind denn die Leistungen so schwankend?“
- „Er kann mit Feuereifer dabei sein und dann wieder so auf der Bank lümmeln, als ob er die ganze Nacht nicht geschlafen hätte.“
- „Das mit der Freiarbeit klappt irgendwie gar nicht.“
- „Wenn ich ihr nicht sage, was sie tun soll, führt das dazu, dass sie alles am Wochenende zu Hause machen muss. Können Sie mir das erklären?“
- „Warum gibt es denn im Diktat immer so eine Fehlerhäufung zum Schluss?“
- „Seit der dritten Klasse schreibt das Kind immer krakeliger, vor allen Dingen beim Diktat und Aufsatz. Für mich sieht das aus wie Schlamperei und Sich-nicht-Anstrengen-Wollen. Ermahnen Sie ihr Kind dann nicht?“
- „Eigentlich ist er doch ein guter Rechner. Aber Textaufgaben scheinen ja wirklich ein Riesenproblem zu sein. Haben Sie dafür eine Erklärung?“
- „Sie wirkt so dünnhäutig. Warum lässt sie sich so leicht ärgern?“

- „Sie beteiligt sich sehr wenig am Unterrichtsgeschehen. Immer wieder gähnt sie und räkelt sich. Wenn sie aufgerufen wird, scheint sie wirklich völlig desorientiert. Schläft Ihre Tochter zu wenig?"
- „Jetzt ist Jan schon 12 Jahre alt und hat sich in der letzten Zeit wirklich sehr angestrengt. Aber auf und unter seinem Tisch veranstaltet er immer ein Riesenchaos, vor allen Dingen vergisst er immer wieder etwas. Ist Ihr Kind denn vielleicht doch nicht richtig erzogen?"
- „Ihre Tochter macht wirklich sehr gut bei mir im Unterricht mit. Sie muss inzwischen auch nicht mehr dazwischenrufen wie noch im letzten Jahr, wenn sie etwas weiß. Sie ist ja wirklich aufgeweckt. Aber immer wieder sagt sie etwas, was eigentlich zu einem früheren Zeitpunkt in den Unterrichtskontext gepasst hätte. Warum?"
- „Warum sagt Ihr 14-Jähriger als erstes, wenn man ihn fragt, ‚keine Ahnung' und dann kommt doch etwas?" etc.

Der Trainer ermutigt dabei die Eltern, das neu erworbene (oder bei Vorinformationen nun vertiefte) Wissen in ihren eigenen Worten an einen aufgeschlossenen Dritten weiterzugeben.

Wichtig!
Wie bei anderen chronischen Krankheiten, etwa Diabetes, Asthma oder Epilepsie ist es notwendig, dass die Eltern lernen, zumindest mit einigen Fachausdrücken umzugehen, selbst einige „Basics" der neurobiologischen Hintergründe in ihren eigenen Worten formulieren zu können.

Die Erfahrung zeigt, dass die Erläuterungen sonst ganz schnell wieder „verfliegen" und die „alten Hypothesen" über die Gründe der Verhaltensauffälligkeiten die Aufnahme und Umsetzung eines veränderten erzieherischen Vorgehens mit einem unter anderem veränderten Kommunikationsstil nachhaltig und unnötig behindern.

In aller Regel beginnt ein gut informierter Elternteil mit einem Erklärungsansatz, der sofort durch positive Verstärkung durch den Trainer gestützt werden muss (allerdings mit korrigierender Ergänzung versehen, wenn eine Aussage schlichtweg einfach nicht korrekt ist).

Achtung, lieber Trainer!
Das, was korrekt ist, wird verstärkt mit „Genau,...", „Ja,...", „Super,...". Die Korrekturergänzung wird angefügt mit „Und, wir haben gesehen...".

Wird etwas „schief" oder „unvollständig" ausgedrückt, verstärkt der Trainer mit „Es ist wirklich nicht ganz einfach, so Komplexes sofort versiert weiter zu geben. Sie haben gut den Teilaspekt benannt...".

Diese Passage ist für den Trainer nicht ganz einfach und setzt seinerseits ein absolut profundes Verstehen der neurobiologischen Hintergründe auf den

aktuellen wissenschaftlichen Erkenntnisstand voraus – weshalb zur Anwendung des Manuals sinnvollerweise der Kurs „Elterntraining für Elterntrainer" absolviert werden sollte.

Eltern neigen bisweilen dazu, sich bei diesem Modul des Elterntrainings aus der Affäre zu ziehen, indem sie z. B. sagen, dass sie bei solchen Fragen dem Lehrer dann entsprechendes Informationsmaterial mitbringen würden. Solches existiert zwar inzwischen in großer Zahl, auch in Form von guten Broschüren mehrerer pharmazeutischer Unternehmen, was allerdings erfahrungsgemäß bei vielen Lehrern leider bis heute eher noch Widerstände auslöst.

> Können Eltern etwas von sich aus erläutern, konkrete Fragen nachvollziehbar und plausibel dem Lehrer erklären, ist die Bereitschaft bei dieser Berufsgruppe, wie sich über die Jahre zeigt, inzwischen doch größer, sich dann auch mit Eigeninitiative zu informieren.

Eine Rückfragerunde in dieser Form ermöglicht zudem, zur Schulsituation nochmals darzustellen, dass es durchaus eine große Zahl von Lehrern gibt, die an sich wirklich mitarbeitsbereit sind und merken, dass Kinder und Jugendliche allgemein heutzutage mit dem deutschen Schulsystem nicht so gut zurecht kommen. Viele Lehrer sind ihrerseits oft unglücklich oder unzufrieden über die Art und Weise, wie sie unterrichten müssen.

> **Achtung, lieber Trainer!**
> In diesem Teil des Elterntrainings ist zu unterbinden, dass eine Diskussion darüber aufkommt, ob es so eine Lehrperson (aufgeschlossen, interessiert, wohlwollend) überhaupt gibt.
>
> Ziel ist, dass die Eltern beginnen, ihre Kenntnisse gegenüber einem Dritten aktiv und verständlich zu formulieren.

In dieser Runde wird oft nachgefragt, ob man nun jedem erklären müsse, was das Kind/der Jugendliche hat. Ein „Missionieren" oder „Sich-Outen" jedem gegenüber erscheint leider nach wie vor nicht sinnvoll, zumal immer noch andere Betrachtungsweisen, Erklärungen und zum Teil gezielte Desinformationen in den Medien verbreitet werden, zu dem die Diagnose ADHS zum Teil regelrecht zum Stigma wird. Dies gilt speziell für viele Familien auch bezüglich der Verwandtschaft, der Freunde der Familie und der Nachbarschaft.

Beispiel:
Manchmal hört man Verblüffendes als Trainer:
Ein Vater ist Ingenieur für Maschinenbau und in einem großen Werk tätig, das Pressen herstellt. Er erklärt in der Kummerrunde, dass er die Thematik dieses „angeblichen" ADHS mit seinen Kollegen in der Firma besprochen habe und man sei einhellig zur Meinung gekommen, dass es ADHS nicht gäbe. Der Trainer kann hierbei nur kontern: „Ich denke, dass Sie und Ihre Kollegen hervorragende Fachleute in ihrem Ressort sind

– mein Ressort beschäftigt sich unter anderem mit neurobiologischen Hintergründen psychischer Störungen. Würde ich entsprechend mit meinen Fachkollegen über große Pressen reden, könnte ich zur Einschätzung kommen, dass ich nicht so von der Wirkung von Hydraulik überzeugt bin."

In diesem Modul wird abschließend der Elterngruppe empfohlen, in der Schule Präsenz zu zeigen (sie dazu zu ermutigen). Es ist opportun, sich tatsächlich mehrfach im Jahr bei den Lehrern zu melden – und dies von Schuljahr zu Schuljahr aufs Neue.

Leider gibt es aber auch Schulen, in denen bei einzelnen Lehrern oder durch die Person des Schulleiters eine negative Haltung in der Lehrerschaft besteht. In solchen Fällen ist es empfehlenswert, eventuell nach Rücksprache mit einer Selbsthilfegruppe, andere Wege zu suchen, unter Umständen auch die Schule zu wechseln.

Der Rückhalt, den Eltern durch die Selbsthilfegruppen erhalten können, ist ohnehin z. B. bei juristischen Fragen nicht zu unterschätzen.

5.7 Lerngeschichtliche Entwicklung über den Lebensverlauf

Babyalter

Es beginnt bisweilen schon im Babyalter mit

„Regulationsstörungen"

oder

„mein Baby ist irgendwie jeden Tag ein bisschen anders"

(trinkt gierig oder schlecht, hat viel Bauchweh, schreit viel, schläft wenig, ist „pflegeschwierig", „will" ständig beschäftigt sein, versucht früh zu vertikalisieren, findet in keinen zufriedenen Wachzustand etc.)

↗ ↑ ↖

Hochnehmen Trösten	immer wieder anders Tragen, Lagern, Spielzeug zeigen, Schaukeln	genervtes, müdes Reagieren (z. B. nachts) auch mal „ruppig"

Elternreaktion

zugewandt-emphatisch	überrascht-irritiert ↙ ↘ ängstlich hilflos / ärgerlich hilflos	langsam wütend erschöpft

↗ ↗ ↑ ↖ ↖

„Verwöhn' es nicht!" „Das gibt sich schon!"

„Probier mal dies…"

„Vielleicht hat es…?!"

„Kriegst du es nicht beruhigt?"

„Werden Sie erst mal ruhiger!"

(Kommentare der Umgebung)

↓

„Reaktionsreize"
der Erwachsenen – für das Baby schnell emotional negativ besetzt

(anziehen, füttern, angefasst werden...)
d. h. es reagiert mit Abwehrverhalten
(vor allem bei unerwartet Neuem)

ist aber:
„fernsinnorientiert", wach, interessiert, oft sehr charmant, strahlend...

↗ ↑ ↖

gutes Zureden | spontanes Schimpfen | genervt-ruppiges Reagieren

Elternreaktion

zugewandt-emphatisch | überrascht-irritiert | langsam wütend erschöpft

↙ ↘

ängstlich hilflos | ärgerlich hilflos

(bei erster deutlicher Abnahme des Empfindens der Selbstwirksamkeit der Eltern/Bezugspersonen)

↗ ↗ ↖ ↖

„Es tanzt dir auf dem Kopf rum!" | „Das macht es nur bei dir!" | „Passt du denn nicht auf?" | „Das Kind hat dich ja völlig in der Hand!"

↓

führt beim Kind zum
(Ur-)vertrauen ↔ Misstrauen

↗ ↑ ↖

Erste Schuldgefühle | Scham | Entrüstung

Bei den Eltern!

„Was macht Ihr bloß falsch?" | „Das Kind spürt, dass Sie es vorgeburtlich abgelehnt haben." | „Das Kind ist dir wichtiger als..."

Kleinkindalter

Im Kleinkindalter hat das Kind 1.001 „Einfall“ ...

- will früh selbstbestimmt sein
- erlebnisfreudig
- „risikofreudig“
- redet ständig
- produziert Geräusche
- reagiert nicht auf Verbote
- lernt nicht aus Erfahrung
- ...

(oder ist, ganz im Gegenteil, ängstlich-irritiert)

↗ ↑ ↖

ständiges Erklären, Zureden	impulsives Schimpfen, auch „Jammern“	übergriffiges Verhalten
zugewandt-emphatisch	überrascht-irritiert	wütend-erschöpft

↙ ↘

ängstlich hilflos — ärgerlich hilflos

Auch im Beisein anderer!

↗ ↗ ↖ ↖

„Jungs sind eben wild!“ „ganz der Opa!“	„man muss eben besser auf es aufpassen!“	„Du wolltest ein Kind!“	„so schwierig kann es doch nicht sein, dass...!“ „Denk mal an die Nachbarn!“

Vor allem im Zusammenhang mit unverstandener „negativer“ Kontaktaufnahme mit Gleichaltrigen

⬇

Autonomie ↔ Schuld und Zweifel

Vorschulalter

Hintergründig ist das Kind oft schon irritiert, misstrauisch, Feindseliges erwartend …

„Hypersensibel", extrem „personenbezogen", „affektlabil"

am liebsten tobend, nicht zuhörend, sitzend, abwartend, bei der Sache bleibend, malen etc. könnend

eher trennungsängstlich, träumend, abwesend, schnell weinend

diskret „unkoordiniert, dysrhythmisch"
und mit
Schwierigkeiten mit Übergängen jeder Art

Versteht es „miss" (ca. ⅓ einer Aufforderung)
Interpretiert es „miss" (gemäß der Erfahrung)
Handelt es „miss" (macht kaputt, verliert, trödelt)

↗ ↑ ↖

erklären, diskutieren, zureden, „selbstständig entscheiden lassen"

„Wenn du willst, kannst du!" schimpfen, bloßstellen durch Vergleichen

herbe Kritik
Übergriffigkeit

zugewandt-emphatisch

überrascht-irritiert

wütend-erschöpft

↙ ↘

ängstlich
hilflos
↓
Strafandrohung
Strafe
Nachgeben

ärgerlich
hilflos
↓
Strafandrohung
Strafe
Liebesentzug

↗ ↗ ↖ ↖

„Das wird schon noch…"
„Das wächst sich aus…"

„Ich verstehe nicht, dass Sie…"

„Lass den mal in die Schule kommen!"

„Kein Wunder!"
oder
„So geht's einfach nicht!"

↓

Vor allem im Zusammenhang mit „Kollisionen"
entwickelt das Kind

Initiative (-angepasst) ↔ **irritierter Rückzug**
oder
oppositionelles Verhalten

Grundschulalter

Hintergründig ist vieles „schmerzhaft“, macht keinen Spaß, ist langweilig, emotional negativ besetzt ...

- es trödelt
- reagiert heftig auf Hektik und plötzliche Veränderungen
- kann nicht direkt nach einer Situation flüssig berichten
- fühlt sich ständig zurückgesetzt, ungerecht behandelt
- ...

Das Kind hat meist Schwierigkeiten mit ...

- flüssigem, lautem Lesen
- dem Schreibenlernen
- flüssigem Schnellschreiben
- den Textaufgaben
- im Umgang mit Gleichaltrigen, da es einfach „anders“ ist

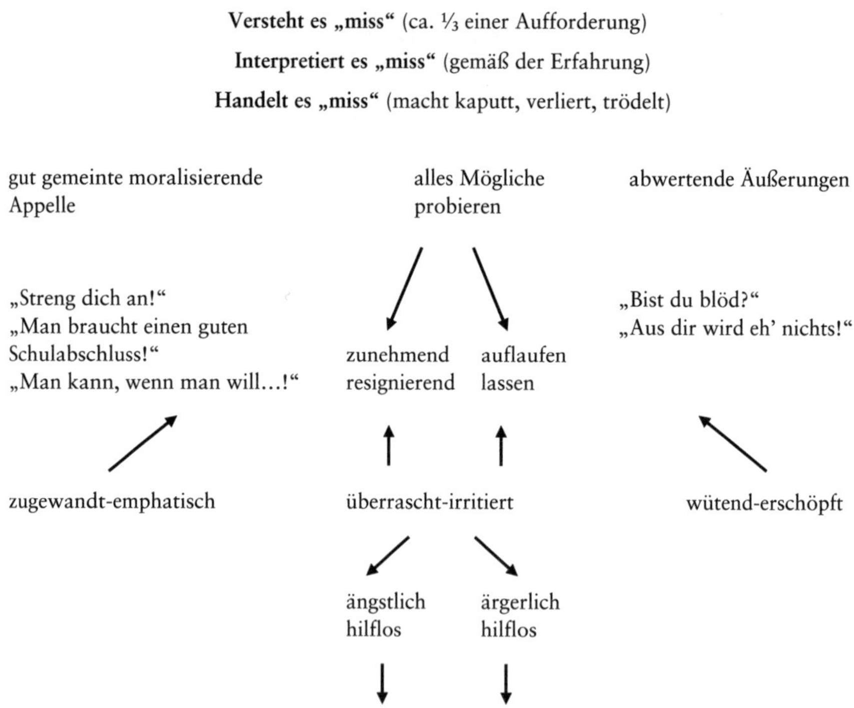

↓ ↓

Strafandrohung
Strafe
Nachgeben

Strafandrohung
Strafe
Liebesentzug

Lehrerkommentare
„Pass doch auf!"
„Träumst du?"
„Kannst du immer noch nicht …"
„Wie oft muss man dir noch sagen…!"

Gleichaltrigenkommentare
„Der ist doof!"
„Der hat schon wieder…!"
„Den lassen wir nicht mitspielen!"

↓

im Lern-, Leistungs-, sozialen Integrationsbereich
das Kind entwickelt

Eifer, Fleißentwicklung,
Akzeptanz

Niederlage, empfindet
Ausgegrenztheit

↓

und hintergründig
Verlustangst
Erwartungsangst
mit
Verzweiflungseinbrüchen

↙ ↘

Vermeidungsverhalten
z. B. Somatisierung

Vermeidungsverhalten
z. B. oppositionelles (abwehrendes) Verhalten, zunehmend aggressiv

Pubertät

In der Pubertät dominiert das immer deutlichere Gefühl „irgendwie anders zu sein“, Trottelchen, Chaot, Clown, Loser etc., aber „dazugehören zu wollen!“

Noch ist der Jugendliche egozentrisch, animistisch, artifizialistisch wahrnehmend und denkend hypersensibel, hyperreagiebel – trotz Empathiefähigkeit, Kreativität etc. Er ist ...

- desorganisiert
- hat sein Zeitfenster im Hier und Jetzt
- ist „selbstbestimmt“ („am Liebsten wäre ich schon 18!“)
- unfähig zur überlegt-reifen Entscheidung
- seelisch deutlich entwicklungsverzögert
- für andere „alles“ wissend und könnend – nur nicht für sich selbst

Die zentrale Frage lautet:

„Woher wissen die anderen, wann man den Mund aufmacht und wann nicht?“

Versteht es „miss“ (ca. ⅓ einer Aufforderung)
Interpretiert es „miss“ (gemäß der Erfahrung)
Handelt es „miss“ (macht kaputt, verliert, trödelt)

↗ ↑ ↖

emotionale Appelle	**Verhaltens-verschreibungen**	**entwertende Vorhaltungen**
„Es tut mir weh, dass du ...“ „Warum siehst du nicht endlich ein...?“ „Es muss auch was von dir kommen!“	bitten, jammern schimpfen, nörgeln	„Du bist ein Loser!“ „Mit dir muss man sich schämen!“
↗	↑ ↑	↖
zugewandt-emphatisch	überrascht-irritiert	wütend-erschöpft

überrascht-irritiert ↙ ↘

ängstlich hilflos ↓ **resigniert**

ärgerlich hilflos ↓ **doch irgendwie zur Einsicht drängend**

Gleichaltrigenkommentare
„Mit dem kannste Spaß haben!"
(Sport, Hochrisiko, Action, ausprobieren, mit allen „Kicks" jeder Art, ...)
„Wenn man ihn braucht, ist er da, sonst eben ein bisschen chaotisch – bis völlig exotisch"

Fremdkommentare
„So wie er engagiert sich niemand!"
bis
„Der hat an unserer Schule nichts zu suchen!"

↓

führen beim Jugendlichen zu
Identität ↔ Verwirrung

Bei Überbewertung der Eigenanteile
- sich selbst abwertend
- die Befürchtung der Befürchtung
- generierend (sich „reinsteigern")
- sich ständig rechtfertigend
- sich gemobbt fühlend
- sich sehr disziplinierend,
- perfektionistisch anmutend

Bei Unterbewertung der Eigenanteile
- andere abwertend
- „plattwalzend"
- anderen Schuld zuschiebend
- andere mobbend
- kontrollierend
- „Ist mir doch egal!"

und je nach Umfeld/„Nische"

z. B. **Selbstschädigendem Verhalten** (aus Schmerz wird kurzfristig Befreiung!)	z. B. **fürsorglich** helfend „nett", „lieb", harmoniesüchtig	z. B. **„Tyrann"** „Narzisst" ...	z. B. **führend** andere beratend organisierend unterstützend
Essstörung Substanzmissbrauch wie Alkohol, Nikotin	atypische, lavierte, affizierte Depression	„dissoziale Person" „Verkehrsrambo"	Aktionssucht wie High Risk Sport, waghalsige Spekulationen
Aktivierungssucht wie Kaufsucht, PC-Spielsucht			harte Drogen Alkohol, Nikotin ...
Angststörung Dysthyma			atypische, lavierte affizierte Depression

Erwachsenenalter

Im Erwachsenenalter ist es immer noch „so“ – mit entsprechender „Identitätsentwicklung“ und dem großen Wunsch, alles irgendwann „ganz anders“ zu machen.

Noch immer zum Teil mit „Willen und Verstand“ kompensiert/egozentristisch, für andere „alles“ könnend und wissend – d. h. unbewusst „erziehend“, nicht unbedingt eine „reife Persönlichkeit, die in sich ruht“

mit entsprechenden „Kommentaren“ des Partners, der Kollegen, später der eigenen Kinder

Finden des eigenen „Lebensstils“?

z. B.

- als Lebenskünstler?
- als „Genie“?
- als „Lebensbruchpilot“?
- als sich durch andere, durch Aufgaben definierend?

frühes Erwachsenenalter

und immer noch „leicht“ (?) desorganisiert, mit einem „Zeitfenster im Hier und Jetzt“, hypersensibel, kritikempfindlich, extrem in den Emotionen, ...
(sich „im anderen verlieren und finden“...)

„Bist du sicher, dass die/der zu dir passt?“

„Wann lernst du endlich...?“

„Sei doch vorsichtig, rücksichtsvoll...?“

Im Beisein anderer:
„Wenn er mir nur weniger Kummer machen würde...“
„Nie macht er..., ständig vergisst er... etc.“

Ausbilder/Arbeitgeber

„Würden Sie bitte etwas rascher...“
„Sie müssen schneller werden!“

„Das geht so nicht...!“

„Reißen Sie bitte nicht alles an sich...!“

„Super Leistung!“

Partner/in
(nach Ablauf der „Hochphase“)

„Warum machst du ... nicht!“
„Nie hörst du mir zu!“

„Liebst du mich noch?“

„Du bist mit deinem Job verheiratet!“

„Interessiert dich dein Sohn eigentlich?“

im sozialen Miteinander/Rivalisierung im Privaten/der Arbeit
Intimität und Solidarisierung ↔ Isolierung

Erwachsenenalter

Bei der Arbeit, dem Zusammenleben in der Ehe, in der Auseinandersetzung mit Veränderungen, Entwicklungen, Trends, Traditionen, dem Versorgen der eigenen Familie, der Verantwortungsübernahme („wenn ich mal groß bin, dann…“) – sich ständig rechtfertigend, rausredend – oder das Gegenüber „plattwalzend“, …

↑

„Sei doch nicht so stur!“

„Mach doch mal langsam!“

„Denk doch auch mal an dich!“

„Sind wir dir eigentlich noch wichtig?“

„Es kann doch nicht immer nach deinem Kopf gehen!“

Aus dem beruflichen Umfeld:
Bei gutem Erfolg:
Anerkennung, Lob, Geld,
aber auch Neid und Missgunst…

Aus dem privaten Umfeld:
bei Erfolg:
Anerkennung(?) – die Bezeichnung „Workaholic“, Neid, …

„Es ist peinlich, wenn du…“
(und das alles leider auch im Beisein anderer, den Betreffenden „vorführend und bloßstellend“)

↓

Generativität ↔ Selbstabsorption
(„Du hast mich so kennen gelernt und geheiratet!“)

↓ **Sendungsbewusstsein** ↓ **Rückzug**

Reifes Erwachsenenalter

immer wieder sehr „egozentristisch“, aber dabei oft (fast zu) fürsorglich, großzügig – oder genau gegenteilig – misstrauisch, gereizt

„Auch du wirst mal älter…“ „Stur wie ein Panzer!“ „Er ist halt so…!“

„Kann es dir denn keiner recht machen?“ „Was soll ich den nur tun, dass du…?“

„Sei doch nicht so ein Ekel!“

„Kannst du nicht mal… gönnen?“
auch mit Bloßstellungen, Vorführungen etc.

↓

Integrität ↔ Verzweiflung, Lebensekel

Menschen können Gefühle erkennen und „vorsätzlich bis zu einem bestimmten Grad" kontrollieren und sie können „entscheiden", welche Objekte und Situationen sie zulassen wollen – Menschen mit ADHS haben hiermit große Probleme!

III Was kann man tun im Rahmen des ETKJ ADHS?

1 Voraussetzungen für ein verbessertes Konfliktmanagement und entspanntere Kommunikation im Alltag

In aller Regel hat sich bis jetzt vieles an Fragen, Irritationen und Ärgernissen aus der Kummerrunde „aufgelöst". Dies vor allen Dingen, weil sehr betont wurde, dass das Hauptproblem bei ADHS eben nicht nur die Hyperaktivität, die Konzentrationsschwäche ist, sondern das „schnell kippende Gefühl", das „Ausrutschen auf dem Gefühl", d. h. das sich Hineinsteigern, ohne es zu merken und ohne es stoppen zu können. Das heißt natürlich, einige deutlich selbst betroffene Elternteile kommen selbst rasch an ihre Grenzen, da es ihnen ja genauso geht – und manche beginnen, sich sogar zu irgendeinem Zeitpunkt selbst zu „outen" oder fragen den Trainer in einer Pause, ob es sein könne, dass auch sie unter der Symptomatik von ADHS leiden.

> Es darf in keinem Fall zu irgendeinem Zeitpunkt dazu kommen, dass der Trainer jemanden direkt darauf anspricht, dass er die Vermutung hat, die Person könne betroffen sein. Er kann aber darauf hinlenken, indem er immer mal wieder beiläufig erwähnt, dass die Konstitution ja genetisch bedingt ist, „durch die Familien läuft" und Menschen mit ADHS „unter sich bleiben", wie es die praktische Alltagserfahrung zeigt. Allerdings eher vor sich „hinschauend", niemals mit Blickkontaktaufnahme zu einer bestimmten Person.

Ab und zu treten bei der Fragerunde bei einigen Teilnehmern Zustände von Hoffnungslosigkeit oder Verzweiflung auf, vor allen Dingen, wenn nicht nur ein Kind betroffen ist.

Beispiel:
„Oh Gott, wie wird das weitergehen?" „Wie soll nur aus meinem Kind was werden?" „Ich weiß nicht, wie ich das alles schaffen soll!"

Dies löst selbst bei „Skeptikern" oder auch zunächst sehr distanzierten Elternteilen häufig aus, dass sie sich jetzt doch vermehrt öffnen und sich zum Teil auch einbringen.

An dieser Stelle ist der Trainer gehalten (wie immer freundlich-direktiv), rasch zu kontern: „Bitte geben Sie mir jetzt einfach noch Zeit, bis wir all das angeschaut haben, was man verändern kann, weil etwas umzudenken und zu versuchen, etwas anders mit ihnen zu reden, oftmals wirklich Verbesserung bringt."

Wichtig!
Es muss dringend darauf geachtet werden, den Eltern auch bei Widerständen dieser Art aufzuzeigen, was machbar ist (belegt an kleinen Beispielen). Eventuell gilt es, nochmals auf einige Aspekte der neurobiologischen Hintergründe zurückzugreifen. Der vermittelte Stoff ist komplex, muss erst mal „sacken".

Eine Widerstandsdiskussion gar mit Interpretation oder subjektiver Bewertung durch den Trainer ist im ressourcenorientierten Ansatz des ETKJ ADHS tabu.

Beispiel:
Eine Mutter äußert sich völlig hoffnungslos: „Das schaff' ich nie!"
Trainer: „Ihre Kinder sind schon 4 und 7 Jahre alt. Gehen die bei Rot über die Ampel?"
Mutter, völlig entrüstet: „NEIN!"
Trainer: „Bei dem Kleinen war die Straßenverkehrserziehung sicher nicht ganz einfach, so wild wie der ist, oder? Und haben Sie es geschafft?"
Mutter: „Hmm, ja...."
Trainer (lächelt die Mutter an): „Sie scheinen nicht so ganz genau zu wissen, was alles in Ihnen steckt?"
Die Mutter strahlt, das Training kann weiterlaufen.

Wichtig!
Die „Kontrollüberzeugungen" selbst betroffener erziehender Erwachsener (selbst wenn auch nur in geringer Ausprägung) sind in aller Regel eher negativ. Diese „Überzeugungen" resultieren aus der eigenen Lerngeschichte, werden in aller Regel nicht geäußert, laufen aber quasi als „Dauerbandschleife" hintergründig im Leben mit:

„Ich bin weniger wert als andere."
„Ich habe nicht viel Kontrolle über mein Leben."
„Wenn ich versage, zeigt das nur meine persönliche Unfähigkeit."
„Ich kann meiner Umgebung wenig bieten, wenn überhaupt irgendwas – außer Kummer und Kopfweh."
„Die Welt ist schlecht und unfair."
„Wenn ich erfolgreich bin, dann, weil ich halt Glück hatte oder sich eine günstige Gelegenheit bot."

Viele selbst betroffene Elternteile haben ihrerseits viel Tadel und Kritik erfahren – und können damit genauso schlecht umgehen wie ihre Kinder und Jugendlichen – leider ebenso wenig auch mit Lob. Entsprechend benötigen sie indirektes Hinführen zu ihren Verhaltensaktiva und Ressourcen, wie bei den Kindern mit Verstärkung ihrer Anstrengungsbereitschaft.

Die häufigen Schuldzuweisungen Eltern von Kindern/Jugendlichen mit ADHS gegenüber sind nicht nur völlig unnötig, da viele selbst betroffene Elternteile dies oft im Übermaß nahezu täglich sich selbst gegenüber „erledigen". Schuldzuweisungen erweisen sich auch als schädlich, Kräfte zehrend, Hilf- und Hoffnungslosigkeit triggernd.

Therapieziel des ETKJ ADHS im „multimodalen Therapieansatz" bei ADHS ist nicht „Heilung",

sondern

Kompetenz im Umgang mit dem Wahrnehmungs- und Reaktionsstil bei ADHS.

Das Motto ist: Nicht gegen die Symptomatik und die Folgestörungen ankämpfen, sondern lernen, damit umzugehen.

Zu diesem Zeitpunkt ist im Elterntraining in aller Regel klar, dass die Kinder und Jugendlichen nicht „richtig" wahrnehmen und leider auch nicht „richtig" wahrgenommen werden.

Unter Umständen ist es noch einmal notwendig zusammenzufassen, dass ADHS eben eine Störung der Selbstregulation ist, bei der zu wenig aus Erfahrung gelernt werden kann, um das Leben, wie andere es können, quasi „automatisch" sich immer besser anpassend bewältigen zu können.

Wiederholt werden muss unter Umständen, dass Kinder und Jugendliche

- eben nicht mit Schulstart abstoppen, abwarten und eine Frustration aushalten können,
- eben nicht Denken vom Gefühl trennen können (was normalerweise in der Grundschulzeit erfolgt),
- eben nicht die Erfahrung vom Reaktionswunsch und von der Reaktion trennen können,
- eben nicht automatisch spätestens mit zwölf Jahren die Perspektive wechseln können,
- eben nicht ständig Alternativen in Betracht ziehen können und entsprechend „einbauen" können in ihr Denken und Handeln,
- eben nicht Verhalten (verbal und nonverbal) auf ein Ziel hinarbeitend, der jeweiligen Situation entsprechend auswählen können,
- eben nicht ihr Verhalten (verbal oder nonverbal) verändern können, sofort dann, wenn neue Aspekte hinzukommen,
- eben nicht immer und sofort den richtigen Hinweis- oder Signalreiz finden können, um sich entsprechend umzuorientieren.

2 Voraussetzungen für den Umgang mit ADHS

2.1 Erkennen der Leistungsinseln der Kompetenz

An dieser Stelle wird angeregt, sich einmal Gedanken zu machen, welche Begabungen die Kinder/Jugendlichen neben ihren Diagnosen haben. Der Trainer zählt dabei beispielgebend auf, dass er z. B. Kinder kennt, deren technische Begabung später zu einer erfolgreichen Nische im Beruf genutzt werden konnte, eine ausgeprägt musikalische Begabung bei einem Jugendlichen dazu führte, dass er noch während seiner Schulzeit ein Musical selbst komponierte, inszenierte und so überzeugend aufführte, dass er dafür den Preis einer mittleren Großstadt erhielt. Seine 11 Punkte im praktischen Musikabitur konnte er dank seiner Gesangslehrerin „gut wegstecken", die kommentierte: „Denk dir nichts, das ging mir ähnlich und dann erhielt ich als einzige einen heiß umkämpften Platz im Konservatorium!" (– den der Jugendliche bereits schon vor seinem Abitur hatte).

Wichtig!
Die Begabungen und Interessen spielen bei Kindern und Jugendlichen mit ADHS eine ganz entscheidende Rolle, um herauszufinden, in welchem Bereich sie später einmal beruflich erfolgreich sein können.

Jugendliche und junge Erwachsene „überreden" zu wollen, etwas zu lernen oder zu studieren, weil es „vernünftig" ist, führt in aller Regel nicht zum Erfolg, vor allen Dingen nicht zu einer echten inneren Zufriedenheit.

Beispiel:
Der 36-Jährige erklärt nach seiner Diagnostik der völlig verblüfften Therapeutin, dass in der Schulzeit sein Lieblingsfach Nr. 1 Deutsch und Nr. 2 Geschichte war. Seinen Beruf als Steuerberater habe er nur ergriffen, da sein Vater beschlossen hatte, dass er später mal dessen Kanzlei übernehmen soll. Dieser Beruf liege ihm aber überhaupt nicht, er mache Fehler, die sein Vater verständlich, aber heftig rüge – und bekanntlich sei er ja vor kurzem zusammengebrochen, weil er den ganzen Misserfolg nicht ertragen habe. Jetzt nach der Diagnose sei er sich seiner Sache sicher, er sattle auch gegen den Willen des Vaters um. Er habe schon ein Volontariat bei einer großen Tageszeitung in Aussicht, er werde Journalist. Zwei Jahre später erfährt die Therapeutin, dass er inzwischen als Journalist arbeitet und sich pudelwohl fühlt.

Leider versuchen manche allerdings auch aus Angst, sich willentlich kompensiert sehr anzustrengen (was besonders „gut" gelingt, wenn hintergründig eine ängstliche Disposition besteht, eventuell ergänzt durch eine gewisse Penibilität, die bis zur Zwanghaftigkeit gehen kann). Manche Elternteile kennen das von sich, müssen vieles immer noch mal kontrollieren – unter Umständen mit langen Checklisten, aus Angst vor dem Vergessen z. B. bei Ferienvorbereitungen.

Wichtig!
Kompensiert werden kann der Wahrnehmungs- und Reaktionsstil von ADHS mit zum Teil sogar überdurchschnittlicher „Funktionsfähigkeit" – wenn auch etwas anders,

- wenn Interesse besteht,
- wenn durch soziale Anerkennung Ehrgeiz entsteht,
- in einem herausfordernden Tätigkeitsfeld,
- in Anwesenheit einer optimalen „Steuerungsperson".

Beispiel:
Ein Vater von zwei Jugendlichen berichtet, dass er in letzter Zeit immer häufiger nach dem Abstellen seines PKWs noch einmal zu seinem Auto zurück läuft, um zu kontrollieren, ob er es auch wirklich abgeschlossen hat. Bei den modernen Multifunktionsschlüsseln vieler PKW muss man nur noch auf den Knopf drücken. Er sei sehr oft in Eile, habe sich beim Drücken des „Knöpfchens" schon weggewendet vom Auto, registriere das Blinken nicht mehr und sei sich dann nicht sicher, ob das Auto auch abgeschlossen ist.

2.2 Positive Eigenschaften bei ADHS

Gerade in Trainings von Elterngruppen älterer Jugendlicher und junger Erwachsener ist das Thema Ausbildung/Beruf sehr relevant. Bisweilen kommt eine Diskussion darüber auf, ob es bestimmte Berufsgruppen gebe, die besonders gut für ADHS geeignet sind.

Für die Erziehung, den Therapieerfolg und später für die Berufswahl wichtig ist die Wertschätzung und Nutzung der positiven Eigenschaften der Kinder/Jugendlichen wesentlich, wie unter anderem:

- der ausgeprägte Gerechtigkeitssinn (nicht nur für sich, sondern auch für andere)
- die spontane Hilfsbereitschaft und Fürsorglichkeit, wenn die Hilfsbedürftigkeit von jemandem erkannt wird
- das „zupackende Schaffen" (körperliche Arbeit mit Geschicklichkeit und/oder Krafteinsatz)
- die Kreativität und die Fähigkeit zu fantasievoll-innovativem Denken
- die ausgeprägte Liebe zu Tieren und Natur
- die interessierte Offenheit und das „Elefantengedächtnis" für subjektiv interessante Details und Zusammenhänge
- der gute Orientierungssinn
- die hervorragenden, impliziten Gedächtnisfunktionen mit der Fähigkeit, in einer herausfordernden Situation rasch den Überblick zu haben und dann hochaktiviert völlig souverän blitzschnell richtig reagieren zu können, mit beeindruckender Handlungssicherheit und Ausdauer
- der ausgeprägte Charme

- die Zähigkeit, das „Stehaufmännchenphänomen"
- das nicht Nachtragen und das spontane wieder einlenken können nach Konflikten (wenn sich das Gegenüber ehrlich und aufrichtig entschuldigt hat)

Speziell in Helferberufen (Krankenschwester, Rettungsassistent, Polizist, Therapeut, Lehrer, speziell auch Sonderpädagoge, Arzt, aber auch Jurist, Pfarrer, Rechtsanwalt), in herausfordernden Tätigkeitsfeldern z. B. in der IT-Branche, im Journalismus, aber auch im handwerklichen Bereich (oft verbunden später mit Selbstständigkeit), oder auch als Außendienstler im Vertrieb sind später viele erfolgreich. Die Fähigkeit, hyperfokussieren zu können, bewirkt nicht selten im Berufsfeld der eigenen Wahl die notwendige Überausdauer. Von der Reizoffenheit wird profitiert, wenn wirklich „alles" registriert wird und man in seiner „Nische" immer sicherer wird durch positive Rückmeldungen.

Ein Vater in einem Elterntraining:
„Genau, ich zelebriere mein ADHS: Wie Sie sehen, bin ich charmant, offen, kann in meiner Impulsivität schnell auf andere zugehen und finde immer noch ein Argument. Ich bin ein sehr erfolgreicher Verkäufer italienischer Landwirtschaftsmaschinen als Bayer in China".

Viele fühlen sich später auch in kreativen Berufen, im Hochrisikobereich wohl – wesentlich weniger in der Verwaltung, am Fließband, in Berufen, die vor allem aus Routinetätigkeiten bestehen (z. B. überwiegend aus Büroarbeit). Viele Eltern sind hier bereit, etwas aus der eigenen Erfahrung beizutragen und bestätigen oft, dass viele Betroffene mit ADHS ihr Berufsziel häufig erst auf dem zweiten Bildungsweg erreichen, da die allgemein bildende Schule mühsam war und der Schulabschluss nur mittelmäßig gelang. (Darin erkennen sich viele Elternteile bis heute selbst wieder.)

In diesem Zusammenhang ist nochmals auf die seelische Entwicklungsverzögerung abzuheben, die eine Identitätsfindung oft erst im dritten Lebensjahrzehnt ermöglicht.

2.3 Ressourcenorientierte Intervention – eine „Zauberhilfe"

Gerade junge Kinder profitieren sehr von „gelenkter" Beschäftigung, helfen tatsächlich auch sehr gerne im Haushalt mit – wenn man sie lässt und sie nicht ständig verbessert und korrigiert.

Beispiel:
Eine Mutter fragt in diesem Zusammenhang den Trainer: „Muss ich jetzt immer Animateur oder Pausenclown sein? Ich muss doch erwarten können, dass mein 6-Jähriger auch mal zwei Stunden alleine Beschäftigung findet."

Trainer: „Aber sicher doch – Beschäftigung allein findet Ihr 6-Jähriger auf jeden Fall, es ist nur die Frage, ob diese Ihnen dann gefällt."

Kochen, backen und danach wieder sauber machen, oder auch putzen, die Betten machen, ein Baby versorgen etc. macht Kindern mit ADHS nicht nur Spaß, sondern unterstützt sie auch indirekt in der Schule (beim Backen muss man messen und wiegen). Häufig genügt es schon, das Kind zu einer Tätigkeit anzuleiten und sich dann auszublenden, wenn das Kind in die Tätigkeit hinein gefunden hat, man muss es aber im Auge behalten, zwischendurch verstärken mit kurzen, knappen, jedoch positiven Rückmeldungen, um es „an der Stange" zu halten.

Was verbessert im besten Fall maskiert die Symptomatik von ADHS?

- hohe Strukturierung
- der Anreiz einer Situation
- subjektives Interesse
- positive 1:1-Situation
- viel Kontrolle/Supervision
- viel Belohnung/Feedback

Was verschlechtert die Symptomatik von ADHS?

- unstrukturierte Situationen/fließende Übergänge
- unklare Instruktionen
- häufiges Wiederholen von gut Bekanntem
- ständige zurechtweisende Korrekturen
- viel Ablenkung
- wenig Aufsicht während bestimmter Aktionen oder wenn Daueraufmerksamkeit gefordert ist
- plötzliche Notwendigkeit von „Umorientierung" (fremdbestimmt)
- kein oder wenig Feedback
- relativiertes Lob

Es gibt Situationen in denen man den Wahrnehmungs- und Reaktionsstil von ADHS regelrecht „nutzen" kann. Aktiv eingesetzt z. B. als Kartenleser auf dem Schulausflug, Hilfestellung-Gebender im Sport, als Streitschlichter mit Ausbildung, in der Jugendfeuerwehr, beim THW (in somit eindeutiger „Chef-Funktion") wird ein entsprechender Einsatz vom Kind oder Jugendlichen subjektiv sehr positiv bewertet (mit dann einer großer Anstrengungsbereitschaft, wie die jahrelange Erfahrung zeigt). Dies kann man aber auch im Alltag nutzen.

Beispiel:
Eine Mutter von drei Jugendlichen berichtet, dass sie inzwischen begriffen habe, was wohl in ihren Kindern vorgehe, wenn sie nach Hause kommen, die Schultasche und Kleidungsstücke erst einmal irgendwo in den Flur werfen. Das sei wohl das „Abschütteln" des vorhergehenden Stresses. Sie sei inzwischen dazu übergegangen, hier überhaupt nicht mehr gegenzuhalten oder zu schimpfen, zu ermahnen, sondern erst einmal

zum gemeinsamen Mittagessen zu bitten, bei dem sie gezielt vermeide, nach Abläufen aus der Schule zu fragen. Nach dem Mittagessen bestimme sie dann einen Jugendlichen freundlich zum „Chefsicherheitsbeauftragten" der Familie, der den Flur „verkehrssicher" macht. Das klappe gut!

An dieser Stelle ist erneut darauf hinzuweisen, dass es Formulierungen und Worte gibt, die ein Kind oder einen Jugendlicher mit ADHS regelrecht sofort „abstellen", wie „Du musst...", „Du sollst...", „Du hast Verantwortung für..." etc.

Beispiel:
Ein Lehrer hat zwei hyperaktive Jungen im Sportunterricht und weiß, dass nach einem bewegungsaktiven Spiel die motorische Unruhe und die Impulssteuerungsschwäche bei ADHS gesteigert ist, da sich solche Kinder nicht austoben können, sondern eher in ihrer Erregung immer mehr „hochkreiseln". Er weiß daher, dass es keinen Sinn macht, die ganze Klasse geschlossen in die Umkleidekabine zu schicken. Er wendet sich an den einen Jungen und formuliert: „Schieb' du Bock und Kasten in den Geräteraum, danke!" und weist den anderen Jungen an: „Sebastian, du legst alle Matten aufeinander, deine Kraft kenne ich ja, dank dir!". Mit Einsatz grober Kraft in der Einzelsituation können sich beide Jungs „herunterregulieren" und gehen zeitversetzt später in den Umkleideraum – wobei der Lehrer sinnvollerweise aber hinterher geht und präsent bleibt.

Es geht darum, nicht gegen ADHS zu kämpfen, sondern zu lernen, damit umzugehen.
Die Kinder und Jugendlichen brauchen lange in ihrem Leben positives „Coaching" mit warmer Empathie. Haben sie in jedem Lebensabschnitt zumindest einen Erwachsenen, der an sie glaubt und dies auch entsprechend zeigt, geht die Entwicklung in aller Regel recht gut – fehlt sie vor allen Dingen in der Phase der Pubertät über längere Zeit, ist die Entwicklung enorm gefährdet! Oft kann ein selbst betroffener Elternteil das nicht mehr leisten. Daher kann dies auch ein Nachbar, Onkel, Tante, Freund, Oma, Opa, Therapeut oder Lehrer sein.

2.4 ADHS – Das Syndrom der Extreme

Das Syndrom der Extreme – funktionelles Verstehen

Die Akzeptanz der Pervasivität des Störungsbildes (unabdingbar notwendig)

- Vergesslichkeit
  → oder aber: Elefantengedächtnis für Kleinigkeiten
- Nicht herangehen *können* an subjektiv schwierig Erscheinendes
  → oder aber: schnell etwas abhandeln
- Kein Gefühl für Gefahr
  → oder aber: extreme Ängstlichkeit (bis hin zu Panikattacken)

- Extrem schmerzempfindlich
  → oder aber: herabgesetztes Schmerzempfinden
- Generieren der Befürchtung der Befürchtung (bis hin zum „nilpferdgroßen inneren Schweinehund)“
  → oder aber: spontanes angehen in höchster Präsenz (wenn schnelles Handeln gefragt ist)
- Keine überlegt abgewogene Entscheidung treffen *können*
  → oder aber: extrem spontanes, impulsives Entscheiden (z. B. auch beim Geldausgeben)
- Nicht *nein* sagen *können* (oft extrem gutmütig)
  → oder aber: harsche Abfuhr erteilen (wenn genervt)
- Nicht gleichmäßig/regelmäßig aufräumen *können*
  → oder aber: extrem pingeliges Aufräumen (bis hin zum Zwang)
- Aufschieben (auch sogenanntes Trödeln)
  → oder aber: unreflektiertes Hineinstürzen (extrem schnell hintereinander weg; alles gleich und sofort)
- Ständiges sich „Rechtfertigen“ (bei Überbewerten der Eigenanteile)
  → oder aber: „Plattwalzen“ (bei Unterbewerten der Eigenanteile)
- Rigide oder stur (wenn auf etwas „eingestellt“)
  → oder aber: extrem flexibel (in „Super-Situation“)

2.5 Was hilft wirklich?

Dazu gilt es, die Funktionssteuerung zu kennen, um entsprechende Unterstützung geben zu können. Leider ist z. B. „unerwartet plötzlich jetzt!“

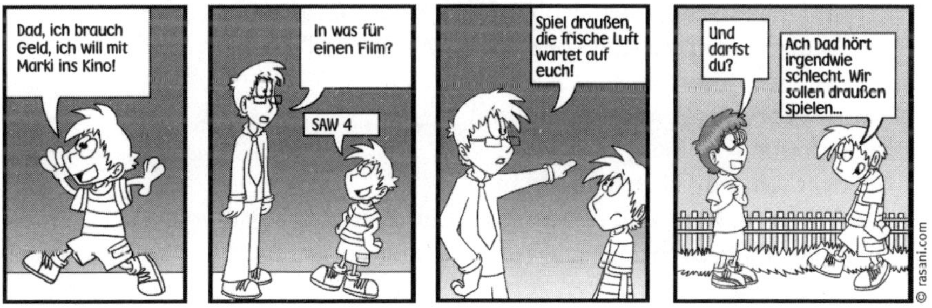
Dad, ich brauch Geld, ich will mit Marki ins Kino!
In was für einen Film?
SAW 4
Spiel draußen, die frische Luft wartet auf euch!
Und darfst du?
Ach Dad hört irgendwie schlecht. Wir sollen draußen spielen...
© rasani.com

Kinder und Jugendliche mit ADHS sind diejenigen, die kein Gefühl für Zeit und Zeitverlauf entwickeln, denen immer erst im letzten Augenblick noch etwas einfällt, die sich dann aber extrem anstrengen und somit natürlich nicht nachvollziehen können, dass man genau diesen Einsatz „in letzter Minute“ nicht entsprechend honoriert. Zu akzeptieren ist leider unabdingbar:

> **Kinder und Jugendliche mit ADHS erfahren keinen zuverlässigen Zusammenhang zwischen Bemühung und Ergebnis.**
> Kinder und Jugendliche mit ADHS sind im heutigen Schulsystem „schulanpassungsbehindert"
> ... und wären am liebsten mit einem Schulabschluss geboren.

Häufig ist in der Schule und in der Großgruppe eine echte „Integration" nicht möglich, sondern nur Akzeptanz und eine gewisse Toleranz der Symptomatik und ihrer Hintergründe im Sinne eines besonderen pädagogischen Förderbedarfs, aber nicht im Sinne der Notwendigkeit einer sonderpädagogischen Betreuung (v. a. nicht in einer Sonderschule für Erziehungshilfe). Dort treffen die Kinder und Jugendlichen auf andere mit sehr schwierigem Verhaltensrepertoire und lernen schnell dazu. Dies gilt ganz speziell auch für die zunehmend raschen Aufnahmen in Kliniken für Kinder- und Jugendpsychiatrie (wenn nicht besondere und gute Fachkunde dort gegeben ist).

Therapieerfolg gibt es nur bei maximaler Compliance der Bezugspersonen, vor dem Hintergrund und des Akzeptierens störungsspezifischer „Eigenschaften" der Kinder/Jugendlichen, die nicht veränderbar zu sein scheinen:

- die Hypersensibilität mit der extremen Personenbezogenheit
- der ausgeprägte Gerechtigkeitssinn
- das Schmusen-*Können* (Zulassen von Körperkontakt) nur dann, wenn man darauf eingestellt ist
- die seelische Entwicklungsverzögerung
- die schlechte Schrift bei schnellem Schreiben, bei dem typischen mangelhaften Dosieren-Können grober Kraft in der Grafomotorik
- das häufig Nicht-gut-auskommen-*Können* mit Gleichaltrigen (dafür aber sehr gut mit Jüngeren und Älteren)
- die ausgeprägte Stimmungslabilität
- die extreme Kritikempfindlichkeit
- die deutlich reduzierte Schlafdauer
- das Leben im Hier und Jetzt (und dadurch in der Krise)
- das nicht realistische Einschätzen-*Können* der eigenen Leistung, des eigenen Verhaltens, der eigenen Ausstrahlung
- das Nicht-sofort-erzählen/berichten-*Können* nach einer Situation (deutlich zeitversetzt später evtl. durchaus)

Wenn nicht gleichmäßig auf Wissen und Erfahrung zugegriffen werden kann, ist ein Lernen...

- aus Einsicht
- mit Übersicht
- mit Rücksicht
- mit Voraussicht
- und bei vielen auch mit Vorsicht

...schlicht nicht möglich. Auch die Fähigkeit zur Nachsicht entsteht oft erst sehr spät im Leben.

Das heißt im erzieherischen Alltag: Es hat überhaupt keinen Sinn mit solchen Begriffen in der Kommunikation zu operieren – z. B. auch nicht bei Zielvereinbarungen, die bei Hilfeplangesprächen der Jugendhilfe formuliert werden oder bei der Betreuung nach Konflikten durch „soziale Trainingsinseln" in der Schule.

Entsprechend wirken weder beratend noch therapeutisch Ansätze, die davon ausgehen, dass mit dem Betrachten eines Problems aus jeder Sicht dann schon die Lösung gefunden ist.

Ein automatischer Perspektivwechsel reift nicht heran!
Egozentrismus und Animismus persivieren – d. h.
zusammen mit der typischen Impulssteuerungsschwäche,
der Affektlabilität
müssen
Kinder und Jugendliche mit ADHS alles ausprobieren,
können
sich nicht wie andere etwas „sagen lassen",
nicht aus Erfahrung ausreichend lernen oder „Eingesehenes" beherzigen.

Zu akzeptieren ist auch:

Jugendliche mit ADHS und junge Erwachsene
nehmen im „Adoleszenten-Egozentrismus", der zusätzlich entsteht,
langanhaltend
alles persönlich, beziehen alles auf sich,
und
können sich nicht auf die „übliche Weise" erziehen,
korrigieren oder etwas vorschreiben lassen.

Oft hält leider auch lang die sogenannte „eidetische" Entwicklungsphase an (ein frühkindliches Phänomen des Vermischens von Realität und Fantasie).

Kinder und Jugendliche mit ADHS erkennen und reagieren nur
auf sehr starke Reize als Hinweis-/Signalreize
und brauchen
zur Verautomatisierung von Routinen,
zum Lernen von subjektiv Schwierigem oder Langweiligem,
zum Einüben von regelhaften Abläufen,
8–16-mal länger als Gleichaltrige.
(Goldstein, 1997)

Wenn allerdings etwas verautomatisiert ist, dann sitzt es – und dies verblüffend fest.

Beispiele:
Der Papa der 7-jährigen Larissa stellt fest, dass es ja gar keinen Sinn hat, ihr mehrere Aufträge hintereinander zu geben, wenn sie immer wieder Details vergisst. Er ist abends nervenstärker als die Mama und übernimmt das abendliche Bettritual. Er erklärt seiner Tochter, dass sie sich nicht wundern soll. Er sei jetzt eine Weile eine „Schallplatte mit Sprung". Er stellt sich an die Badezimmertür und sagt: „Larissa, Zahnbürste nehmen, gut. Zahnpasta drauf, die Zahnpastatube wieder zu. Prima! Bürste nass machen. In den Mund, gut. Oben putzen, ok, noch ein bisschen, jetzt unten, gut..." Das macht er jeden Abend – unaufgeregt. Nach knapp drei Wochen meint Larissa: „Kannst jetzt aufhören Papa, ich kann's jetzt!" Was stimmt.

Der 8-Jährige wird spät abends nach einem Fest müde und mit einem beginnenden Infekt ins Bett gelegt und äußert im Halbschlaf: „Mama ich habe die Zähne noch nicht geputzt." Die Mutter putzt ihm oberflächlich im Liegen ein bisschen die Zähne. Am nächsten Morgen äußert der Junge von sich aus: „Mama, jetzt muss ich die Zähne heute Morgen nicht nur drei sondern sechs Minuten lang putzen!"

Eine Mutter berichtet von ihrem 4-Jährigen, dass es immer wieder Widerstände gab mit dem Sichern des Kindes im Kinderrückhaltesystem – sie sei aber „eisern" geblieben. Der Junge habe es geschluckt und bis heute könne niemand losfahren, der nicht angeschnallt ist. (Jahre später berichtet sie genau dasselbe von ihrem 20-jährigen Sohn immer noch.)

Leider ist ebenfalls zu akzeptieren und dadurch eben in der Art der Kommunikation zu berücksichtigen, dass bei allem subjektiv negativ Bewertetem die Vigilanz und Aufmerksamkeit regelrecht „wegsacken".

Das Kind/der Jugendliche mit ADHS „schaltet" ab oder reagiert sofort überreizt bei subjektiv störend empfundenen Reizen oder Lärm.

Jegliche Form der Kommunikation wird „nicht verstanden" bei
- negativer Klangfärbung der Sprechstimme – bis hin zur Blockade,
- Verbalisationsredundanz (zu weit ausholen, Wiederholung von Bekanntem),
- ständig andersartigen Erklärungen,
- subjektiv negativ empfundenen „Reizwörtern" („nie", „immer", „ständig", „lernen", „aufräumen"),
- subjektiv negativ empfundenen Satzanfängen („Wie oft muss ich dir noch sagen...?", „Wann lernst du endlich...?")
- monotoner Sprecherstimme,
- zu komplexen Formulierungen,
- unbekannter Dialektfärbung der Sprache.

Die sogenannte innere Wachheit oder Vigilanz scheint das Maß für die Gesamtheit der zur Verfügung stehenden geistigen Leistungsfähigkeit zu sein. Und die ist als Basis für jegliche Aufmerksamkeits- und Konzentrationsleis-

tung nur dann bei ADHS gegeben, wenn eben subjektives Interesse, Motivation da ist oder der Kontext als positiv erlebt wird.

Eine syndromtypische „Fehlhörigkeit/Fehlsichtigkeit“ bedeutet:
- „nur“ hören und sehen zu *können*, was subjektiv interessant, neu und wichtig erscheint,
- „alles“ hören und sehen zu *müssen*, was subjektiv interessant, neu und wichtig erscheint.

Hörenkönnen bedeutet hier: vollständiges, sinnerfassendes und bedeutungsstiftendes Zuhören; Sehenkönnen bedeutet dementsprechend sinnerfassendes und bedeutungsstiftendes Erkennen. Schwierig ist es besonders für Menschen mit ADHS und Hochbegabung, dass sie eine besonders ausgeprägte Geräuschempfindlichkeit haben, was auch bei Motivation leider sehr einschränkend sein kann.

Nicht nur bei Kindern und Jugendlichen, sondern auch bei Erwachsenen mit einer Disposition zu ADHS, muss die „Voraktivierung“ der Aufmerksamkeit von einer Sache oder Person ausgehen.

Betroffene mit ADHS können nicht einfach sagen, „ich will“ – und dann geht es. Aufgenommen wird nur, was subjektiv ein gutes Gefühl macht.

Kein Kind mit ADHS steht morgens mit dem festen Vorsatz auf, seine Umwelt zu ärgern (zumindest nicht zunächst).
Aber:
Es „ereignet“ sich mehr als dass es sich „verhalten“ kann.

Leider entwickelt sich bei zunehmendem Misserfolg und ungeschicktem Gegensteuern häufig Abwehr und tiefe Verärgerung durch subjektiv ungerechte Behandlung – und dann kann morgens schon der pure Anblick des Geschwisterkindes Anlass für schlechte Stimmung sein.

Dennoch aber gilt: ADHS ist eine Erklärung – keine Entschuldigung.

Es kann nicht angehen, dass ein Jugendlicher sagt: „Ok, ich hab’ ADHS, lasst mich mit dem Aufräumen in Ruhe!“

Auch bei Gerichtsverfahren gilt ADHS nicht als Basis für Exkulpierung oder Strafmaßreduktion, sondern kann höchstens dazu führen, dass länger im Leben das Jugendstrafrecht angewendet wird.

3 Grundsätzlich notwendige Einstellungsänderungen

Alle Menschen (nicht nur die mit ADHS) können nur wirklich effektive, willentlich gesteuerte geistige Leistung erbringen, wenn sie auf einem mittleren Erregungsniveau sind. Bei der „anderen Netzwerknutzung des Gehirns“ bei ADHS mit der entsprechenden „anderen“ Funktionssteuerung schießt allerdings das Erregungsniveau aus oft kleinstem Anlass den Betroffenen regelrecht auf die Palme.

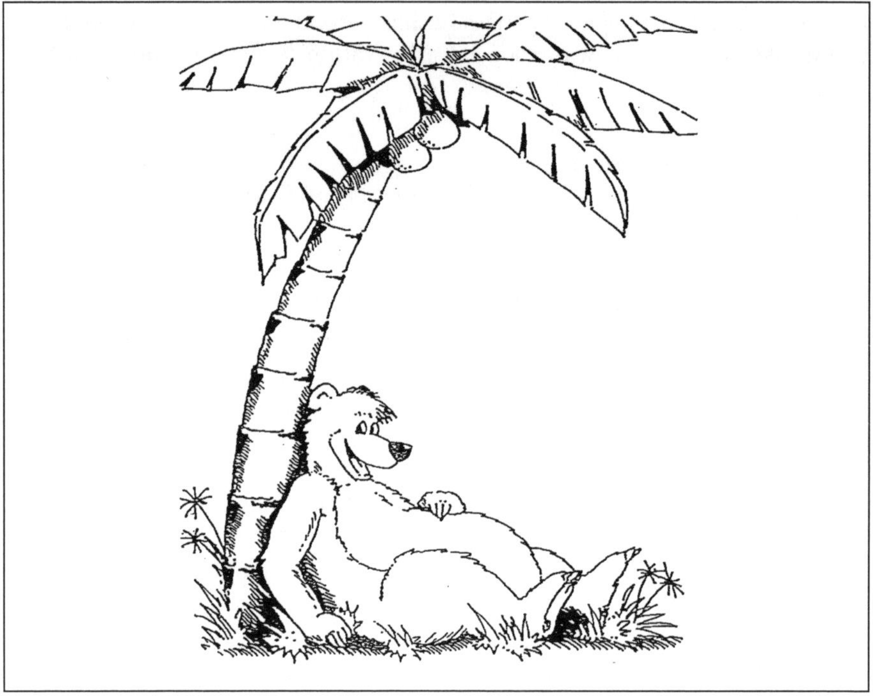

Abb. 13: Der abgestellte Affekt (aus: Neuhaus 1996 © Urania Ravensburger, Berlin)

Der Bär Balu aus dem Dschungelbuch am Fuße der „Palme der Erregung“ wurde von Neuhaus 1995 als Vorstellungsbild gewählt, um mit Konfliktsituationen mit dem sogenannten „abgestellten Affekt“ (nach Asperger) umzugehen. Dies bedeutet, Affekt-/Gefühlsausbrüche nicht persönlich zu nehmen – leichter gesagt, als getan.

Damals war die Überlegung, dass Eltern sich vorstellen sollten, bei Konfliktsituationen eben nicht wie das berühmte „HB-Männchen“ in die Luft zu gehen, sondern gelassen am Fuße der Erregungspalme zu verharren.

Damals wurde im Elterntraining zu erläutern versucht, dass man sinnvollerweise mit „Ruhe und Gemütlichkeit“ auf großen Fußsohlen und breitem

Kreuz „Bodenhaftung" behält – allerdings meinten dann viele Eltern, dass sie sich mit sehr viel Kraft und Anstrengung regelrecht am „Fuße der Erregungspalme" festklammern oder -ketten müssten. Die hypnotherapeutisch induzierte gewünschte Gelassenheit (wie die Autorin sich das damals vorstellte) scheint real, jedoch eben gerade nicht v. a. im Affekt durch ein Vorstellungsbild sozusagen per Knopfdruck herstellbar zu sein.

Was aber sehr hilfreich war und weiterhin ist als „Einstellungsänderung", sind „die pelzigen Öhrchen". Die Ohren des Balu, dicht mit Pelz besetzt, wurden empfohlen als notwendiger „Filter" bezüglich der in der Wut impulsiv geäußerten hässlichen Bemerkungen, Schimpfworte, dem Sprechdurchfall etc.

> Die im Affekt/im Gefühlsabsturz geäußerten Schimpfworte (auch übelster Art) sind nicht primär gegen ein Elternteil *in seiner Person* gerichtet, sondern
>
> *gegen die Facette der Rolle, die die Bezugsperson gerade spielt.*
>
> So ist die Mutter in dem Moment, in dem sie möchte, dass das Kind aufräumt, augenblicklich und sofort der „Tyrannosaurus Rex" persönlich, beim Einfordern des Übens eines Musikinstruments oder beim Lernen der Vokabeln etc., der „Drache Malzahn" (aus dem Buch von Michael Ende: Jim Knopf und Lukas der Lokomotivführer).

Diese Einstellungsänderung ist zentral im ETKJ ADHS und muss unter Umständen noch mit einigen weiteren Beispielen unterlegt werden.

Beispiel:

Eine Mutter sagt: „Genau. Immer wenn mein Mann ruft ‚Schatz komm mal schnell.', scheint er wirklich zu erwarten, dass ich jetzt sofort und auf der Stelle verfügbar bin – völlig egal, ob ich gerade koche, die Hände im Kuchenteig habe, gerade auf der Toilette sitze oder in der Badewanne. Und wenn ich nicht sofort reagiere, sucht er mich und äußert, wenn er meiner ansichtig wird, ‚Was machst DU denn da gerade?' – und dies ziemlich unwirsch."

„Meine beiden Söhne gehen die Treppe rauf oder runter und brüllen mir laut irgendetwas zu, was ich dann oft nicht verstehen kann. Spreche ich sie darauf an, dass ich sie schlecht verstehen kann, wenn sie in die entgegengesetzte Richtung reden, in der ich bin, meinen sie entgeistert: ‚Wie, du verstehst mich nicht, wenn ich auf der Treppe bin?'"

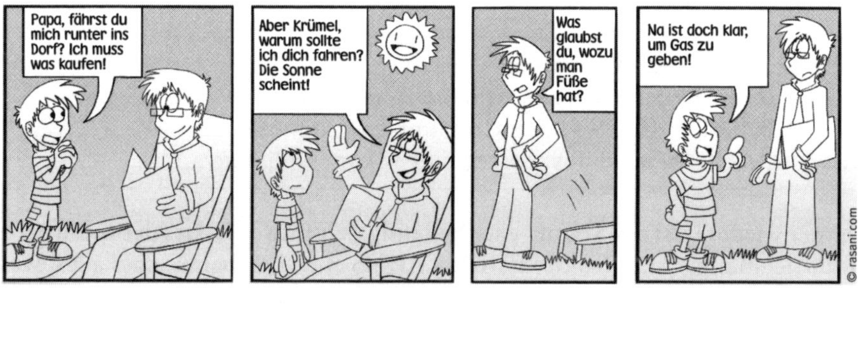
Papa, fährst du mich runter ins Dorf? Ich muss was kaufen!
Aber Krümel, warum sollte ich dich fahren? Die Sonne scheint!
Was glaubst du, wozu man Füße hat?
Na ist doch klar, um Gas zu geben!
© rasani.com

Eine Erwartungshaltung entsteht blitzartig uneingedenk dessen in welcher Situation das Gegenüber sich gerade befindet (der Vater kommt gerade aus der Stadt...).

Ist man darauf eingestellt, dass für Kinder und Jugendliche mit ADHS unerwartet plötzlich „jetzt“ ist, dass sie sich blitzschnell von etwas überfallen, überfordert, geärgert fühlen, sie aber selbst ihrer „Spontanidee des Gehirns“ sozusagen „unbewusst“ folgen und etwas sagen, bevor sie darüber nachgedacht haben (ohne dass sie dies wirklich beabsichtigen), gelingt der Umgang mit solchen Situationen einfach leichter.

ADHS ist wohl das Syndrom der ständigen Missverständnisse – denn in vielen, wie den oben geschilderten Situationen, will niemand dem anderen – eigentlich – Ungemach bereiten.

Es ist allerdings im Elterntraining wesentlich, wirklich „hervorzuheben“, dass in jeder Sekunde, in jeder Minute, in jeder Stunde, an jedem Tag, und dies monate- und jahrelang aus heiterem Himmel irgendetwas „passieren“ kann.

Beispiel:
Die Mutter eines 4-Jährigen berichtet: „Mein Sohn wünschte sich sehnlichst einen Spielzeug-LKW, den er zuvor auf einem Spielzeugprospekt gesehen hatte. Als Belohnung für eine besondere Leistung sollte er ihn auch bekommen. Im Geschäft an der Ecke drückte ich meinem kleinen „Oberwusler“ den LKW sofort an der Kasse in die Hand, damit seine Fingerchen beschäftigt waren. Was ich nicht sehen konnte, war, dass er bereits auf dem Gehsteig vor der offenen Ladentür die Taube erblickt hatte – und plötzlich war er weg. Ich konnte gerade noch hinterher hechten und ihn im letzten Moment zu fassen bekommen, als die Taube gerade wegflog und der LKW schon da war...“

Es ist nicht nur der Geschwisterstreit aus nichtigem Anlass, der vergessene Turnbeutel, die zum wiederholten Mal verlorenen Handschuhe, die zerrissene Hose, von der man überhaupt nicht weiß, wieso sie jetzt ein Loch hat, die schlechte Note, das umgestoßene Glas, der wiederholt nicht heruntergetragene Mülleimer, die Haufen von Kleidungsstücken im Zimmer von Jugendlichen, die trotz mehrfacher Aufforderung nicht heruntergebrachten Geschirrteile und Flaschen, die nicht enden wollenden Telefonate der Teenager etc., auf die man sich einstellen muss.

Und: Je besser man darauf eingestellt ist, desto flexibler kann man reagieren.

> Ein bisschen Galgenhumor gehört dazu:
> ... aus dem Chaos sprach eine Stimme zu mir:
> „Lächle, und sei froh, es könnte schlimmer kommen!“
> „... und ich lächelte und war froh, und es kam schlimmer...!“

Immer wieder lässt der Trainer eher beiläufig „einfließen“, dass der spezifische Wahrnehmungs- und Reaktionsstil bei ADHS eben beinhaltet, dass alles, was

neu, interessant und spannend ist, gesehen und gehört und registriert werden muss – leider auch „Elternfehler".

Das Modellverhalten, die eigene Konfliktbewältigung, auch im Umgang mit anderen, wird überdeutlich registriert. Und leider oft auch entsprechend imitiert, da das sogenannte „Allmachts- oder Riesenphänomen" des Animismus nicht, wie bei anderen Kindern, sich zwischen dem 5.–6. Lebensjahr deutlich reduziert und während des Grundschulalters völlig zurück bildet, sondern noch lang erhalten bleibt. Leider fällt man mit Kindern und Jugendlichen in der Familie und oft auch im Umfeld immer wieder auf. Speziell für Eltern von kleinen Kindern ist dies sehr belastend, da sie ja oft erleben, dass ihre Kinder sich im Affekt sogar auf den Boden werfen, den Kopf auf den Boden schlagen, extrem brüllen etc.

Also gilt: Ist der Ruf erst ruiniert, lebt sich's völlig ungeniert!

Viele Eltern reagieren ausgesprochen entlastet, wenn genau dies angesprochen wird. Die Scham ist oft so groß, weil Familien oft nicht nur ausgegrenzt werden, sondern sich auch von sich aus zurückziehen und abkapseln.

Beispiele:
Ein Kinderarzt bricht etwas entnervt einen Hörtest ab, weil der 6-Jährige „verweigert".

Die 5-Jährige soll mit den Eltern vom Kindergartenfest nach Hause gehen, wozu sie gar keine Lust hat, sich aber dann wütend umdreht und auf die befahrene Straße stapfen will mit dem Kommentar „Ich gehe zu Fuß!", (wobei die Eltern mehrere Kilometer entfernt wohnen und den nicht ungefährlichen Weg von und zum Kindergarten täglich mit dem Auto bewältigen).

Beim Familienfest fällt man auf. Wenn Besuch kommt, „überdrehen" die Kinder. Sie sind lange überdies ungeschickt im Umgang mit Esswerkzeugen, sagen zu direkt, was sie beobachten.

All dies im Elterntraining zu kommunizieren setzt umfassende Kenntnis der Kinder und Jugendlichen in jedem Alter voraus (und auch beim Trainer im Hintergrund das stabile Wissen darüber, dass auch seitens der Eltern nicht nur ab und zu unüberlegt, impulsiv etc., vorgegangen wird).

Damit Eltern entsprechend die Einstellungsänderungen und die nachfolgenden Hilfestellungen überhaupt annehmen können, bedarf es gerade auch in dieser Phase des Trainings einer sehr freundlich, wertschätzenden Art, auch beim Vortragen von Beispielgeschichten.

4 Was braucht das Kind/der Jugendliche mit ADHS unabdingbar?

Die maximale Einschätzbarkeit des Gegenübers.
Was man verspricht, ist einzuhalten.

Das Wort „vielleicht“ ist für Kinder und Jugendliche mit ADHS inhaltsleer. Wird etwas subjektiv Erwünschtes angekündigt, bleibt nur *dies* in Erinnerung, nicht die dazugehörigen Mitbedingungen.

Beispiel:
Die Mutter äußert: „Wenn wir heute Mittag Papas Auto kriegen, das Wetter schön bleibt und die Hausaufgaben gut klappen, gehen wir schwimmen“. Das Kind scheint ausschließlich „schwimmen“ zu hören. Zufällig braucht der Papa eben doch sein Auto. Das Kind zeigt kein Verständnis, denn die Mama hatte ja „versprochen“, dass man schwimmen gehe.

Deutliche und klare Strukturen/Regeln mit Festlegen dessen,
was man, wann, wo, wie tut.
Erklärungen allerdings, wozu etwas nötig ist, sind überflüssig bei Regeln!
Zeitablaufshinweise, keinerlei Zeitdruck!
Vermeiden von Hektik.

Wird es knapp mit der Zeit, kommen die Bezugspersonen unter Druck, hört man das als Kind/Jugendlicher sofort in der Diktion und im Tonfall. Das hintere Aufmerksamkeitssystem schaltet gleichzeitig mit der absinkenden Stimmung ab – und man hat das Gefühl, dass beidseitig die Bremse angezogen wird – das nervige „Trödeln“ setzt ein.

Sofortiges Rückmelden, wenn etwas positiv ist – und: Kontrolle, ob Verlangtes auch durchgeführt wurde.

Die eindeutige Definition einer Regel bedeutet, dass sie weder diskutierbar noch relativierbar sein darf, wobei Regeln und Vorgaben natürlich immer wieder dem Entwicklungsalter angepasst neu definiert werden müssen (aber nicht etwa wöchentlich).

No parking
Not 5 minutes
Not 30 seconds
Not at all

Dies war der Text auf einem New Yorker Parkverbotsschild vor einem großen Hotel 1998, in dem die amerikanische Elterninitiative CHADD tagte.

Der Trainer betont in diesem Kontext, dass jede Ausnahme, die von einer Regel gemacht wird, sofort dazu führt, dass diese Ausnahme nun ganz sicher, da positiv, erwünscht, ab sofort immer und immer wieder eingefordert wird –also zur festen Regel wird für das Kind/den Jugendlichen, mit größter Beharrlichkeit.

Der Trainer weiß, dass das unter Umständen bedeutet, dass ein Kind/Jugendlicher alle möglichen Argumente anwendet, die selbst bei jungen Erwachsenen fast bis ins Absurde gehen können. („Jeder 18-Jährige in unserer Straße hat ein Auto, nur ich nicht!") Es wird auch nicht gezögert, zu einer anderen Bezugsperson zu gehen und mit dieser zu „reden", sie mit einzubeziehen. Der Effekt ist, dass Eltern sich gegeneinander ausgespielt fühlen. (Das ist leider Sprengstoff für eine Familienbeziehung!)

Dies zu akzeptieren und zu verinnerlichen fällt den selbst betroffenen Elternteilen oft nicht leicht, da sie leider selbst rasch ins Diskutieren geraten und schnell „weich" werden, wenn das Kind oder der Jugendliche einmal „ganz lieb" bittet.

Gerade auch und ganz besonders für Eltern junger Kinder gilt es, dies mit Beispielen zu untermauern, damit verinnerlicht wird, dass nur, wenn die Regeln wirklich eingefordert werden und keine Ausnahmen gemacht werden, willentlich kompensierte Anpassungsfähigkeit im sozialen Kontext möglich wird.

Beispiel:
Der 4-Jährige sieht einen Schokoriegel an der Ladenkasse und möchte ihn haben. Die Mutter lehnt ab mit dem Hinweis, dass man ja schon einen Joghurt gekauft habe. Blitzartig eskaliert die Situation. Der kleine Junge nörgelt, quengelt, schreit. Die umstehenden Erwachsenen gucken schon etwas kritisch. Entnervt gibt die Mutter nach.

Und was lernt das Kind? Schlicht und einfach (lerntheoretisch belegbar): „Ich quengle und brülle – also bekomme ich!" Gelingt das schon im Vorschulalter gut, wird es immer „besser" verautomatisiert.

Nicht zuletzt auch durch den so leicht ins Gereizte geratende Tonfall in der Familie entwickelt sich leider eine immer größere Abwehr gegen Routinen, die nun einfach mal gemacht werden müssen (mit in der Pubertät besonders „pampiger" Art der Reaktion). Die Eltern erleben im Laufe der Zeit dann immer mehr, dass die Jugendlichen eigentlich nur freundlich sind, wenn sie etwas vom Elternteil wollen. Es entsteht dann oder verstärkt sich das unangenehme Gefühl, dass man als Eltern eigentlich nur ausgenutzt wird.

Was braucht das Kind/der Jugendliche mit ADHS daher unabdingbar?

- **Konsequenz,**
- **Konsistenz,**
- **Kontinuität.**

Es gilt, in einer kurzen Runde an diesem Punkt des Trainings die Eltern, zumindest teilweise, zu befragen, was für sie der Begriff *Konsequenz* beinhaltet. Wie bereits dargelegt, ist der Begriff leider oft mit Härte, Strenge und Strafe verbunden (vgl. Neuhaus 2005).

Nachvollziehbar: Ist etwas emotional negativ besetzt, wird es gar nicht erst ins Kalkül gezogen – ganz besonders durch den selbst betroffenen Elternteil.

Entsprechend ist wichtig, dass der Trainer ein „Reframing" vornimmt:

Der Trainer erläutert kurz, dass Menschen im Laufe ihrer Entwicklung zu bestimmten Begriffen andere assoziieren, je nachdem welche Emotionen immer wieder durch Anwendung eines Begriffes ausgelöst wurden (vgl. u. a. Neuhaus C. (2005) „Lass mich aber verlass mich nicht"). So ist gerade auch bei Erwachsenen mit ADHS der Begriff „Verantwortung" leider häufig negativ assoziiert mit „Belastung", „Druck" und „schlechtem Gewissen". Dies ist stets im Zusammenhang mit der externalen Kontrollattribution zu sehen, wenn man nicht aus Erfahrung lernen kann, immer wieder ermahnt, gestraft wird und später Verantwortung eben sehr viel weniger als Herausforderung (auch positiv und spannend), sondern nur als Belastung sehen kann. (Vgl. Neuhaus 2007)

Konsequenz in der Erziehung mit Kindern und Jugendlichen mit ADHS bedeutet im ETKJ ADHS „liebevolle" Sturheit.

Das heißt jeden Abend werden die Zähne geputzt, außer an dem einen Abend, an dem man spät nachts die Kinder schlafend in ihre Betten trug, wegen eines großen Staus auf der Autobahn. Sofort am nächsten Abend werden die Zähne eben wieder geputzt ohne Diskussionen.

Der Begriff *Konsistenz* bedeutet, dass die Kinder sehr viel Feedback brauchen, rasch, dicht entlang an ihrem Handeln, speziell mit dem Hinweis des Trainers, vor allem sofort, wenn nach unerwünschtem nun erwünschtes Verhalten auftritt (was aber eben auch bemerkt werden muss).

Das ist leider für viele Eltern nicht einfach. Daher gilt es hier nochmals hervorzuheben, dass das entscheidend Wichtige für eine entspanntere Interaktion zu Hause ist, dass man die Verhaltensweisen und lästigen typischen Symptome unter dem Aspekt des *Leidens* der Kinder/Jugendlichen betrachtet.

Nur: Das ist für manchen Elternteil, der selbst früher sehr gelitten hat und viel gestraft wurde, oft eine narzisstische Kränkung („Was soll der ganze Zauber hier, ich musste da doch auch durch, bekam Prügel ohne Ende!"). Entsprechend können offene oder auch nur geringe, beobachtbare Widerstände entstehen, die der Trainer aber erspüren sollte.

Es kann indiziert sein, dies tatsächlich zu thematisieren, etwa wie folgt: „Ja, es ist mir klar, dass das für manche bitter ist, dass früher eben die eigenen Eltern gar nicht einfühlsam waren. Unsere Chance heute ist, dass man viel mehr weiß. Die Kinder bekommen mit einem anderen Umgang weniger ‚blaue Flecken' in der Seele – und das ist entscheidend für ihr Selbstwertgefühl, das eben nicht gut ist, und weswegen ja ganz viele von Ihnen aus Sorge für die Zukunft Hilfe gesucht haben."

Wir wissen inzwischen: Je besser man weiß, was ADHS ist, desto besser kann man später mit sich und auch der eigenen Familie umgehen.

Unter Umständen muss immer wieder erneut kurz das eine oder andere neurobiologisch nacherklärt werden.

Der Begriff *Kontinuität* beinhaltet, dass einfach zu akzeptieren ist, dass es lange Zeit dauert, bis wirklich etwas verautomatisiert ist.

Viele Eltern sagen schnell „Das habe ich alles schon probiert" – wobei die einzige sinnvolle Gegenfrage des Trainers ist „Was wie lang?".

Achtung, lieber Trainer!
Hiermit hat besonders der selbst betroffene Elternteil zu kämpfen. Man kann die Notwendigkeit der Kontinuität zwar gut begründen, es ist aber eine Tatsache, dass der selbst betroffene Elternteil selbst schnell unter Umständen etwas umbewertet, eine andere Priorität setzt, je nach Gegebenheit und Tagesverfassung.

Dies darf zwar nicht direkt kommuniziert werden, sondern wird Anlass zur spezifischen Hilfestellung mit Erläuterung, wie man sich selbst einen Überblick verschaffen kann mit Zeiterfassung, der Besprechung des 24-Stunden-Rads, der Besprechung, wo sinnvollerweise die Hausaufgaben gemacht werden etc.

Das Zeitmanagement ist in jedem Fall zu besprechen, auch wenn sich in einer Elterngruppe niemand „outet". Die größte Hürde, die hierbei zu nehmen ist, erweist sich als das völlig unaufgeregte Erklären der Tatsache, dass bei Entstehen von Hektik der Tonfall außer Kontrolle gerät, die Kinder sofort blockiert sind, was aber wie „Bocken" oder „Provokation" aussieht.

Ein Basisbaustein des Zeitmanagements ist erst mal eine Zeiterfassung als „Baseline". Als Experte in eigener Sache erweist es sich als sehr hilfreich, eine Woche lang jeden einzelnen Wochentag von Montag bis Sonntag halbstündlich aufzuschreiben, was man gerade z. B. als Mutter tut. Hierbei zeigen sich die „Zeitfresser", wie das Telefonieren, Surfen im Internet, aber z. B. auch u. U. unnötige Wege etc. Im ersten Nachelterntraining kann hier dann weiter besprochen werden, was gezielt änderbar ist – wenn überhaupt nötig. Viele Eltern merken, dass etwas „Umorganisation" sehr gut tut.

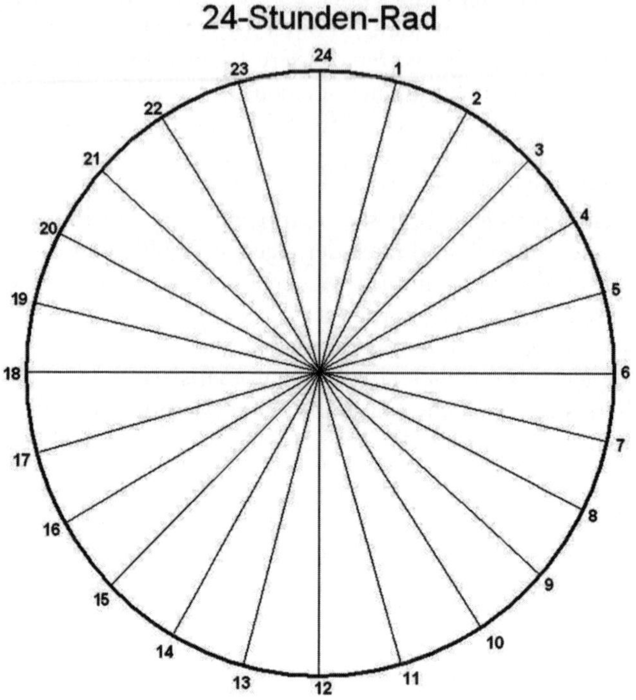

Abb. 14: 24-Stunden-Rad

Denn leider gelingt schnelle fremdbestimmte Aufmerksamkeitsverschiebung nicht, Entscheidungen können nur ganz spontan gefällt werden – und: ADHS beinhaltet eine serielle Verarbeitungsstörung auch bei Erwachsenen, die schnell von einem zum anderen kommen und nach Unterbrechung schlecht zur eigentlichen Tätigkeit zurück finden.

> **Wichtig!**
> Der Trainer weiß jedoch, dass im allgemein pädagogischen Umfeld ganz früh eingefordert wird, dass Kinder sehr früh „selbstständig" zu sein haben. Entsprechend wird dezidiert darauf abgehoben, dass dies bei ADHS einfach nicht klappt.

Hier kommt erfahrungsgemäß aus der Gruppe Widerstand. („Ja, aber mein Kind geht nun mal in diesem Schulsystem in die 3. Klasse, da muss es doch…")
– Genau! –

In der Schule wird sehr darauf abgehoben – was der Trainer als für ihn nur *zu bekannt* bestätigt mit dem Hinweis, dass das immer frühere Einfordern von Selbstständigkeit für alle Kinder nicht so positiv ist, bei Kindern mit ADHS schlicht nicht gelingt.

Achtung, lieber Trainer!
Es ist dringend darauf zu achten, den Teilnehmern bei Widerständen kleinschrittig (und immer freundlich und wertschätzend!) aufzuzeigen, was *machbar* ist, belegt an kleinen Beispielen. Der Trainer ist hier sehr gefordert in seiner Geduld und Selbstbeherrschung, denn eine Widerstandsdiskussion (gar mit Interpretation oder eigener Bewertung) oder evtl. Ungeduld ist tabu, da bereits durch eine „ungeschickte Äußerung" das Akzeptieren des Wahrnehmungs- und Reaktionsstils von ADHS (für die ganze Gruppe) und das kompetente Umgehen dadurch behindert, erschwert oder gar verunmöglicht werden kann.

Leider reicht hier schon „Das habe ich doch jetzt schon mehrfach erklärt…". Stattdessen ist jetzt ganz wichtig, wie folgt zu formulieren: „Gut, dass Sie hier noch mal anmerken…" oder „Sie haben wirklich völlig recht, vieles ist entwicklungspsychologisch nicht nachvollziehbar, was gefordert wird. Wenn Ihr Kind jedoch damit zurechtkommen soll, haben wir keine andere Wahl, als…"

Im Begriff „Selbstständigkeit" steckt in der aktuellen pädagogischen Diskussion die frühe Fähigkeit, nicht nur selbstorganisiert, sondern beim Lernen selbstableitend den Stoff zu erwerben, verbunden mit eigener zeitlicher Planung und mit Zeiteinteilung sowie der Fähigkeit, schon früh zu wissen, was Priorität hat. Und genau all dies ist bei diesem Wahrnehmungs- und Reaktionsstil von ADHS noch lange im Leben nicht gegeben. Das ist für die meisten Eltern wirklich sehr hart.

Viele sehen sich mit ihren eigenen Aufforderungen im Alltag und/oder ihrer eigenen (Teil-)Aversion gegen Schule und Lernen überfordert. Die Frage nach „Delegationsmöglichkeiten" der Hausaufgaben und/oder Nachhilfe entsteht oft. Wenn es finanziell möglich ist, ist dies oft ein guter Ausweg, wobei allerdings entscheidend ist, welche Person dies übernimmt – denn auch hier muss die „Chemie" stimmen und die Einschätzbarkeit.

Kein Auflaufen-Lassen – aus der sogenannten „natürlichen" Konsequenz wird nichts gelernt.

Beispiel:
Der 14-jährige Jugendliche kommt immer mal wieder zu spät – die Schule reagiert nicht. Als die Fehlzeiten sich vergrößern und die Mutter zum Gespräch gebeten wird, um sie darüber zu informieren, erfährt sie zu ihrem eigenen Erstaunen von der Klassenlehrerin, dass er sehen werde, was er davon habe, wenn er immer mehr Schulstoff verpasse. Bei sich nach wie vor vergrößernden Fehlzeiten reagiert der Schulleiter auf die Frage der Lehrerin, was sie denn unternehmen solle, dass er das jetzt in die Hand nehme. Auf seinem Nachhauseweg fährt er an der Wohnung des Jugendlichen vorbei, den er auch sofort antrifft, und äußert kurz und sachlich „Ab morgen bist du um 7.30 Uhr bei mir auf dem Sekretariat, stehst am Fenster und schreibst alle auf, die zu spät kommen, ok?". Der Jugendliche ist da – bei der seelischen Entwicklungsverzögerung bereitet es ihm natürlich auch einen Riesenspaß, zu spät kommende Lehrer aufzuschreiben.

> Ausfragen direkt nach der Schule und „Schulgespräche“ bei den Mahlzeiten verderben nur den Appetit.

Die Eltern sind oft sehr besorgt wegen des mangelnden Appetits als Nebenwirkung von Methylphenidat. Wie eingangs schon erwähnt: Kinder und Jugendliche mit ADHS haben sehr eigenwillige Nahrungsbedürfnisse, reagieren vor allem aber mit großem Wunsch nach Flucht, wenn die „Schulinquisition“ erfolgt.

Kinder im Grundschulalter reagieren nach der Schule unterschiedlich:

Manche scheinen am besten damit zurecht zu kommen, wenn sie sich direkt nach der Schule, noch vor dem Essen, sofort an ihre Hausaufgaben setzen können und dann „frei haben“. Manche sind so erschöpf/genervt, dass es am aller besten ist, sie erst ohne jegliche Aufforderung oder Rückfrage mit dem Hund Gassi zu schicken, eine Runde im Sandkasten spielen zu lassen etc. bis sie sich wieder „runter“ reguliert haben. Allerdings sind PC/TV als Hilfestellung hier nur kontraproduktiv!

> Das Umstellen von etwas Angenehmen auf Hausaufgaben gelingt nie ohne Kampf.

Es wird empfohlen, den Eltern dies (unter Umständen mit Neurobiologie begründet) nachdrücklich ans Herz zu legen: Schule wird derzeit immer schwieriger für die Kinder, da durch die Methodik und Didaktik der Geräuschpegel sehr hoch ist. Durch die Ablenkbarkeit bei ADHS und das Problem, Wichtiges nicht von Unwichtigem unterscheiden zu können, entstehen oft Konflikte, wenn etwas nicht verstanden wurde. Die Abwehr wird größer, wenn trotz Lernen eine schlechte Note unter der Arbeit steht, z. B. weil sich am Schluss die Schusseligkeitsfehler häuften, das Kind/der Jugendliche zu Beginn der Arbeit nicht anfangen konnte, weil so „viel“ auf dem Blatt stand, zum Schluss die Zeit nicht reichte, etc.

Entsprechend ist die „Stressqualität“ facettenreicher geworden, zumal auch immer unklarer wird, wie der Stoff aufeinander aufbaut.

Von der Schule, den Hausaufgaben etc. wird sinnvollerweise erst nach der Mahlzeit gesprochen – allerdings wenn irgendwie möglich mit der Präsenz eines Elternteils oder einer Bezugsperson. Es ist notwendig, sich tatsächlich zeigen zu lassen, was gemacht werden soll – zumindest etwa bis zum 13.–14. Lebensjahr.

4.1 Kontrolle tut Not

Es ist *notwendig* zu kontrollieren, ob die Hausaufgaben auch aufgeschrieben wurden, vollständig erledigt wurden, inhaltlich stimmen, unter Umständen mit der Notwendigkeit, immer wieder mal Kontakt zur Schule aufzunehmen.

Es ist auch *notwendig*, Vokabeln und Lernstoff abzufragen. In der Schule werden Hausaufgaben in den seltensten Fällen kontrolliert– außer eben durch Tests und Klassenarbeiten.

Eltern werden jedoch wieder verunsichert, wenn ihre Kinder und Jugendlichen schon früh selbst verlangen, dass sie alles in Eigenregie machen wollen. Wird dies auch noch vom Lehrer unterstützt und geht man das Wagnis ein, ist in aller Regel ein deutlicher Leistungseinbruch die Folge.

Grundschüler machen sinnvollerweise ihre Hausaufgaben nicht in ihrem eigenen Zimmer am eigenen Schreibtisch und unter Umständen sogar auf einem Drehstuhl sitzend, sondern dort, wo eine Bezugsperson präsent ist, im Wohnzimmer, in der Küche, etc.

Das Sitzen auf einem Stuhl, der es ermöglicht, die Füße fest auf den Boden aufstellen zu können (TrippTrapp®-Stuhl) hilft, dass das Kind nicht vor allem damit beschäftigt ist, immer wieder eine andere Sitzposition einnehmen zu müssen (besonders wichtig für die Kinder, die schnell beim Sitzen einen Tonusverlust der Muskulatur erleiden). Es ist dabei zu klären, dass auch hier eine Festlegung durch den Erwachsenen erfolgt. Der Fernseher läuft auf gar keinen Fall, das Geschwisterkind ist seinerseits mit einer Beschäftigung „versorgt", unter Umständen wird der Anrufbeantworter eingeschaltet.

Achtung, lieber Trainer!
Immer wieder zeigt sich, dass es notwendig ist seitens des Trainers, beispielhaft „bildhaft" ein sinnvolles Setting zu beschreiben – unter Umständen anhand einer Schilderung, wie es eben typischerweise misslingt.

Beispiel:
Der 11-Jährige hat einen eigenen Fernseher im Zimmer und natürlich einen Computer, bereits mit Internetzugang, da er dies ja für die Schule braucht, so der Vater. Bestärkt durch den Elternabend in der Realschule soll der Junge ohne Zutun der Eltern sein Arbeitspensum erledigen. Der Junge macht aber spontan lieber das, was ihm wirklich Spaß bringt – Computerspielen, Fernsehschauen. Anfangs werden die schlechter werdenden Noten noch durch den Umgewöhnungsprozess von der Grundschule auf die Realschule erklärt, die neue Schule – bis der Vater entdeckt, dass sein Sohn eigentlich keine einzige englische Vokabel wirklich beherrscht.

Beim Festlegen des Settings, dem Anbringen von Korrekturen und Kritik, in der Diskussion geht es ja entscheidend um das „wie". Es erweist sich als sinnvoll, hier noch einmal einen Überblick aller sicher schief gehender „Kommunikationsmethoden" zu geben.

4.2 Eine „andere Kommunikation" erleichtert den Alltag

Typische Kommunikationsstrategien bei mangelhafter Fähigkeit zum Perspektivenwechsel (in Familien mit ADHS):

- monologisieren
- schulmeistern
- unterbrechen
- etikettieren
- mosern/meckern/nörgeln
- während der Unterhaltung von einem ins andere zu kommen
- immer das letzte Wort „haben"
- impulsives Dagegenhalten
- genervtes „Schnaufen"
- spontanes Zusagen bei Außenanforderung
- „ich meine es doch nur gut!"
- gekränkter Rückzug („also gut, dann ziehe ich halt aus")
- sich nicht entscheiden können
- ständiges Entschuldigen – oder *nie*

All dies sorgt dafür, dass das Kind/der Jugendliche keinesfalls so reagieren kann, wie man es sich wünscht und verschärft sich natürlich, wenn die bereits im Manual weiter oben angegebenen Unworte und Unsätze ebenfalls eingeschliffen sind, wie „Du solltest gefälligst wissen, wie...!", oder „Es kann ja nicht sein, dass du immer noch nicht..." etc.

Ergänzend ist hier aber noch einmal darauf abzuheben seitens des Trainers, dass (eben bedingt durch die geringe Kurzzeitspeicherkapazität) Instruktionen seitens der Eltern/Lehrer nicht nur ausreichend freundlich gegeben werden müssen, sondern auch in knapper, klarer und verständlicher Formulierung.

> **Wichtig!**
> Eine als Frage formulierte Aufforderung ist immer Anlass zu Diskussionen!

Aus Angst vor einem möglichen Widerstand oder Konflikt formulieren viele Elternteile eher weich, fast „zu freundlich", evtl. sogar süßlich oder fast unterwürfig anmutend: „Könntest du bitte..." oder „Bist du bitte so lieb und..." oder „Würdest du mir bitte den Gefallen tun und...". Prompt kommt dann z. B. der Hinweis, dass es ja auch Geschwister gebe, meist eingeleitet mit „Warum immer ich?! Der Sven muss nie..."

Beispiel:
Eine Mutter redet bei den Hausaufgaben auf ihre 6-jährige Tochter ein in einem eher jammernd, aber latent auch ungehaltenen Ton und endet mit der Frage: „Kind, wann machst du endlich, was ich von dir will?" – worauf die Kleine die Antwort gibt: „Mama, bitte gib' mir Befehle mit Bassstimme!".

Kurz, knapp und klar, aber im Tonfall neutral bis freundlich formuliert, wird eine Instruktion überhaupt erst aufnehmbar für Kinder/Jugendliche/Erwachsene mit ADHS.

Wird bemüht und oft auch einfühlsam immer wieder erklärt, warum man z. B. gute Noten haben muss oder einen guten Schulabschluss etc., reagieren Kinder und Jugendliche immer allergischer. Auch ausholende und leider oft ausufernde Erklärungen eines selbst betroffenen Elternteils zum Schulstoff werden abgewehrt. Jugendliche werden dann respektlos und äußern unter Umständen respektlos: „Ich möchte keine Mathe machen mit Papa. Der labert immer so viel rum und erklärt mir Zeug, was ich sowieso schon weiß. Er kommt einfach nicht auf den Punkt!"

Beispiel:
Eine Mutter bestätigt im Elterntraining: „Oh ja! Immer wenn ich eine Frage zu unserer Baufinanzierung habe, erklärt mir mein Mann jedes Mal zunächst das grundsätzliche kaufmännische Prinzip anhand des Erwerbes eines Brötchens beim Bäcker. Wie das geht, weiß ich!"

„Vieles hätte ich verstanden, wenn man es mir nicht erklärt hätte."
(Stanislaw Jerzy Lec)

Dies bedeutet, dass Kinder und Jugendliche meist genau wissen, wie etwas grundsätzlich abzulaufen hat. Aber jeden Tag mühsam auf etwas hinarbeiten zu sollen, zu üben und zu wiederholen ist sehr anstrengend. Bei ihrem Wahrnehmungsstil verstehen sie von einer Instruktion, die nicht so „prickelnd" ist, oft nur die Hälfte oder weniger – und bei gereiztem Ton gar nichts mehr.

Daneben ist es wesentlich, niemals Kinder und Jugendliche mit ADHS mit gleichaltrigen Nachbarskindern, einem Geschwisterkind etc. zu vergleichen – schon gar nicht mit einem Elternteil, dem es angeblich ähnlich ist. Der Gefühlsabsturz ist sonst vorprogrammiert mit zunehmender feindseliger Haltung und Grundstimmung. Um die Kommunikationsveränderung „einzuläuten", ist eine Selbsterfahrungsrunde Voraussetzung.

5 Das Rollenspiel

Um tatsächlich zu erspüren wie Kommunikation wirkt, hat es sich als sinnvoll erwiesen, dass der Trainer nach der obigen Zusammenfassung der „typischen" Art, wie in den Familien kommuniziert wird, der Runde lediglich ankündigt, dass er jetzt etwas mit den Beteiligten „macht". Dies maximal mit vagen Andeutungen, dass es auch anders geht.

> **Achtung, lieber Trainer!**
> Die Erfahrung zeigt, dass „einleitende" Worte bezüglich des beabsichtigten Vorgehens, evtl. theoretisch begründet, völlig kontraproduktiv sind. Obwohl man die Gruppe wirklich fast ein bisschen „überfällt", wirkt das fast unvermittelte Spielen so besser „anrührend", „berührend" bezüglich des Selbsterfahrungserlebens.

Vorbereitet werden sollte – und griffbereit, aber eher unauffällig daliegend – ein Schlüsselbund sowie sechs gleichlange dünne gefärbte Holzstäbchen. Ein etwa 1 qm großer Tisch mit Stuhl sollte ebenfalls in der Nähe des Trainers durch ihn selbst so in den Raum gerückt werden können, dass alle Beteiligten diesen Tisch und den Stuhl dann auch gut sehen können.

Der Trainer sucht sich zunächst eine etwas zurückhaltende Person aus, neben die er sich mitten in die Runde setzt, nachdem er vorher mit deren Nachbarn den Platz getauscht hat. Begonnen wird mit einer vom Trainer eingeleiteten Frage, etwa „Wie hat es denn heute morgen geklappt, hierher zu kommen?". Der Trainer sitzt entspannt, in der Körperhaltung offen, leicht zur befragten Person gewendet, freundlich in Mimik und Tonfall (aber nicht irgendwie künstlich in der Intonation). Auch, wenn eine Antwort nur recht zögerlich kommt, verstärkt der Trainer sofort mit Nicken (zur Ermutigung hier ganz wichtig!). Sofort erfolgt durch ihn dann eine ihn orientierende Nachfrage, z. B. ob die Person denn das Gefühl habe, dass die Kinder gut versorgt sind, während der elterlichen Abwesenheit.

Beispiel:
Mutter: „Ja, die Oma und der Hund sind da."
Trainer: „Kommt die Oma gut aus mit dem Hund?"
Mutter: „Ja, unsere Hündin liebt meine Schwiegermutter."
Trainer: „Und lieben die Kinder das, was Oma kocht?"
Mutter: „Nein, ich habe vorgekocht."
Trainer: „Aha, nur Mama kennt die Lieblingsspeisen?"
Mutter lächelnd: „Wenn ich schon nicht da bin muss es wenigstens die Lieblingsspeise geben."
Trainer: Wie darf ich denn das verstehen?
Mutter (sich dem Trainer deutlich zuwendend): „Die Oma erlaubt eben weniger als ich."

Trainer: „Darf ich ein Beispiel erfahren?“
Mutter: „Sie ist viel strenger mit dem Computerspielen als ich.“
Trainer: „Akzeptieren die Kinder das?“
Mutter: „Ja eigentlich schon, aber deswegen koche ich ihnen dann ja die Lieblingsspeise.“

Im Grunde genommen wird in dieser kurzen Gesprächssequenz, die Art der Kommunikation eingesetzt, die durch das ganze Training hindurch vom Trainer angewendet wird. Dies gilt speziell für die „Silent messengers“ – allerdings ist ermutigendes Nicken zu Beginn hier ausnahmsweise „erlaubt“ und nötig(!). Ein Parallelreden oder Abstoppen würde das Gespräch zum Erliegen bringen.

Es reichen wenige Minuten des Gesprächs (in diesem *Belohnungsspiel*), in dem sich der Trainer ausschließlich auf diese Person konzentriert und auf sie eingeht. Er bedankt sich danach und sucht eine nächste Person aus, die er als „robuster“ wahrgenommen hat (und bittet nun deren Nachbarn auf seinen vorherigen Sitzplatz).

Der Trainer sollte zu diesem Zeitpunkt bereits seinen Schlüsselbund in der Tasche haben, den er jetzt herauszieht und etwas fordernd/forsch mit der gleichen Frage beginnt. („Wie hat es denn heute Morgen geklappt, hierher zu kommen?“) Er sitzt dabei in der Körperhaltung nicht zugewandt, seitlich parallel zur befragten Person, nimmt keinen Blickkontakt mit ihr auf – oder nur ganz kurz, ernst in der Mimik, ohne zu nicken oder irgendein Signal der Ermunterung dem Gegenüber zu geben. Wenn die betreffende Person nun etwas zögerlich und irritiert zu erzählen beginnt, bewertet der Trainer sofort das Gesagte mit: „Na, dachte ich mir schon, dass das heute morgen mal wieder schwierig war!“. Er spielt dabei mit dem Schlüsselbund, stellt zusammenhangslos sofort eine nächste Frage wie: „Und Sie sind dann wohl schon wieder in Hektik gekommen, oder?!“.

Wenn die befragte Person etwas entgegnet, gibt der Trainer wieder auf ähnlicher Art und Weise ein „Statement“ ab („Dass Sie Ihre Kinder nicht so gut im Griff haben ist ja klar! Deswegen sind Sie ja da.“). Der Trainer behält dabei die befragte Person durchaus „im Auge“.

Dieses Bestrafungsspiel darf nicht sehr lange dauern, in der der Trainer unfreundlich, abweisend, sich unter Umständen abwendend, nicht richtig zuhörend, kritisch kommuniziert, mit Einwänden, Infragestellungen oder mit Fragen, die negativ beantwortet werden müssen.

Ohne Pause oder eine Zwischenbesprechung, nach einem kurzen Dank an die „schlecht behandelte“ Person, geht der Trainer zum Tisch/Stuhl und positioniert beide Möbel.

Danach fordert er eine vorher schon vom ihm ausgesuchte Person (sinnvollerweise auch etwas „robuster“ erscheinend) an den Tisch mit der Aufforderung: „Setzen Sie sich mal ordentlich hier her!“

Mit den sechs Holzstäbchen in der Hand sagt er anschließend eher beiläufig zu der meist sehr verblüfften Person: „Sie haben ja sicher einen Schulabschluss, oder?“ (wobei der Trainer die Person nicht anschaut).

Ohne eine Antwort abzuwarten, erläutert er dann übergangslos, dass die Person daher sicher die Winkeleigenschaften im Dreieck kenne.

Mit ernstem Blick auf die Person legt er seine Uhr ab, die von ihm demonstrativ auf den Tisch gelegt wird. Sofort danach legt er der Person die sechs Holzstäbchen parallel nebeneinander vor sie auf den Tisch.

Mit einem kurzen Hinweis, dass man nicht besonders viel Zeit habe, da das Training ja schon fortgeschritten sei, äußert der Trainer nun schnell und zum Schluss des Satzes *(das letzte Wort fast verschluckend)* die Instruktion:

„Die Aufgabe ist ganz einfach, das kann eigentlich jeder. Das ist ein ganz kleines Knobelspiel. Ihre Aufgabe ist, vier gleichseitige Dreiecke zu machen. Fangen Sie schon mal an".

Wenn die Person nun beginnt, die Holzstäbchen auf den Tisch zu legen, rückt der schräg hinter der Person stehende Trainer, noch etwas näher an die Person heran. Der Trainer schaut ihr mit strengem Gesicht auf die Finger. Legt die Person nun, in aller Regel typischerweise eine Art „Gartenzaun", wischt der Trainer mit der Hand das Gelegte weg, schiebt die Stäbchen zusammen und sagt dabei: „So geht das gar nicht, das ist völlig falsch. Beginnen Sie noch einmal und konzentrieren Sie sich einfach mal!".

Wenn die Person nun erneut beginnt etwas legen zu wollen (sichtlicht schon unsicher werdend), schüttelt der Trainer beim erneut meist wieder ähnlichen „Teilergebnis" den Kopf, rückt der Person noch etwas dichter „auf den Pelz", beugt sich unter Umständen vor, schaut demonstrativ auf die Uhr, trommelt mit den Fingern leicht auf dem Tisch.

Der Trainer muss dabei sehr sorgfältig die Person im Auge haben und einschätzen, ob er noch etwas weiter gehen kann.

Er äußert dabei erneut, dass die Aufgabe ja ganz leicht sei, man müsse ja nur vier gleichseitige Dreiecke machen (wobei das „Machen" wieder verschluckt wird). Angesichts des noch immer nicht für ihn offensichtlich zufrieden stellenden Teilergebnis, das er sieht, sagt der Trainer nun: „Es ist wirklich nicht schwer. Wenn man sich richtig konzentriert, sich richtig auf die Aufgabe einlässt und sich einfach etwas anstrengt dann klappt das schon."

Unter Umständen gelingt es sogar, dass der Trainer jetzt noch etwas dichter an die Person heranrückt, neben ihr stehend seine Hand auf die Rückenlehne des Stuhls positioniert und dabei die Person möglichst ununterbrochen „zutextet".

Wenn der Trainer merkt, dass die Person leicht zu beben beginnt oder gar aufstehen will, sagt er deutlich und nun ganz freundlich „Stopp", tritt sofort demonstrativ einen großen Schritt zur Seite neben den Tisch und äußert: „Ich bin jetzt ganz anders und dann werden Sie sehen, Sie finden die Lösung".

Der Trainer lässt dabei *keinerlei Kommentare* aus der Gruppe der Beteiligten zu (blockt diese ab, so sie eventuell beginnen sollten) und wendet sich der Person, die am Tisch sitzt, nochmals nur in der Körperhaltung entspannt, in der Mimik und im Tonfall jetzt gewohnt freundlich zu. Der Trainer erläutert der Person die Aufgabe noch mal, langsam und deutlich artikulierend, dass es darum gehe, mit diesen sechs Hölzchen vier gleichseitige Dreiecke zu machen (wobei das Wort „machen“ hervorgehoben und sehr deutlich ausgesprochen wird – mit freundlichem Tonfall und entsprechendem Gesichtsausdruck).

Er nimmt dabei auch die Uhr weg, schaut kurz in die Gruppe, dann wieder zur Person, die unter Umständen noch etwas erregt ist und äußert, dass sie *alle Zeit der Welt* habe und die Aufgabe jetzt *sicher lösen könne*. Eventuell wird nochmals auf die gleiche Art, freundlich, die Instruktion wiederholt.

Sobald die Person ein erstes Dreieck gelegt hat, zeigt der Trainer mit der Hand direkt auf dieses Dreieck, verstärkt empathisch *„Super, das ist die Basis, das ist richtig!“*. (Das Wort „Basis“ wird betont.) Ein weiterer Hinweis erfolgt mit: „Die Lösung ist nicht stabil.“ Dann tritt er wieder zurück und unterstützt die vielleicht noch etwas irritierte Person, indem er nochmals freundlich die Instruktion wiederholt, aber erweitert durch den Satz: „Die Basis haben Sie schon. Die Aufgabe lautet, vier gleichseitige Dreiecke machen, und betont das Wort „machen“ wiederum deutlich.

Zögert die Person immer noch, erfolgt eine erneute Wiederholung, in der vielleicht geäußert wird: „Erinnern Sie sich? Ich sagte *machen*, nicht legen.“. Wobei die Wörter „legen“ und „machen“ zu betonen sind.

Die mitfiebernden Beteiligten der Gruppe müssen sofort gebremst werden, wenn sie Lösungsvorschläge machen wollen. In aller Regel kommt die Person von sich aus auf die Lösung der Pyramide, die eben nicht stabil ist. Sobald die richtige Lösung erkennbar ist (evtl. auch nur angedeutet) wird die Person empathisch verstärkt und die Gruppe zu „Szenenapplaus“ aufgefordert (sofern dieser nicht ganz von selbst einsetzt).

Der Trainer rückt Tisch und Stuhl zur Seite, bedankt sich bei den Partnern dieser Rollenspiele (was er nun genauso benennt), nimmt danach seinen Platz wieder ein, und geht zur *Nachbesprechung* über.

Zunächst fragt er seinen ersten Rollenspielpartner wie es ihm im Gespräch (dem ersten Gespräch) ergangen sei. In aller Regel kommt ein positives Feedback und der Trainer fragt dann, ob die Person unter Umständen Lust gehabt hätte, mit ihm weiter zu sprechen. In aller Regel wird das bestätigt. Er fragt nun die Anwesenden, was sie denn beim ersten Spiel bei seinem Vorgehen beobachten konnten (und benennt, dass ihm vor allem ein sehr genaues Beschreiben von Mimik, Gestik, Tonfall und Körperhaltung wichtig sind, nicht nur, was konkret gesagt wurde). Sollten die Beteiligten typischerweise jedoch gleich auf die Wirkung des Trainerverhaltens abheben, fordert er die Gruppe nochmals auf, genau zu beschreiben, was die Beteiligten an seinen „silent messengers“ und den gesprochenen Worten beobachten konnten (die „silent messengers“ werden jetzt kurz erklärt, vor allem, dass sie 93 % der Kommunikation ausmachen).

Die Beteiligten werden zunächst in aller Regel recht gut erarbeiten können, dass der Trainer durch die zugewandte, offene, freundliche, verstärkende Art eine gute Gesprächssituation herstellen konnte (z. B. durch verstärkendes Nicken, ruhige Sprechweise, am Inhalt des Gesagten orientiert) und so die Person dazu gebracht hat, gerne mit ihm im Gespräch zu verweilen. Benannt wird anschließend, dass dieses erste Spiel das sogenannte *„Belohnungsspiel" in der Kommunikation ist.*

Bezüglich der nachfolgenden Szene im zweiten Gesprächsablauf geht der Trainer genauso vor. Erneut wird nun der Rollenspielpartner befragt, wie es ihm ergangen sei und ob er „Lust" gehabt hätte, mit dem Trainer weiter zu sprechen. Dies wird in aller Regel deutlich verneint.

Der Trainer versucht nun, die Gruppe vor allen Dingen dahin zu lenken, dass sie auch beim *„Bestrafungsspiel"* (was er jetzt so benennt) sehr auf die Art und Weise achten und diese auch beschreiben, *wie* der Trainer vorgegangen ist, nicht nur bezüglich dessen, was konkret gesagt wurde. Die Gruppe erarbeitet meist rasch, dass vor allen Dingen die Körperhaltung des Trainers, sein rasch bewertendes „nassforsches" Auftreten (signalisiert durch seinen ruppigen Tonfall), das Manipulieren des Schlüsselbundes, die Abschätzigkeit in Mimik und Gestik sowie mit Worten ein Gegenüber regelrecht „abstellen" kann.

Auf die genau gleiche Art und Weise wird nun die Szene mit der Elterngruppe erarbeitet, in der der Trainer zunächst eine extrem *„schlechte Hilfestellung"* gegeben hat. Er fragt natürlich wiederum seinen Rollenspielpartner erst mal, wie es ihm zu Beginn dieses Spiels ergangen war. In aller Regel äußern die Betroffenen, dass sie überraschend schnell überhaupt nicht mehr klar denken konnten.

Es wird deutlich, dass Ungeduld, Reden mit entsprechendem forschem, fast vorwurfsvollen-abfällig anmutendem Unterton, bereits im Vorfeld vorführende Verhaltensverschreibungen wie „Setzen Sie sich anständig hin!" oder „Konzentrieren Sie sich!" oder „Denken Sie noch mal nach!" sehr schlechte Hilfestellungen sind und tatsächlich nur verwirrend, irritierend, verunsichernd, zum Teil sogar, bestrafend wirken. Es wird klar, dass sofort starker Leistungsdruck aufgebaut wird, wenn von vornherein geäußert wird, dass die Aufgabe „ganz einfach" ist, und dass „die" eigentlich „jeder" bewältigen könne.

Ausgearbeitet werden soll von der Gruppe, gelenkt vom Trainer, dass eine *„gute Hilfestellung"* beinhaltet, dass man ruhig ist, eine klare Instruktion gibt, die unter Umständen bei noch nicht vollständigem Verstehen *in gleichem Wortlaut wiederholt* wird.

Besonders betont wird, dass jeder Ansatz zur richtigen Lösung sofort bestätigt und verstärkt erste Sicherheit und „Einschalten" erhöhter Aufmerksamkeit bewirkt.

> Es ist wirklich eine Hilfe für die andere Person, ihr keinesfalls zu nahe zu rücken, vor allem keinesfalls die „30-Zentimeter-Distanz" zu unterschreiten. Unterstützend wirken zusätzlich Hervorhebungen relevanter Worte der Instruktion wie in diesem Fall „machen" sowie orientierende Hinweise zum Aufgabenverständnis.

Es soll deutlich werden, dass ruhige Zuwendung, prägnante, freundliche Instruktionen (auch wiederholt) entsprechend „geschickte" Unterstützung über Mimik, Gestik und Tonfall, mit Verstärkung des ersten Lösungsansatzes ermutigend, leistungsfördernd und motivierend bezüglich der Weiterarbeit und Finden der Endlösung wirken.

Meist kommt aus der Gruppe in aller Regel spontan der Kommentar, dass das Spiel der schlechten Hilfestellung leider tatsächlich den Ablauf der häuslichen Hausaufgaben-/Lernsituation widerspiegle.

6 Verhaltensmanagement

6.1 Einstieg

Eigentlich kann man mit wenigen Basisregeln der allgemeinen Kommunikation und speziell für die Instruktion Kinder und Jugendliche mit ADHS besser erreichen oder genauer gesagt, wirklich erreichen – wenn man sich auch wirklich und kontinuierlich daran hält.

> **Achtung, lieber Trainer!**
> Wichtig ist, die psychopathologischen Aspekte jederzeit „zur Verfügung zu haben", d. h. dass Kinder und Jugendliche mit ADHS – leider auch ihre Eltern die selbst betroffen sind – dem Gefühl ausgeliefert sind und die Fähigkeit zum „automatischen Perspektivewechsel" fehlt.
>
> Das heißt,
>
> Kinder und Jugendliche mit ADHS *können* sich nicht vorstellen, wie das, was sie gerade sagen oder machen aus der Sicht des Gegenübers aussieht, eingeschätzt wird, bewertet wird, und besonders, wie das Gegenüber darauf reagieren wird.

Damit sind alle typischen erzieherischen Vorgehensweisen ineffektiv.

Die Situation wird jedes Mal schwierig oder sogar extrem schwierig, wenn man mit Sanktionen droht (nach dem Motto „Wenn du nicht..., dann..."), wenn man aus Sicht des Kindes/Jugendlichen ungerecht ist, d. h. den Vorlauf einer Situation nicht ausreichend kennt sowie mit unangemessenen Strafmaßnahmen operiert.

> **Wichtig!**
> Bei nicht selbstbestimmt gewählten Denk- und Lernprozessen, Handlungen, gelingt bei ADHS eine rasche Aufmerksamkeitsverschiebung nicht.

Es wird also regelrecht ein Umdenkprozess nötig.

Der Trainer benennt dies und signalisiert deutlich, dass keinesfalls eine sofortige gelingende Umsetzung erwartet wird, sondern – *wenn man selbst Lust dazu hat* – ein Ausprobieren der nun erläuterten Strategien, mit Wiederholung bei Gelingen, nach dem Motto „Nicht immer, aber immer öfter".

Die praktische Erfahrung zeigt, dass Kinder und Jugendliche zunächst, wenn ihre Eltern in der beschriebenen Weise vorgehen, erst einmal völlig irritiert reagieren und sich das unerwünschte Verhalten unter Umständen zunächst steigert, auch dies ist zu benennen. (Wie bei der Homöopathie: Es wird immer erst einmal schlimmer bevor eine Besserung eintritt.)

Achtung, lieber Trainer!
Eltern von Kindern/Jugendlichen mit ADHS versuchen tatsächlich alles irgendwann einmal (bei Erfolg auch anhaltend), was ihnen subjektiv
nachvollziehbar
plausibel
machbar
erscheint, im Transfer und auf Dauer nur, was wirklich brauchbar, wirkungsvoll und alltagstauglich ist.

Hält man die Basisregeln des Verhaltensmanagements allerdings ein – erwünschtermaßen von beiden Elternteilen – entspannt sich die familiäre Interaktion relativ rasch. Man sollte sich als Trainer aber darauf einstellen, dass oft nicht sofort „an einem Strang" gezogen wird/werden kann.

6.2 Durchführung – Die eisernen Regeln des erfolgreichen Verhaltensmanagements bei ADHS

1. Jede Verhaltenserwartung (auch Lernerwartung) von vornherein festsetzen mit ruhigem, festen, aber freundlichem Ton (niemals „süßlich", latent aggressiv, jammernd-resignativ...).

Bei freundlicher Wiederholung der Instruktion nach einer kurzen Weile (einige Minuten) wird die Instruktion „wieder erkannt" und vollständiger aufgenommen.

2. Ankündigen, was an Tätigkeiten zu erledigen ist – grundsätzlich potentielle Probleme und Widerstand in Betracht ziehen.

Konkret bedeutet dies bei dem ausgeprägten sofortigen Gratifikationsbestreben, speziell der Kinder mit ADHS, dass z. B. Einkaufen oft eine schwierige Sache ist, da das Kind früher oder später etwas sieht, was es unbedingt haben möchte. Es bittet, bettelt, quengelt zunächst oder kommt immer wieder darauf zu sprechen – eine unschöne Eskalation in der Öffentlichkeit ist meist die Folge, wovor sich viele Eltern fürchten.

Beispiel – wie es gelingt, wenn man es „anders" macht:
Die Mutter möchte mit dem 9-jährigen Stefan zum Supermarkt fahren. Sie sagt ca. eine Viertelstunde vorher beiläufig: „Wir nehmen heute nur mit, was auf meinem Zettel steht, ok?" oder „Wir nehmen heute nur mit, was ich anfasse, ok?". Dabei hängt sie nicht daran: „Hast du gehört?" oder „Schau´ mich an, wenn ich mit dir rede!". Sie erwartet auch nicht, dass der Junge antwortet.
Beim Verlassen des Autos auf dem Parkplatz des Supermarktes wird genau diese Instruktion noch einmal wiederholt, sachlich, knapp, klar, freundlich, mit leichtem Anheben der Stimme am Ende des Satzes, bei dem „ok". Natürlich findet der Junge am

zweiten Regal etwas, was er aus seiner Sicht unbedingt braucht – beim Zeitfenster im Hier und Jetzt hat er natürlich völlig vergessen, was die Mama vorher gesagt hatte.

Ist die Mutter darauf gefasst, kennt sie die neurobiologischen Hintergründe seines Verhaltens, kann sie jetzt nur kurz, freundlich und knapp sagen: „Das steht nicht auf meinem Zettel“ oder „Das habe ich nicht angefasst“ – wobei ganz wichtig ist, dass sie sich dann sofort umdreht und weitergeht (ihm sozusagen die „Bühne“ nimmt).

Es ist dabei zu betonen, dass das am Anfang natürlich zu Protest führt – der aber rasch abnimmt, wenn man sich nicht auf eine Diskussion einlässt, nur noch einmal wiederholt „Das habe ich nicht angefasst“ oder „Das steht nicht auf meinem Zettel“ und keinen Blickkontakt aufnimmt.

Achtung, lieber Trainer!
Dieses Ansinnen der Verhaltensänderung seitens der Eltern erscheint oft trotz des langen Verlaufs aller Erklärungen oft nur „abenteuerlich“ zu sein – und völlig widersprüchlich zu allem, was sie bisher gehört haben.

„Was mache ich, wenn er mir nachläuft?“, „Was mache ich, wenn er eine Szene macht?“

Der Trainer ist nun in seiner ganzen Geduld und Selbstbeherrschung gefragt.

Es geht nur so.

In der verbalen Kommunikation ist weniger mehr.

Ist etwas angekündigt, ohne, dass beim Kind emotional negativ besetzte Worte an die Information angehängt werden und wird dies dann kurz vor der konkreten Situation *genau so* wiederholt, kann das Kind dann die Instruktion „wiedererkennen“ (es hatte sich ja sozusagen schon darauf „eingestellt“) – aber nur, wenn es für sich allein „herunterfahren“ kann, *ohne irgendeine Gelegenheit zur Diskussion zu bekommen.* Also unter Umständen nur nochmals eine Rückfrage seitens der Mutter: „Stefan, was hatte ich gesagt? Nur, was ich anfasse! Mehr nicht!“ Besser noch: „Das hab´ ich nicht angefasst“ oder: „Das steht nicht auf meinem Zettel!“ (sachlich im Ausdruck). Es wird Gebrummel folgen, mehr nicht – *wenn wirklich so vorgegangen wird.* An sich kann man mit wenigen Cartoons zeigen, wie es geht:

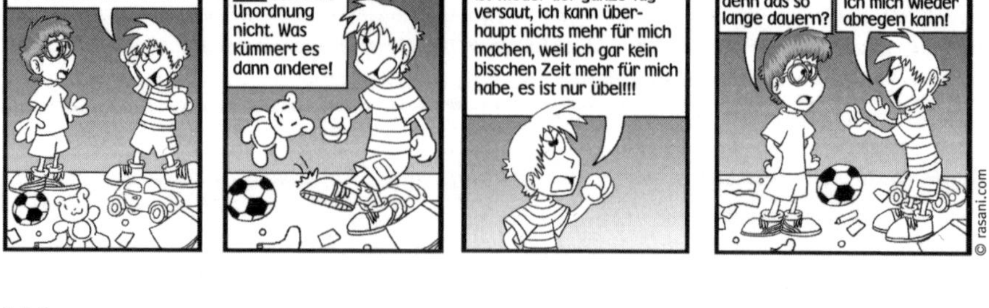
Aufräumen, aufräumen, immer dieselbe Ansage! Das ist Sklaventreiberei.
Das ist mein Zimmer und mich stört die Unordnung nicht. Was kümmert es dann andere!
Zum Aufräumen brauch ich wieder Stunden. Dann ist wieder der ganze Tag versaut, ich kann überhaupt nichts mehr für mich machen, weil ich gar kein bisschen Zeit mehr für mich habe, es ist nur übel!!!
Rede doch keinen Unsinn, warum soll denn das so lange dauern?
Verstehst du nicht? Es dauert schon ewig, bis ich mich wieder abregen kann!
© rasani.com

Der Junge soll aufräumen, was ihm typischerweise überhaupt nicht passt, da er durch seine Reizoffenheit bei Reizfilterschwäche eben keinen Überblick hat. Wie viele Kinder mit ADHS weiß er nicht, wohin er etwas *zurückräumen* soll. Subjektiv fühlt er sich von der Menge des Aufzuräumenden völlig überwältigt, erlebt einen Gefühlsabsturz, steigert sich hinein in seinen Ärger, ohne es zu merken und ohne es stoppen zu können. Typischerweise hat er überhaupt kein Gefühl für Zeit und fühlt sich von seinem Freund völlig unverstanden, wenn der überhaupt nicht ins Kalkül zieht, dass er sehr lange braucht, um sich von seinem Ärger zu erholen.

3. Auf Motzen oder Verweigern nicht eingehen → „mitbrummeln", nur ein Statement abgeben, gegebenenfalls Missbefindlichkeit thematisieren („Ich weiß, es nervt dich,...", „Du, ich muss mich bei dir leider gerade unangenehm machen!").

Es geht immer noch um das Aufräumen. Typischerweise versucht der Junge „zu entkommen".

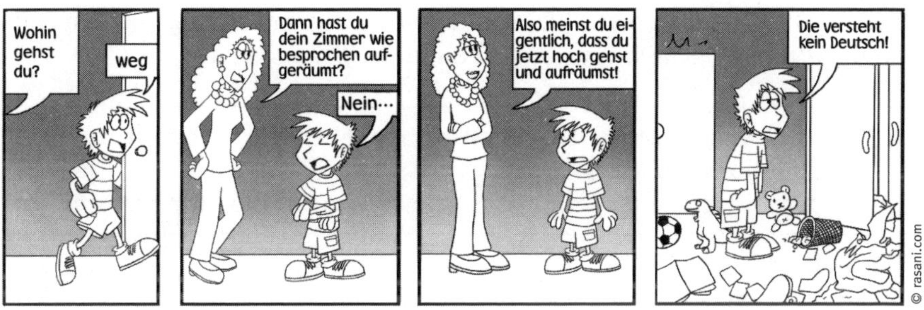
Wohin gehst du?
weg
Dann hast du dein Zimmer wie besprochen aufgeräumt?
Nein...
Also meinst du eigentlich, dass du jetzt hoch gehst und aufräumst!
Die versteht kein Deutsch!
© rasani.com

Typisch für ein Kind mit ADHS versucht er, sich an seiner Mutter „vorbei zu schleichen" – meist in der Hoffnung, sie telefoniert gerade oder ist vertieft ins Lesen. Diese Mutter allerdings kennt ihr Kind – und jetzt geht es darum, kurz und sachlich-knapp in einem noch freundlich klingenden Ton rückzufragen, mit eher abgesenkter Stimme: „Wo willst du hin?".

Jedes Kind, das wiederholt mit einer Aufgabe konfrontiert ist, von der es glaubt, sie nicht meistern zu können, wird vermeidend oder oppositionell. (nach Sharon Weiss)

Achtung, lieber Trainer!
In den Formulierungen ist die eigene Stimme so zu modulieren, dass man modellhaft wirkt, das heißt: Mit tieferer Tonlage sprechen, die Stimme am Ende des Satzes etwas anheben.

Es ist danach wichtig, beim zweiten Bild nochmals „beiläufig zu betonen“, dass das pampige „raus“ des Kindes *nicht als frech oder persönlich genommen werden darf, da es nicht die Person der Mutter betrifft*, sondern aus dem Ärger des Kindes über das doofe Aufräumen entspringt.

Bleibt die Mutter weiterhin sachlich und klar und fragt nur rück, wird das Kind emotional entsprechend reagieren – zumindest nicht abwehrender werden (wenn es nicht eine stark ausgeprägte oppositionelle Trotzverhaltensstörung zusätzlich hat).

Wichtig!
Erneut ist zu betonen, dass kurz und knapp zu formulieren ist!

Das zentrale Bild ist das dritte Bild des Comics. Die Mutter stellt sich neben oder leicht seitlich neben das Kind und formuliert sachlich den Auftrag, ohne das Kind aufzufordern, sie anschauen zu sollen oder gar sich hinkniend auf die Augenhöhe des Kindes zu gehen, es an den Schultern zu berühren, sein Kinn anzuheben oder den Satz anzuhängen „Hast du gehört?“ oder: „Schau' mich an, wenn ich mit dir rede!“ Die Mutter bleibt aber beim Kind stehen, weicht nicht von seiner Seite, bleibt allerdings ruhig und unaufgeregt, im Auftreten bestimmt – gelassen, wie ein „Fels in der Brandung“.

4. Bei Erregungsanstieg: Blickkontakt wegnehmen, Stimme senken („Columbo-Methode“)

Wichtig!
In der Erregungssteigerung oder in kritischen Situationen gilt entgegen allen sonstigen Erziehungsempfehlungen als wichtigste Regel: Blickkontakt weg, Stimme senken.

Kinder und Jugendliche mit ADHS sind ihren Gefühlen ausgeliefert – ist die Mutter z. B. zunächst noch belustigt oder hat sie den Kopf noch woanders und/oder möchte, dass das Kind sie anschaut, wird eine Diskussion entstehen. Wenn sie schon etwas ärgerlich oder gereizt ist, erfolgt beim Kind ein noch heftigerer Gefühlsabsturz als zuvor (als es ins Zimmer geschickt wurde) und die Eskalation startet wie auf Knopfdruck.

Dann ist es aber in aller Regel auch für den selbst betroffenen Elternteil nicht mehr möglich, ruhig bleiben zu können. Automatisch verliert man dann doch mehr Worte, als man eigentlich wollte, der Tonfall entgleist – und dies passiert leider auch dann, wenn das Kind flankierend Medikation erhält!

Wichtig!
Es ist bei ADHS mit und ohne Medikation leider zu akzeptieren, dass sofort Mimik, Gestik, Tonfall und Körperhaltung rein emotional blitzartig bewertet werden und ein Gefühlsabsturz „programmiert" ist, wenn die Bewertung negativ ausfällt.

Gleichzeitig ist automatisch das Erfahrungswissen im Altspeicher dann regelrecht weggeschaltet!

Wird *angekündigt*, was man tun muss (sachlich, knapp und freundlich), wiederholend genauso auch ein zweites Mal und bleibt man dann bei dem Versuch des Kindes, sich zu entziehen, sachlich und präsent (d. h. man bleibt stehen – unaufgeregt, aber mit todesmutiger Entschlusskraft), wird eine erwünschte Reaktion früher oder später erfolgen.

Achtung, lieber Trainer!
Eltern fragen immer wieder nach, was passiert, wenn das Kind dann nicht so reagiert, wie erwünscht.

Unbewusst oder noch aus einem tiefen Gefühl des immer wieder aufsteigenden Ärgers heraus wollen sie „strafen", mit Negativsanktionen gegensteuern, zumal viele ja so etwas auch schon gehört, gelesen, gesehen haben und manchmal eine drastische Strafe ja auch „gewirkt" hat.

Der Trainer bestätigt in diesem Fall sofort, *dass es sehr gut ist, dass genau diese Frage jetzt nochmals gestellt wird.* Es wird freundlich darauf hingewiesen, dass man jetzt erst einmal das ganze Verhaltensmanagement präsentieren möchte – eventuell mit dem Zugriff nochmals zu einigen erklärenden Aspekten aus der Neurobiologie.

Achtung, lieber Trainer!
Lässt man hier eine Diskussion zu, entgleist die Situation schnell, da Eltern eigentlich am liebsten „Kochrezepte" hätten, wie sie eine schwierige Eskalation „einfach" beenden können.

Der Hinweis darauf, dass Strafen lerngeschichtlich Aufgaben und Interaktionen subjektiv immer negativer besetzen, ist hier nochmals indiziert!

Achtung, lieber Trainer!
Es ist wesentlich darauf hinzuweisen, dass Kinder und Jugendliche mit ADHS das, was sie unwillig tun, natürlich in aller Regel nicht auf die erwünschte Weise erledigen – das ist leider eine Tatsache!

5. Vertrauen ist gut, Kontrolle unabdingbar notwendig!
Dabei gilt: Die Start- und Anstrengungsbereitschaft zu verstärken!

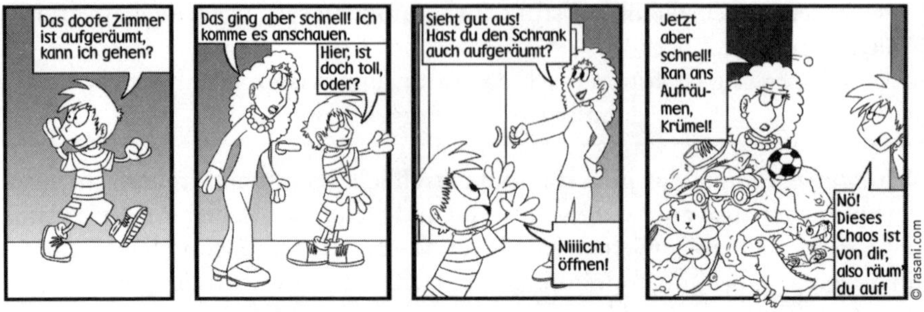
Das doofe Zimmer ist aufgeräumt, kann ich gehen?
Das ging aber schnell! Ich komme es anschauen.
Hier, ist doch toll, oder?
Sieht gut aus! Hast du den Schrank auch aufgeräumt?
Niiiicht öffnen!
Jetzt aber schnell! Ran ans Aufräumen, Krümel!
Nö! Dieses Chaos ist von dir, also räum' du auf!
© rasani.com

Beim sechsten Cartoon ist zu betonen, dass die Mutter wiederum die pampige Art des Kindes sinnvollerweise nicht persönlich nimmt, da sie ja in der Rolle der „tyrannischen Mama" auftritt, die die kostbare Zeit des Kindes stiehlt, damit es völlig unnötigerweise (aus Sicht des Kindes oder Jugendlichen) aufräumen soll. Beim zweiten Bild des Cartoons reagiert die Mutter beobachtbar prompt (*d. h. zeitnah*) und gibt zunächst einen *positiven* Kommentar ab, bevor sie dann *unverzüglich zur Überprüfung übergeht*, ob das Kind entsprechend gehandelt hat.

Wichtig!
Der Trainer hebt hervor, dass eine *schnelle Reaktion* nach einer erfolgten Aktivität bei ADHS im Sinne der *Konsistenz* erforderlich ist, und dazu hin erst das Positive, was erkennbar ist, verstärkt wird und dann prompt (zeitnah) Kontrolle unabdingbar ist.

Das Kind hat aufgeräumt, wie Kinder und Jugendliche mit ADHS das typischerweise tun: Entweder sie stopfen alles in den Schrank oder unters Bett.

6. Bei Widerstand/unvollständiger Erledigung die Instruktion noch knapper halten

Die Mutter reagiert nun nur mit einem entschlossenen und scharfen Blick und gibt eine kurze, sehr direktive Instruktion, um dann sofort das Zimmer zu verlassen, sich auch in keinerlei Diskussion einzulassen (auch wenn das Kind aus seiner Sicht völlig richtig feststellt, dass es ja die Mutter war, die wieder Unordnung gemacht hat).

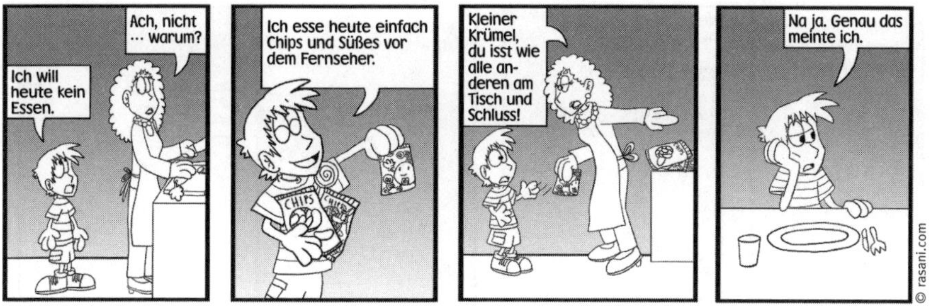
Ich will heute kein Essen.
Ach, nicht ... warum?
Ich esse heute einfach Chips und Süßes vor dem Fernseher.
Kleiner Krümel, du isst wie alle anderen am Tisch und Schluss!
Na ja. Genau das meinte ich.
© rasani.com

Ist das Kind dies gewöhnt, reicht es, sich lediglich abzuwenden.

> **Wichtig!**
> Muss eine Instruktion sehr deutlich und direktiv gegeben werden, ist es wichtig, danach rasch aus dem Feld zu gehen, um dem Kind wiederum keine „Bühne" für eine Diskussion zu geben!

Manchmal ist es gar nicht so einfach.

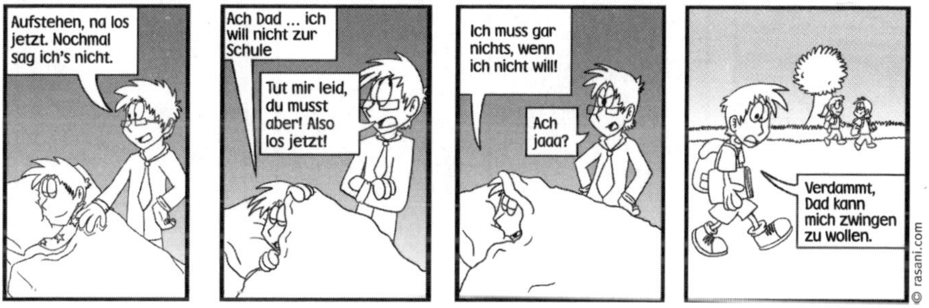
Aufstehen, na los jetzt. Nochmal sag ich's nicht.
Ach Dad ... ich will nicht zur Schule
Tut mir leid, du musst aber! Also los jetzt!
Ich muss gar nichts, wenn ich nicht will!
Ach jaaa?
Verdammt, Dad kann mich zwingen zu wollen.
© rasani.com

Natürlich hat der Vater manchmal keine gute „Tagesform". Er hat etwas zu lange geschlafen, ist selber unter Zeitdruck und entsprechend instruiert er seinen Sohn gereizt. Typischerweise kommt es sofort zu einer Aktivierung bei ihm – aber eben nicht in erwünschter Form.

Wesentlich ist hier nun, ganz schnell „aus dem Feld zu gehen", sich als Vater kurz selbst zu sortieren und dann nochmals ins Zimmer zu kommen, um etwa zu sagen: „Sorry, war gerade nicht so ok von mir, wie weit bist du?" – mit erneutem Verlassen des Zimmers, wobei dies allerdings 2–3-mal wiederholt werden muss – darauf eingestellt, dass die Morgenroutine eben einfach ein mühsames und langweiliges „Geschäft" ist für die Kinder und Jugendlichen.

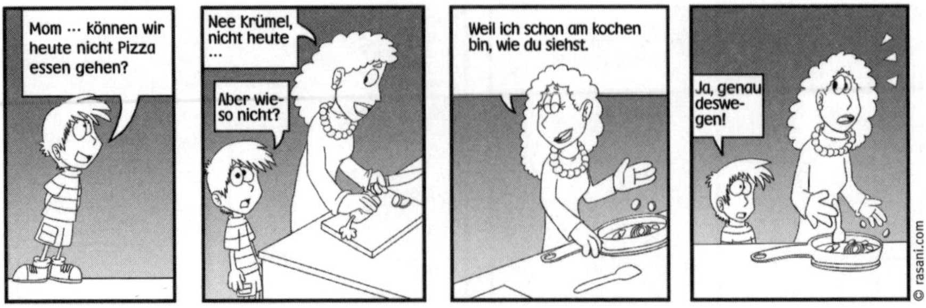
Mom … können wir heute nicht Pizza essen gehen?
Nee Krümel, nicht heute …
Aber wieso nicht?
Weil ich schon am kochen bin, wie du siehst.
Ja, genau deswegen!
© rasani.com

Allmählich klappt es dann immer schneller, die Diskussion „abzustellen“.

7. Nicht an „Kleinigkeiten“ rummeckern – sondern

- sofortige Rückmeldung/Konsequenz
- häufige Rückmeldung/Konsequenz
- ausreichend wirksame Rückmeldung/Konsequenz
- Loben in „homöopathischen“ Dosierungen

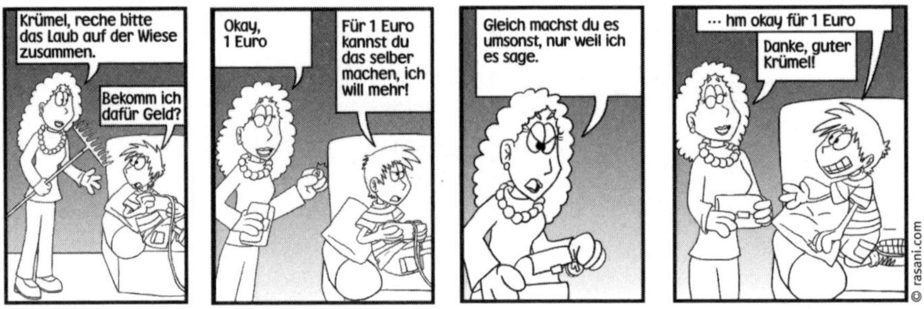
Krümel, reche bitte das Laub auf der Wiese zusammen.
Bekomm ich dafür Geld?
Okay, 1 Euro
Für 1 Euro kannst du das selber machen, ich will mehr!
Gleich machst du es umsonst, nur weil ich es sage.
… hm okay für 1 Euro
Danke, guter Krümel!
© rasani.com

Beispiel:
Die Mutter möchte von ihrem Jugendlichen etwas aus seiner Sicht fürchterlich Langweiliges und Mühevolles: Gartenarbeit. Entsprechend kommt eine typisch überzogene Forderung nach einer entsprechenden „Entlohnung“ in äußerst schwierigem Ton. Wenn die Mutter nun weiß, dass eben urplötzlich eine solche überzogene Forderung erfolgen kann und sie darauf eingestellt ist, kann sie prompt und souverän reagieren: Sie zückt die Geldbörse (die subjektiv natürlich vom Kind emotional sofort positiv bewertet wird), ***ohne*** *mit ihrem Sohn zu diskutieren, nimmt keinen Blickkontakt auf, sondern sagt nur sachlich, dass der Junge die Tätigkeit in einer Minute umsonst tun wird, weil sie als Mutter ihm das sagt.*

Das Wichtigste ist, hierbei zu wissen, dass in dem Moment, in dem das Kind die Geldbörse erblickt und weiß, es wird eine Entlohnung bekommen, noch „umschwenken“ kann, wenn nicht gleich heftig gegengehalten wurde mit etwa „Wie kommst du denn auf die Idee?“ oder „Spinnst du?“ oder „Das ist ja unverschämt!“ etc.

Akzeptiert das Kind/der Jugendliche das Vorgegebene nun, ist es wichtig, sofort das erwünschte Verhalten kurz zu kommentieren (wie hier „Kluges Kind!") statt, wie man es üblicherweise sagen würde „Na, siehst du" oder „Du hättest ja auch nicht so einen Aufstand machen müssen!" etc.

> **Wichtig!**
> Jedes neuerlich erwünschte Verhalten nach einer beginnenden Eskalation ist sofort kurz, knapp und freundlich zu kommentieren.
>
> Bei Abwehr oder Verweigern hilft es, zu bestätigen, dass man weiß, dass etwas gerade keinen Spaß macht oder eben leider einfach sein muss – ohne ausführliche Begründung. Rechtfertigungen bei Kindern und Jugendlichen mit ADHS sind wenig erfolgreich, denn sie sind „diskussionsprofessionalisiert" und haben immer das letzte Wort.

Soll man unerwünschtes Verhalten nicht besser ignorieren?

> **Wichtig!**
> Das regelrechte Angewiesensein auf (viel) Feedback bestätigt sich dadurch, dass Kinder, Jugendliche und junge Erwachsene mit ADHS nichts als entsetzlicher und bestrafender erleben als Liebesentzug.

Das Kind einfach zu ignorieren nach einer „Schandtat", nicht mit ihm zu sprechen, auch über längere Zeit (ein paar Stunden) zeigt oft (scheinbar!) hervorragende Wirkung – weil das Kind nichts lieber will, als dass man ganz schnell wieder mit ihm redet und daher bemüht es sich ganz arg, auch über längere Zeit. Spätestens um das 10. Lebensjahr herum merkt es diese „Manipulation". Und wenige Zeit später führt das „Anschweigen" zu vermehrter Abwehr, Rückzug und leider oft zu regelrechtem und definitivem Hass.

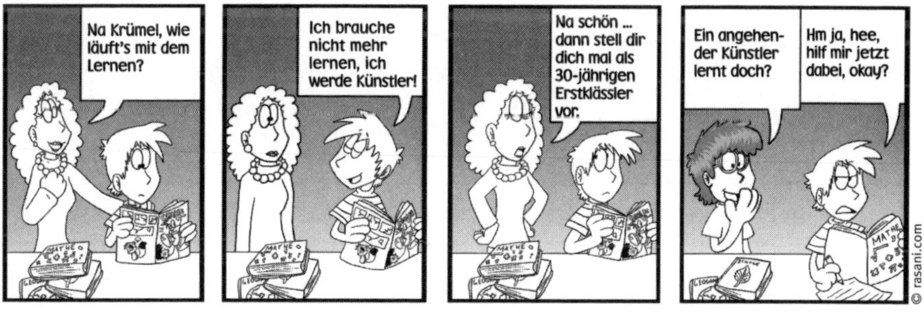
Na Krümel, wie läuft's mit dem Lernen?
Ich brauche nicht mehr lernen, ich werde Künstler!
Na schön ... dann stell dir dich mal als 30-jährigen Erstklässler vor.
Ein angehender Künstler lernt doch?
Hm ja, hee, hilf mir jetzt dabei, okay?
© rasani.com

> Wirkungsvoller als Widerstandsdiskussionen sind sachlich-knappe Statements gut, die allerdings weder sarkastisch noch ironisch oder gar zynisch klingen dürfen.

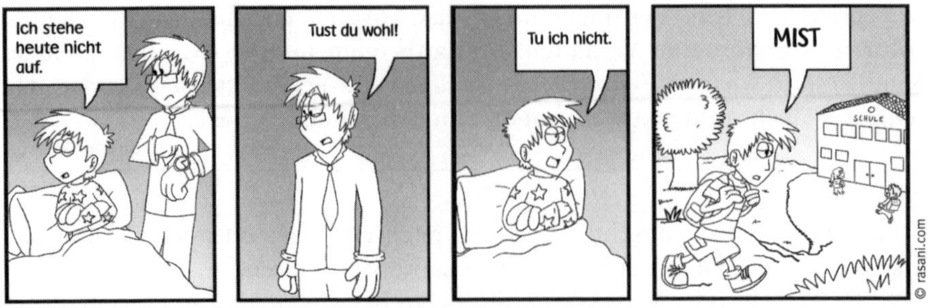
Ich stehe heute nicht auf.
Tust du wohl!
Tu ich nicht.
MIST
SCHULE
© rasani.com

Je kürzer und je knapper – desto erfolgreicher wirkt Gegensteuerung bei Widerstand. Nach einem solchen Statement räumt man danach sofort das Feld – um eine Orientierungsreaktion beim Kind oder beim Jugendlichen auszulösen.

Beispiel:
Der Junge (9) soll nach Weihnachten einen Brief an die Patentante schreiben. Wilder Protest erfolgt. Die Mutter äußert nur: „Drei Zeilen und dann komm' ich noch mal, wenn du rufst, ok?" Als er sie ruft, ist er schon sehr stolz bei der 6. Zeile. Die Mutter freut sich nur und sagt: „Klasse!" (sonst nichts!). Der Junge schreibt weiter.

Ist diese Art der Interaktion eingeübt, funktioniert verblüffend das Befolgen von Instruktionen.

Beispiel:
Der Vater des 14-jährigen Jugendlichen, der in Stresssituationen trotz an sich erfolgreicher Behandlung seiner Zwänge doch wieder wiederholt Hände wäscht, ruft laut: „Kevin, was machst du?" Der Junge reagiert aus dem Badezimmer mit „Nichts", worauf der Vater nur reagiert mit „Ok". Das Händewaschen hört auf.

Die Anstrengungsbereitschaft kann man auch durch Ermutigung verstärken.

Beispiel:
Ein Kind fühlt sich überwältigt durch die Aufgabe – „Das kann ich nicht!". Wenn die Mutter nun, darauf ja eigentlich schon gefasst, weil es jedes Mal dasselbe ist, nun sagt: „Jetzt gucken wir das Monster mal zusammen an!" (freundlich-fest) und dann noch anfügt: „Nur Mut, das packst du!" und dann schnell „Super" sagt (oder nur den Daumen hebt), wenn das Kind zu Lesen beginnt, passiert oft rasch Erstaunliches.

8. Nur im Hier und Jetzt bleiben, nur eine aktuelle Problematik korrigieren!

Im Gegensatz zu Kindern und Jugendlichen, die nicht betroffen sind mit ADHS und bei denen ein Verweisen auf eine frühere Verfehlung und deren Folgen durchaus sehr sinnvoll sein kann, ist dies, wie ausführlich erklärt, bei Kindern und Jugendlichen mit ADHS leider *völlig kontraproduktiv.*

Es wird nur eine schlechte Stimmung erzeugt, das Gehirn schaltet regelrecht auf „Bildschirmschoner" und das schlechte Gefühl, das sofort entsteht, triggert nur Gedanken wie „Immer ich!" oder „Ich kann's doch eh nicht so machen, wie ihr es von mir wollt!" – das ständig schlechte Gewissen chronifiziert parallel zum ständigen Gefühl, alles falsch zu machen, falsch zu sein, nicht zu genügen. Es bewährt sich sehr, ganz konkret im Hier und Jetzt und immer nur bei einer Sache zu bleiben – vor allen Dingen nicht von einem zum nächsten zu kommen. Betroffene mit ADHS können nur ganz schlecht aus Erfahrung lernen und haben nur einen „Vorwärtsgang".

Achtung, lieber Trainer!
Immer wieder sachlich, freundlich, aber deutlich betonen, dass nichts ein Kind oder einen Jugendlichen mit ADHS schneller „abstellt", als eine Kette von Vorhaltungen!

Kinder und Jugendliche mit ADHS sind zudem durch ihr ständiges und kontinuierliches Motivations- und Belohnungsdefizit anders als andere nicht betroffene Gleichaltrige sehr darauf angewiesen, dass man tatsächlich ihre *Anstrengungsbereitschaft* verstärkt, ihnen immer wieder Feedback gibt.

Achtung, lieber Trainer!
Dies löst in aller Regel bei Eltern Widerstände aus. Es müsse doch irgendwann einmal selbstverständlich sein, bestimmte Dinge auch ohne Verstärkung zu erledigen.

Es ist wichtig, diese „Grundhypothese" erst mal positiv zu verstärken – aber eben „gekonnt eingefädelt", etwa wie: „Da haben Sie grundsätzlich völlig recht. Das hat man ja auch jahrelang so angenommen. Und es scheint an sich eigentlich unmöglich, davon abzuweichen, an sich ja auf den ersten Blick nicht notwendig, denn irgendwann muss man sich doch integrieren. Vielleicht erscheinen Ihnen meine Handlungsalternativen in ihrer Wirkung auch nicht wirklich machbar oder erfolgreich zu sein, auf den ersten Blick. Aber es ist nun bei dem breiteren Wissen, das wir inzwischen haben, an der Zeit umzudenken, uns und den Kindern die Möglichkeit zu geben, etwas erfolgreicher in der Kommunikation zu sein, natürlich unter Einbezug Ihrer Erfahrung, aber in der Hoffnung, dass sich wirklich etwas verändert."

9. Viel nonverbales oder sehr verkürztes Korrigieren (auch mit Körperkontakt) – **kein** appellierendes Moralisieren, **keine** Verhaltensverschreibungen

Es ist effektiver, mal etwas dem kleinen Kind nur ruhig aus der Hand zu nehmen, es von dem Ort, an dem es nicht sein soll, wegzuholen, unaufgeregt. Dazu ist es aber nötig, zum Kind zu gehen. „Fernerziehung" nur mit Worten endet meist im Eklat. Für Kinder und Jugendliche mit ADHS ist alles viel mühsamer zu lernen, was als subjektiv langweilig oder schwierig erlebt wird.

Der Trainer wiederholt, dass zur Verautomatisierung eben ein Vielfaches an Zeit gebraucht wird. Dass die Kinder/Jugendlichen sich oft doppelt und dreifach anstrengen müssen, um auch nur annähernd das zu schaffen, was nicht betroffene Kinder und Jugendliche mit viel weniger Aufwand erlernen können. Dazu braucht man anfangs vielleicht etwas Mut, eben die „todesmutige Entschlusskraft“ zum „Aussitzen/-stehen“. Manchmal wird man trotz aller ruhigen Klarheit zunächst besonders vom Jugendlichen angepampt. Steht man es aber regelmäßig über einige Zeit durch, erntet man Erfolg, weil der Jugendliche dieses Durchhaltevermögen als klares Signal versteht, dass der Elternteil es *wirklich* ernst meint. Und wichtig dabei: Blickkontakt weg. Die funktionelle Begründung liefert die Verhaltensanalyse (weiter unten).

Weniger ist mehr!
Manchmal ist es nötig, ein Verhalten einzufordern, auch gegen den Widerstand. Nochmals: Alles muss vorher angekündigt sein.

Beispiel:
Eine Mutter von vier Jugendlichen zwischen 11 und 19 Jahren hat ihre liebe Not mit dem Beenden der Computeraktivitäten ihrer Söhne. Sie hat sich im Urlaub eine Kuhglocke gekauft und erläutert, dass sie ab morgen einmal läuten wird, d. h. sie kommt in einer Viertelstunde. 2-mal läuten bedeutet dann, es sind noch zehn Minuten Zeit. 3-mal läuten signalisiert: In fünf Minuten ist sie da. Und dann bleibt sie unaufgeregt ohne etwas zu sagen an der Zimmertür im Raum des ersten Sohnes so lange stehen, bis der PC aus ist.

10. Wenn Lautwerden nötig wird, *keinerlei* Etikettierung wie „Du bist ja…“

Man muss sich ab und an durchaus „Gehör“ verschaffen. Ein sehr lautes „Hallo!“ oder „Stopp!“ oder „Rad ab?“ klärt schnell. Mehr ist nicht nötig. „Tiraden“ sind ineffektiv, nur verletzend und erweisen sich als Beziehungskiller.

11. Extrembezeichnungen vermeiden wie „ständig“, „immer“, „nie“ …

Das ist leicht gesagt, schwer getan – nur: Die Wörter leiten sofort eine Diskussion ein. „Nie hast du deine Hausschuhe an!“ „Doch, als die Oma da war am Sonntag!“

12. Kein Petzen (Verpfeifen) zulassen

Leider ist ein Gefühlsabsturz blitzartig getriggert, wenn ein anderes Kind aus Sicht des Kindes oder Jugendlichen mit ADHS „doof“ guckt, seinen Namen irgendwie „blöd“ ausspricht, unter Umständen den Namen oder Nachnamen irgendwie „verändert“, den „Stinkefinger“ zeigt, etwas wegnimmt etc. Eskalationen starten zwischen Kindern (auch und speziell in der Geschwisterkonstellation!) oft wirklich aus den kleinsten Nichtigkeiten heraus. Viele Kinder machen sich regelrecht einen Sport daraus, Kinder und Jugendliche mit ADHS zu ärgern, da man ja sofort den Effekt sieht: Die Stimmung ist in der Mimik sofort erkennbar. Nur wissen das Kinder und Jugendliche mit ADHS nicht, können sich nicht so schnell umstellen, haben eben immer noch eine grimmige Mimik, wenn der Lehrer um die Ecke kommt – im Hyperfokus. Sie werden daher „ertappt" und als Schuldige bezeichnet, obwohl sie häufig tatsächlich gar nicht angefangen haben, oft auch wirklich nicht „provoziert" haben.

Beispiel – Viertklässler schreibt an seinen Lehrer:
Lieber Herr M.
Ich habe heute Morgen Jennifer helfen möchten, da sie nicht in das Klassenzimmer hinein konnte, weil 3 Klassenkammeraden die Tür von innen zuhielten. Leider dachten Sie wohl, dass auch ich Jennifer ärgern wollte, obwohl ich ihr die Tür aufdrücken wollte. Meine 3 Klassenkammeraden sind vorher schnell an ihre Plätze gelaufen und haben sich dann kaputtgelacht, weil ich eine Strafe von Ihnen bekommen habe.
Vielleicht können Sie sich jetzt ein besseres Bild machen.
Ich finde es deshalb nicht richtig, wenn ich nachsitzen muss, nur weil ich jemand helfen wollte.
Mit freundlichem Gruß
Ihr Simon

Der Lehrer verstand leider nicht, braucht Zusatzerklärung: Die drei Klassenkammeraden erblickten den Lehrer der um die Ecke kam, konnten ihre Aufmerksamkeit schnell verschieben. Daher konnten sie schnell an ihre Plätze laufen und sich wie „Engelchen" hinsetzen. Simon war noch an der Tür mit grimmig angestrengtem Gesicht, was Anlass zur „Interpretation" war, dass er wohl wieder Ärger produziert hatte.

Es ist herauszuarbeiten an diesem Punkt, dass es überhaupt keinen Sinn hat, zu hinterfragen, wer den Streit angezettelt hat, sondern nur sinnvoll, schnell dazwischen zu gehen und die Streithähne zu trennen (evtl. mit Vorlauf- und Verhaltensanalyse klären).

Wird ein Kind mit ADHS aus seiner Sicht ungerecht bestraft oder zurechtgewiesen, ist es im Anschluss, völlig egal, wo es sich befindet, im absoluten Hyperfokus und hochaktiviert, aber nur auf „Rache" fixiert. Diese Rache wird dann auch verübt – unter Umständen zeitversetzt später (wenn man sich wieder „frei" bewegen kann). Dies sieht dann so aus, als geschehe dies ohne jeglichen Anlass, durchaus auch mal vor den Augen eines Erwachsenen, in heftiger Art – was sofort zu neuem Ärger führt. Daher gilt es eben, schnell dazwischen zu gehen, kein „zirkuläres Fragen" zuzulassen, nie auf „Gerüchte" zu reagieren, was welches Kind gesehen haben will – mit einer einzigen Ausnahme: Kommt ein Kind an und meint, dass es brenzlig riecht, so als ob jemand kokelt, heißt dies „Alarmstufe III“, da leider gerade Jungs mit ADHS gern auch mal irgendwo im Haus zündelnd experimentieren.

13. Im Eklat: rasches, direktives Eingreifen (Trennen, Auszeit)

Das sofortige Dazwischen-Gehen, das Verpassen einer „Auszeit“, in der man das Kind in sein Zimmer verfrachtet oder selbst aus dem Feld geht, erfordert bei den Eltern „todesmutige“ Entschlusskraft und ein sehr bestimmtes Auftreten.

Es ist für den Trainer wichtig zu wissen, dass Eltern zum Teil schon vor jüngeren Kindern, aber vor allem vor Jugendlichen manchmal regelrecht Angst haben. Dies entsteht lerntheoretisch dadurch, dass Kinder und Jugendliche mit ihrem Abwehrverhalten, das auch recht aggressiv geraten kann, Erfolg haben.

> **Achtung, lieber Trainer!**
> Gerade bei Jungen (besonders verstärkt in der Pubertät unter Einfluss des Hormons Testosteron) wird im Affekt die Kraft extrem groß, wenn sie handgreiflich werden.

Man kann umso schneller eingreifen und deeskalieren, je bereiter und präsenter man ist, mit klarster Signalgabe (die man sich unter Umständen als Elternteil in einem Selbstverteidigungskurs erwerben kann/muss). Weiß man jedoch, wie jemand mit ADHS funktioniert, kann man oft rechtzeitig genug eingreifen, damit es gar nicht erst zu einer Eskalation extremer Art kommen muss.

> Der Trainer ist in der Vermittlung dieses Wissens effektiv, wenn er selbst mit seiner Körperhaltung, Mimik und Gestik dies regelrecht beim Erklären „vorspielen“ kann.

Es gibt Elternteile, denen ein solches Vorgehen „gar nicht liegt“, die eigentlich hintergründig doch noch ständig auf „Harmonie“ hoffen und dann eher dazu neigen, auf ihre Kinder/Jugendliche einzureden, sie zu beschwichtigen versuchen.

> **Achtung, lieber Trainer!**
> Ein solches Vorgehen ist in schwierigen Situationen nie von Erfolg gekrönt.

Man ist als Trainer gehalten, hier nochmals sorgfältig zu erklären, am besten mit der Verhaltensanalyse (vgl. Seite 183–185)

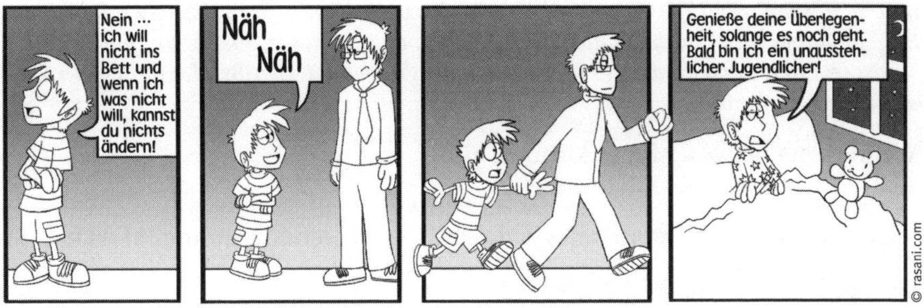
Nein ... ich will nicht ins Bett und wenn ich was nicht will, kannst du nichts ändern!
Näh Näh
Genieße deine Überlegenheit, solange es noch geht. Bald bin ich ein unausstehlicher Jugendlicher!
© rasani.com

Ohne etwas zu sagen schnappt der Vater den kleinen Mann wie einen Sack nasser Nüsse und verfrachtet ihn in sein Zimmer. Wenn es dann später still dort ist, öffnet er noch mal kurz die Tür und sagt freundlich: „Nacht, Spatz!“ – maximal ein grummeliges „Nacht!“ wird folgen. Am nächsten Morgen meint der Vater fröhlich: „Guten morgen!“ und ein fröhliches „Morgen, Papa, was machen wir heute?“ wird folgen.

Achtung, lieber Trainer!
Ein „Nacharbeiten“ des Konflikts ist tabu – da sofort eine neue Eskalation folgt.

14. Nach dem Eklat und bei Erregungssenkung kein unmittelbares verbales „Aufarbeiten“ → zum normalen Tagesablauf übergehen → zeitversetzt deutlich später thematisieren (wenn überhaupt nötig).

Die Jugendlichen in der Hausunterrichtsgruppe der besonderen Betreuungsform des ADHS – Mini-Notschule in Esslingen lehrten das Team hier besonders:

Beispiel:
Kevin (12) und Francesco (12) gerieten plötzlich heftig aneinander, als die Psychologin mit einem anderen Jungen beschäftigt war. Der eine Junge machte am Unterarm des anderen mit beiden Händen den Drehgriff „Brennnessel“. Sofortiges direktives Dazwischen-Gehen und anschließend sofortige gelenkte Beschäftigung beruhigte die Gemüter. Der Arm von Kevin sah allerdings nach der Stunde noch immer nicht schön aus, also musste Vorstellung im Krankenhaus sein. Wer begleitete seinen Freund Kevin? Francesco natürlich, sehr zerknirscht, als er hörte, dass der Arm angebrochen war – was Kevin ihm aber gar nicht krumm nahm.

Ist die hochschießende Erregung des „Ausflippens“ wieder abgeflaut, bereuen viele sogar sofort den Ausraster.

Beispiel:
Dominik, 11 Jahre alt, kann es überhaupt nicht leiden, wenn ein Geschwisterkind seine Lieblingslieder falsch singt. Er flippt übel aus. Die Mutter muss dazwischen gehen. Er ist gut über sein Störungsbild aufgeklärt und kann, nachdem er sich über eine Beschäf-

tigung abgelenkt hat (da er sonst weiter im Zorn mit ihm wäre), dies auch benennen. Es gelingt ihm leider wirklich nicht, das Ausflippen zu steuern, aber es tut ihm hinterher sofort leid und er weiß, dass es ihm dann ganz gut gelingt, den Bruder mit einem Spaß wieder aufzumuntern.

Wenn es mal ganz schlimm kommt, gilt:

> Vorgehen im Verhaltensexzess mit dem Kind/Jugendlichen mit ADHS:
>
> **ertappen** – schnell, fest, klar
> **stellen** – ruhig, prägnant
> **konfrontieren** – unaufgeregt, sachlich, knapp
> **hinterfragen** – (mit viel Störungsbildverständnis) ruhig, ermittelnd
> **klären** – eindeutig und festlegend
>
> mit angemessenen Konsequenzen, die zeitnah erfolgen und kontrolliert werden müssen.

Wenn etwas Gravierendes passiert, etwa v. a. Klauen, ist zeitnah eine sehr deutliche Konsequenz nötig. Dazu ist es aber unabdingbar nötig, dass man ganz sicher ist, dass der Täter wirklich der Täter ist. Am besten wirken Arbeitsstunden mit unter Umständen auch Wegfall von Freizeitaktivitäten etc., im „Gegenwert" von ca. EUR 5,00/Stunde. Den Keller putzen, Gartenarbeit, gründliche Reinigung des Hofes etc., eignet sich sehr gut. *Ansonsten erweist sich die Arbeit mit Vergünstigungsentzug, Punkteabzug bzw. Ankündigung von Negativkonsequenzen als nicht günstig.*

> 15. Im „grundsätzlichen" Gespräch immer erst Positives vor Negativem benennen

Manchmal muss ein solches Gespräch sein und dann darf es aber nicht nach einer positiven Äußerung mit „aber..." weitergehen. Das ist relativiertes Lob und triggert wieder schlechte Laune (besser: „Da wäre noch eine Baustelle...").

> **Achtung, lieber Trainer!**
> Hier ist sinnvollerweise zu ergänzen:
>
> Kinder und Jugendliche mit ADHS erleben es in aller Regel erheblich selbstwertmindernd, wenn immer wieder über ihre Schwierigkeiten im Beisein anderer gesprochen wird – ob das nun am Telefon passiert oder am „Runden Tisch" beim Hilfeplangespräch oder bei der Anamneseerhebung in einer Ambulanz.
>
> Auch vor oder nach der Therapiestunde sollten keine Beratungen in Anwesenheit des Kindes oder Jugendlichen erfolgen, sondern grundsätzlich in einem getrennten Gespräch.

16. Gegebenenfalls schriftlich kommunizieren

Gerade bei Jugendlichen und jungen Erwachsenen helfen Checklisten zum Abhaken, wenn etwas abgearbeitet werden soll, da man dann immer wieder draufschauen kann, jeder Haken ein Verstärker ist. Es kann sinnvoll sein, Teilschritte zu notieren, dann kann schneller etwas als „erledigt" betrachtet werden. Mit mehr Erfolg in kleinen Etappen verbessert sich die Stimmung und die Aufmerksamkeit und damit die Leistungsbereitschaft und -fähigkeit. So kann man sich dann auch besser an ein Abarbeiten von Tätigkeiten machen, wenn man die Logik der Abfolge eigentlich nicht nachvollziehen kann (etwa, wenn man die Küche so aufräumen soll, wie Mama das will). Oft wird bei diesem Punkt die Notwendigkeit des Zeitmanagements erst richtig klar. Hat man den Überblick über den Tages-, Wochen- und Jahresverlauf mit Hilfe eines Jahreskalenders auf einem großen Kalenderblatt, eine (evtl. selbst gemachte) Wochenübersicht mit allen nötigen Aktivitäten. Sehr sinnvoll können Fotoserien zum Abgleichen von Routinetätigkeiten unterstützen (vgl. Anlage).

Achtung, lieber Trainer!
Mit schriftlichem Kommunizieren ist nicht gemeint, dass Eltern an Kinder/Jugendliche Briefe schreiben sollen, was sie sich wünschen, worüber sie besorgt sind etc. Das gerät leicht moralisierend, emotional erpressend, etc. *Aber*: Ein solch kleiner Zettel hat oft eine erstaunliche Wirkung:
„Danke, dass du heute Nachmittag den Hund Gassi führst! ☺ Mama"

17. Das Verhalten der Kinder/Jugendlichen nicht persönlich nehmen – in der Vergebung zeigt sich der Meister, bereit, jeden Tag aufs Neue zu beginnen, tolerant, souverän und fest
... eben wie ein Fels in der Brandung der Stimmungslabilitäten – leicht gesagt, aber elementar notwendig

Achtung, lieber Trainer!
Hat man nachvollziehbar und plausibel erklärt, unterlegt mit kleinen Beispielen, evtl. direkt auch aus den eingebrachten Problemen der Eltern, die unter Umständen „aufgelöst" wurden über die Vorlauf- und Verhaltensanalyse, erscheint dies plötzlich „machbar".

18. Humor entwickeln für Syndromtypisches

Die gesamte Interaktion in der Familie gelingt besser, wenn man über die kleine Ungeschicklichkeit, über kleine Vergesslichkeiten auch mal lachen kann.

Ergänzend entspannt, wenn man nicht gleich ungeduldig wird, wenn das Kind ziemlich unverständlich und wenig nachvollziehbar erzählt.

„Sortierhilfe“ für das chaotisch erzählende ADS-Kind:
Wer?
Wo?
Was?
Wie?
Warum?
Wann?

So kann man sich selbst besser ein Bild machen – und das Kind auch.

Die Pubertät bei ADHS „überleben“ – wie?

- Ein Mentor kann ein anderer Elternteil eines Teens mit ADHS sein, der etwas älter ist
- ADHS muss akzeptiert werden und – jeder Teen hat auch gute Eigenschaften
- Klare, kurze Erwartungen formulieren
- Nur mit einer grundsätzlich positiven Grundeinstellung gelingt es – die sich selbsterfüllende Prophezeiung darf nicht unterschätzt werden
- Der Teen mit ADHS muss in das Bewältigen der Problematik als geschätzter Partner miteinbezogen werden
- Modellernen ist relevant
  Wie bewältige ich selbst mein Leben? Je stabiler und gesünder man selbst ist, desto besser ist es
- Keine „Erziehung“ mehr – aber *Supervision*

6.3 Ergänzende Hilfe zur verbesserten „Streitkultur“ bei ADHS (auf der Elternebene)

Wesentlich ist, dass beide Eltern möglichst „an einem Strang“ ziehen, ihr Modellverhalten kritisch überprüfen und ihre Haltung einschätzbar gestalten. Konflikte entstehen aber leider schnell. Und dann gilt eben für die Paar- und Eltern-Ebene:

- Nicht einer allein hat 100 %ig Schuld.
- Jeder hat seine Wahrnehmung und Wahrheit.
- Die Rechtfertigung der Rechtfertigung macht leider aggressiv.
- Nicht zum Rundumschlag mit „alten Kamellen“ ausholen – der Partner reagiert nur „allergisch“.
- Blickkontakt wegnehmen, Stimme senken, wenn die eigene Meinung vertreten werden soll (am besten gelingt eine Klärung beim Nebeneinanderlaufen beim Spaziergang).

- Nach vorheriger Absprache in „Friedenszeiten" gezielt in die „Auszeit" gehen.
- Nie dem anderen hinterherlaufen im Konflikt.
- Extreme Bezeichnungen wie „ständig, immer, nie" vermeiden.
- Etikettierungen unterlassen, wie „Du bist ja hysterisch, krankhaft, idiotisch".
- Evtl. gezielt Zeitpunkte zur Aussprache festlegen.
- Unbedingt „Seitenhiebe" in ätzendem Tonfall vermeiden:
  „Darf ich dich ergebenst ersuchen..."
  „Ich sag jetzt überhaupt nichts mehr!"
  „Der muss noch geboren werden, der mir etwas sagen will!"
  „Der Salzstreuer gehört in die Küche, Ende, aus!"
- Schriftlich kommunizieren.

Hilfreich ist ergänzend, die Eltern vertraut zu machen mit dem Erkennen vom typischen „Gedankenlesen", was leider schnell zu einem Konflikt werden kann. Das subjektive „Interpretieren" erfolgt gerade beim selbst betroffenen Elternteil schnell.

Wenn man die neurobiologischen Hintergründe verstanden hat, ist das Durchgehen von Aussagen wie weiter unten, eine gute ergänzende Vertiefung, evtl. auch erst in einem Nachtraining einsetzbar.

6.4 Kommunikation und Konflikt

Fragebogen für den Elterntrainer zur Übung und als Beispiele für die Anwendung beim Elterntraining.

Gedankenlesen vs. Vorannahmen
(Interpretation vs. wertfreie Aussage ohne „Unterstellung eines Motivs")

Identifizieren Sie, ob die Aussagen (a–d) eine Vorannahme „V" oder ein Gedankenlesen „GL" sind. Schreiben Sie ein „V" oder ein „GL" vor die Aussage.

1. **Das nächste Mal, wenn ich das tue, mache ich es richtig.**
   __ a) Das letzte Mal, als er das tat, hat er versagt.
   __ b) Er hat das schon einmal getan.
   __ c) Er kennt den Unterschied zwischen richtig und falsch.
   __ d) Er kann das tun (was auch immer das ist).

2. **Meine Kollegen tun dies, also warum kann ich es nicht?**
   __ a) Er fühlt sich unfair behandelt.
   __ b) Er will von seinen Kollegen gemocht werden.
   __ c) Die Kollegen dieser Person tun etwas, das er nicht tut.
   __ d) Er kann das tun (was auch immer es ist).

3. Wenn ich nicht Verhandeln lerne, kriege ich den Auftrag nicht.
__ a) Er fühlt sich wie ein Versager.
__ b) Er weiß nicht, wie man verhandelt.
__ c) Er kann neues Verhalten lernen.
__ d) Den Abschluss machen ist verbunden mit seinen Verhandlungskünsten.

4. Ich muss mich verändern.
__ a) Er kann sich ändern.
__ b) Er weiß, dass etwas nicht stimmt.
__ c) Wenn er sich nicht verändert, wird etwas Schlimmes passieren.
__ d) Er ist eine Sie.

5. Ich kann mich nicht verändern, bevor ich gelernt habe, was ich lernen muss.
__ a) Es gibt etwas, das er lernen muss.
__ b) Er weiß, dass etwas nicht stimmt.
__ c) Er hat sein Leben unter Kontrolle.
__ d) Seine Fähigkeit, sich zu verändern ist verbunden damit, etwas zu lernen.

Achtung, lieber Trainer!
Das sieht erst schwierig aus, ist erst ein bisschen einzuüben.

Bei ADHS kommt erschwerend hinzu, dass spontan ganz schnell ein Motiv unterstellt wird. Diese Übung ist oft überraschend für die Eltern – in Kombination mit der Vorlauf- und Mikroverhaltensanalyse.

Kommunikation und Konflikt

Gedankenlesen vs. Vorannahmen Eltern/Kind

Unterschied	**Vorannahme – Gedankenlesen**
Vorannahme:	Eine Aussage oder eine Situation betrachten als ob man aus einem fahrenden Zug guckt – Tatsachen wissen, benennen, sachlich in den Realitätsabgleich gehen
Gedankenlesen:	Subjektives Interpretieren

Identifizieren Sie, ob die Aussagen (a–d) eine Vorannahme „V“ oder ein Gedankenlesen „GL“ sind. Schreiben Sie ein „V“ oder ein „GL“ vor die Aussage.

1. Das nächste Mal lerne ich länger für die Mathearbeit.
__ a) Das sagt er jedes mal und lernt immer nur auf den letzten Drücker.
__ b) Ja, einmal hat es funktioniert als mein Mann ihn zwang.
__ c) Er kann den Zeitaufwand für den Stoff nicht einschätzen.
__ d) Er könnte wenn er wollte.

2. **Andere verstehen den Stoff sofort, warum ich nicht?**
   __ a) Er blockt sofort.
   __ b) Er will leider kein Streber sein/will nicht üben.
   __ c) Die andern passen ja auch auf, er nicht.
   __ d) Er müsste sich nur anstrengen.

3. **Wenn ich nicht lerne komme ich nicht aufs Gymnasium.**
   __ a) Er fühlt sich wie ein Versager wenn er nicht wie sein Bruder aufs Gymnasium kommt.
   __ b) Er weiß leider nicht wie man lernt.
   __ c) Er kann's doch, wenn er nur will.
   __ d) Eine hohe Lern- und Anstrengungsbereitschaft ist von Anfang an und in jeder Klassenstufe nötig wenn man Abitur machen möchte.

4. **Ich muss mich mehr anstrengen.**
   __ a) Das sagt er nach jedem Misserfolg.
   __ b) Eigentlich weiß er ja was er tun sollte.
   __ c) Wenn er sich nicht jeden Tag von Anfang an anstrengt, muss er auf eine Schulstufe tiefer wechseln.
   __ d) Er braucht daher ganz viel Zuspruch und Motivationshilfe von uns.

5. **Ich kann mich aber nicht anstrengen, wenn der Lehrer blöd ist.**
   __ a) Man muss aber auch mit schwierigen Leuten umgehen können.
   __ b) Er muss akzeptieren da man nicht für den Lehrer, sondern das Leben lernt.
   __ c) Er will eben doch eigentlich nicht.
   __ d) Es ist fraglich, ob er je mit dieser Einstellung mal wirklich erfolgreich wird.

Kommunikation und Konflikt

Gedankenlesen vs. Vorannahmen Eltern/Kind (Auflösung)

Identifizieren Sie, ob die Aussagen (a–d) eine Vorannahme „V“ oder ein Gedankenlesen „GL“ sind. Schreiben Sie ein „V“ oder ein „GL“ vor die Aussage.

1. **Das nächste Mal lerne ich länger für die Mathearbeit.**
   V a) Das sagt er jedes mal und lernt immer nur auf den letzten Drücker.
   V b) Einmal hat es ja wirklich funktioniert, als mein Mann ihn zwang.
   V c) Er kann den Zeitaufwand für den Stoff nicht einschätzen.
   GL d) Er könnte, wenn er wollte.

Interessant, wie sich das Verhältnis von Vorannahmen zu Gedankenlesen bei tiefem Störungsbildverständnis von ADHS verschiebt.

2. **Andere verstehen den Stoff sofort, warum ich nicht?**
   GL a) Er blockt sofort.
   V b) Er will leider kein Streber sein/will nicht üben.
   V c) Die andern passen ja auch auf, er nicht.
   GL d) Er müsste sich nur anstrengen.

> **Achtung**
> Zu a) Bei subjektiver Bewertung, dass eine Aufgabe z. B. zu „schwierig" ist, schaltet das hintere Aufmerksamkeitssystem sofort auf Bildschirmschoner: Die Blockierung erfolgt nicht willkürlich, d. h. das Kind ist blockiert.
> Zu b) Kinder und Jugendliche mit ADHS wollen alles können, aber Üben macht keinen „Spaß".
> Zu c) …leider ja
> Zu d) Er will, aber er kann nicht so wollen, wie er wollen soll.

3. **Wenn ich nicht lerne, komme ich nicht aufs Gymnasium.**
   V a) Er fühlt sich wie ein Versager, wenn er nicht wie sein Bruder aufs Gymnasium kommt.
   V b) Er weiß leider nicht, wie man lernt.
   GL c) Er kann's doch, wenn er nur will.
   GL d) Eine hohe Lern- und Anstrengungsbereitschaft ist von Anfang an und in jeder Klassenstufe nötig wenn man Abitur machen möchte.

> **Achtung**
> Zu a) das ist mehr als realistisch.
> Zu b) Hierfür gilt dasselbe.

4. **Ich muss mich mehr anstrengen.**
   V a) Das sagt er nach jedem Misserfolg.
   GL b) Eigentlich weiß er ja, was er tun sollte.
   V c) Wenn er sich nicht jeden Tag von Anfang an anstrengt, muss er auf eine Schulstufe tiefer wechseln.
   GL d) Er braucht daher ganz viel Zuspruch und Motivationshilfe von uns.

Achtung
Zu a) Das ist Erfahrung pur.
Zu b) Bei einem Zeitfenster im Hier und Jetzt und einem „ewig hungrigen" Belohnungssystem ist das eigentliche „Wissen" eben gerade nicht „ständig im Hinterkopf" – subjektiv Unangenehmes und Schwieriges wird aufgeschoben.
Zu c) Tatsächlich sind sogar Alltagsroutinen wie Zettel einheften, Hausaufgaben notieren etc. tägliche große(!) Anstrengungen.
Zu d) Der große Irrtum ist, dass hier vor allem eine ständige Wiederholung des Wortes „Lern!" angesagt ist oder Grundsatzdiskussionen, warum man lernen soll. *Nur* die Anstrengungsbereitschaft zu verstärken bedeutet allmählich Erfolg.

5. **Ich kann mich aber nicht anstrengen wenn der Lehrer blöd ist.**
   GL a) Man muss aber auch mit schwierigen Leuten umgehen können.
   GL b) Er muss akzeptieren, dass man nicht für den Lehrer, sondern das Leben lernt.
   GL c) Er will eben doch eigentlich nicht.
   GL d) Es ist fraglich, ob er je mit dieser Einstellung mal wirklich erfolgreich wird.

4 x GL
Was will uns das sagen für die Kommunikation mit Kindern/Jugendlichen mit ADHS?

Kommunikation und Konflikt

Gedankenlesen vs. Vorannahmen Eltern/Verwandte

Unterschied	**Vorannahme – Gedankenlesen**
Vorannahme:	Eine Aussage oder eine Situation betrachten als ob man aus einem fahrenden Zug guckt – Tatsachen wissen, benennen, sachlich in den Realitätsabgleich gehen
Gedankenlesen:	Subjektives Interpretieren

Identifizieren Sie, ob die Aussagen (a–d) eine Vorannahme „V" oder ein Gedankenlesen „GL" sind. Schreiben Sie ein „V" oder ein „GL" vor die Aussage.

1. **Das nächste Mal probiere ich es so wie Mama es empfiehlt.**
   __ a) Sie hört ja nur auf andere.
   __ b) Sie hat ja schon einmal einen Rat von mir angewandt.

__ c) Eigentlich weiß sie schon, was sie tun sollte.
__ d) Sie kann ihre Meinung und Handlung ändern wenn sie will.

2. **Andere Mütter kommen mit den Hausaufgaben zurecht, warum ich nicht?**
   __ a) Sie hat nicht genug Geduld.
   __ b) Sie will von ihrem Kind nur geliebt werden und gibt eben nach.
   __ c) Andere Mütter haben früher in der Schule besser aufgepasst.
   __ d) Sie kann das mit entsprechender Hilfe.

3. **Wenn ich mir nicht mehr Zeit für mein Kind nehme/meine Berufstätigkeit reduziere, kann mein Kind in der Realschule oder im Gymnasium nicht bestehen.**
   __ a) Sie fühlt sich zeitlich überfordert.
   __ b) Sie weiß nicht, wie sie das Kind unterstützen soll.
   __ c) Sie kann doch an der neuen Herausforderung wachsen.
   __ d) Der Schulerfolg ist abhängig von ihrem Einsatz.

4. **Ich muss ja noch einmal selbst quasi in die Schule gehen, wenn mein Kind diesen Schulabschluss machen soll.**
   __ a) Sie macht eben noch einmal Abitur.
   __ b) Sie weiß, dass sie selbst Lücken hat.
   __ c) Wenn sie nicht ihre Defizite ausgleicht, scheitert das Kind.
   __ d) Ihre Schulwahl ist unrealistisch (zu hoher Anspruch).

5. **Ich kann mein Kind nicht in die weiterführende Schule schicken, wenn ich es nicht zeitlich und inhaltlich schaffe es zu unterstützen.**
   __ a) Es kommt wirklich viel auf sie zu.
   __ b) Sie weiß, dass Realschule/Gymnasium nicht so „nebenher“ abzuhandeln sind.
   __ c) Sie überschätzt ihre Möglichkeiten.
   __ d) Sie wird sich gänzlich überfordern – das Kind muss selber viel schultern.

Kommunikation und Konflikt

Gedankenlesen vs. Vorannahmen Eltern/Verwandte (Auflösung)

Identifizieren Sie, ob die Aussagen (a–d) Vorannahmen „V“ oder Gedankenlesen „GL“ sind. Schreiben Sie ein „V“ oder ein „GL“ vor die Aussage.

1. **Das nächste Mal probiere ich es so, wie Mama es empfiehlt.**
   GL a) Sie hört ja nur auf andere.
   V b) Sie hat ja schon einmal einen Rat von mir angewandt.
   GL c) Eigentlich weiß sie schon, was sie tun sollte.
   GL d) Sie kann ihre Meinung und Handlung ändern, wenn sie will.

> **Achtung**
> Zu d) Ein Elternteil mit ADHS kann sich durchaus etwas vornehmen, aber unter Umständen nicht so durchhalten oder umsetzen.

2. **Andere Mütter kommen mit den Hausaufgaben zurecht, warum ich nicht?**
   GL a) Sie hat nicht genug Geduld.
   GL b) Sie will von ihrem Kind nur geliebt werden und gibt halt nach.
   GL c) Andere Mütter haben früher in der Schule besser aufgepasst.
   V d) Sie kann das mit entsprechender Hilfe.

> **Achtung**
> Zu d) Der selbst betroffene Elternteil hat z. B. oft auch einen oberflächlich überhüpfenden Wahrnehmungsstil

3. **Wenn ich mir nicht mehr Zeit für mein Kind nehme/meine Berufstätigkeit reduziere, kann mein Kind in der Realschule oder Gymnasium nicht bestehen.**
   V a) Sie fühlt sich zeitlich überfordert.
   V b) Sie weiß nicht, wie sie das Kind unterstützen soll.
   GL c) Sie kann doch an der neuen Herausforderung wachsen.
   V d) Der Schulerfolg ist abhängig von ihrem Einsatz.

> **Achtung**
> Zu a) Hier weicht Vorannahme von Gedankenlesen in der üblichen Art der „Bewertung“ ab:
> Elternteil mit ADHS fühlt sich leicht zeitlich überfordert.
> Zu b) Über die Lerngeschichte entsteht zudem ein Basisgefühl der Überforderung mit nachfolgender Mutlosigkeit und Erwartungs-/Versagensangst.
> Zu d) Tatsächlich ist die erfolgreiche Erziehung und Unterstützung eines Kindes/Jugendlichen mit ADHS abhängig von dem Einsatz der Eltern unter zielführender Hilfestellung.

4. **Ich muss ja noch einmal selbst quasi in die Schule gehen, wenn mein Kind diesen Schulabschluss machen soll.**
   V a) Sie macht eben noch einmal Abitur.
   V b) Sie weiß, dass sie selbst Lücken hat.
   GL c) Wenn sie nicht ihre Defizite ausgleicht, scheitert das Kind.
   GL d) Ihre Schulwahl ist unrealistisch (zu hoher Anspruch).

Achtung
Zu b) Hier weicht die Vorannahme vom Gedankenlesen in der üblichen Art der „Bewertung" ab: Viele Eltern haben selbst Wissenslücken, wissen das auch – und haben dennoch einen Schulabschluss!

5. **Ich kann mein Kind nicht in die weiterführende Schule schicken, wenn ich es nicht zeitlich und inhaltlich schaffe, es zu unterstützen.**
   V a) Es kommt wirklich viel auf sie zu.
   V b) Sie weiß, dass Realschule/Gymnasium nicht so „nebenher" abzuhandeln ist.
   GL c) Sie überschätzt ihre Möglichkeiten.
   GL d) Sie wird sich gänzlich überfordern – das Kind muss selber viel schultern.

Es ist leider realistisch, dass auf Eltern mit Kindern und Jugendlichen mit dieser Methodik und Didaktik *sehr* viel zukommt.

Kommunikation und Konflikt

Gedankenlesen vs. Vorannahmen Eltern/Lehrer

Unterschied	**Vorannahme – Gedankenlesen**
Vorannahme:	Eine Aussage oder eine Situation betrachten als ob man aus einem fahrenden Zug guckt – Tatsachen wissen, benennen, sachlich in den Realitätsabgleich gehen
Gedankenlesen:	Subjektives Interpretieren

Identifizieren Sie, ob die Aussagen (a–d) eine Vorannahme „V" oder ein Gedankenlesen „GL" sind. Schreiben Sie ein „V" oder ein „GL" vor die Aussage.

1. **Dem Mathelehrer sage ich das nächste Mal richtig meine Meinung.**
   __ a) Er war schon mal beim Mathelehrer.
   __ b) Er hat sich das letzte Mal nicht durchsetzen können.
   __ c) Er will den Mathelehrer belehren.
   __ d) Er kann das tun.

2. **Andere Mütter erzählen mir, dass ihre Kinder nicht so lange an den Hausaufgaben sitzen.**
   __ a) Sie kann ihr Kind nicht erziehen.
   __ b) Sie ist völlig überfordert oder hat einen Sonderschulabschluss.
   __ c) Sie fühlt sich unsicher, wie sie ihr Kind richtig unterstützen kann.
   __ d) Sie hat nicht genügend Interesse an ihrem Kind.

3. **Wenn ich mir nicht mehr Zeit für mein Kind nehme/meine Berufstätigkeit reduziere, kann mein Kind in der Realschule oder Gymnasium nicht bestehen.**
   __ a) Sie hat wirklich Interesse an ihrem Kind.
   __ b) Sie muss sicher selbst einen VHS-Kurs in Englisch machen.
   __ c) Sie kann sich mit ihrem Kind entwickeln.
   __ d) Sie hat einen zu hohen Anspruch an den Schulabschluss den ihr Kind erzielen soll.

4. **Da muss ich ja Hilfslehrer werden.**
   __ a) Sie fühlt sich so kompetent wie ich.
   __ b) Sie überfordert ihr Kind mit dieser Schulstufe.
   __ c) Sie will ihr Kind drillen.
   __ d) Sie ist genauso unzufrieden mit dem Schulsystem wie ich.

5. **Ich kann meinem Kind nicht richtig helfen, wenn ich nicht selbst kompetente Hilfe bekomme.**
   __ a) Es gibt ein Problem, das sie sieht.
   __ b) Sie fühlt sich nicht kompetent.
   __ c) Sie ist eine engagierte Mutter, die sich helfen lassen will.
   __ d) Ohne professionelle Hilfe für die Mutter muss das Kind auf eine andere Schule.

Kommunikation und Konflikt

Gedankenlesen vs. Vorannahmen Eltern/Lehrer (Auflösung)

Unterschied	**Vorannahme – Gedankenlesen**
Vorannahme:	Eine Aussage oder eine Situation betrachten, als ob man aus einem fahrenden Zug guckt – Tatsachen wissen, benennen, sachlich in den Realitätsabgleich gehen
Gedankenlesen:	Subjektives Interpretieren

Identifizieren Sie, ob die Aussagen (a–d) eine Vorannahme „V“ oder ein Gedankenlesen „GL“ sind. Schreiben Sie ein „V“ oder ein „GL“ vor die Aussage.

1. **Dem Mathelehrer sage ich das nächste Mal richtig meine Meinung.**
   V a) Er war schon mal beim Mathelehrer.
   GL b) Er hat sich das letzte Mal nicht durchsetzen können.
   GL c) Er will den Mathelehrer belehren.
   V d) Er kann das tun.

2. **Andere Mütter erzählen mir, dass ihre Kinder nicht so lange an den Hausaufgaben sitzen.**
   GL a) Sie kann ihr Kind nicht erziehen.
   GL b) Sie ist völlig überfordert oder hat einen Sonderschulabschluss.
   V c) Sie fühlt sich unsicher, wie sie ihr Kind richtig unterstützen kann.
   GL d) Sie hat nicht genügend Interesse an ihrem Kind.

3. **Wenn ich mir nicht mehr Zeit für mein Kind nehme/meine Berufstätigkeit reduziere, kann mein Kind in der Realschule oder im Gymnasium nicht bestehen.**
   V a) Sie hat wirklich Interesse an ihrem Kind.
   GL b) Sie muss sicher selbst einen VHS-Kurs in Englisch machen.
   GL c) Sie kann sich mit ihrem Kind entwickeln.
   GL d) Sie hat einen zu hohen Anspruch an den Schulabschluss, den ihr Kind erzielen soll.

4. **Da muss ich ja Hilfslehrer werden.**
   GL a) Sie fühlt sich so kompetent wie ich.
   GL b) Sie überfordert ihr Kind mit dieser Schulstufe.
   GL c) Sie will ihr Kind drillen.
   V d) Sie ist genauso unzufrieden mit dem Schulsystem wie ich.

5. **Ich kann meinem Kind nicht richtig helfen, wenn ich nicht selbst kompetente Hilfe bekomme.**
   V a) Es gibt ein Problem, das sie sieht.
   V b) Sie fühlt sich nicht kompetent.
   V c) Sie ist eine engagierte Mutter die sich helfen lassen will.
   GL d) Ohne professionelle Hilfe für die Mutter muss das Kind auf eine andere Schule.

Achtung, lieber Trainer!
Hier sollten die Eltern nun unter Anleitung die Begründungen selbst finden.

7 Vorlauf- und Verhaltensanalyse – eine kostbare und ganz besondere Hilfestellung

Veränderungen gelingen nur

- mit der Konkretisierung von Abläufen (was, wo, wie, wer, wann...),
- mit Analysen der Vorlaufbedingungen vor allem der Vorgeschichte bei Widerstand,
- mit wiederholten Kurzerklärungen der Hirnfunktion,
- mit Hausaufgaben (mit Kontrolle) und
- mit Wertschätzung und Freundlichkeit.

Vieles wird erst richtig klar durch die Vorlaufanalyse, anhand derer sich noch anstehende Probleme rasch klären lassen. Es zeigt sich mittlerweile, dass selbst bei sehr kritischen Eltern auch während des Verhaltensmanagements (bei evtl. auftauchendem kräftigem Widerstand) das „Durchdeklinieren" des SORCK-Modells nach F. Kanfer et al. (1996) in leichter Modifikation durch Neuhaus (ebenda) regelrecht als „Zaubertrick" erweist, weil es plötzlich offensichtlich wird, was im Kind (oder auch im Elternteil) passiert und warum es dann eben unweigerlich Konflikte geben muss.

Die Elemente sind:
S Stimulus (der Auslösereiz)
O Organismusvariable (Was passiert in der Person?)
R Reaktion (Was erfolgt als verbales und nonverbales Verhalten?)
C Konsistenz (Was passiert sofort?)
K Konsequenz (Was passiert auf längere Sicht?)

Diese Elemente werden nun noch spezifiziert:
In der „Organismusvariable" steuert die erste emotionale Bewertung der Wahrnehmung auf den Sinneskanälen (visuell und auditiv vor allem) entscheidend die Aktivierung der Aufmerksamkeit – oder eben auch nicht, mit entsprechender Reaktion.

S Eine Aussage, Situation, Aufforderung
O *Wahrnehmung* (von Mimik, Gestik, Körperhaltung, Tonfall, Wortwahl, Inhalt)
O *Emotion* (die sofort ausgelöst wird)
O *Kognition* (modifiziert auch unter Umständen durch „alte Kanalratten", aus der vorherigen negativen Kommunikation angetriggert)
O *Physiologische Reaktion* (z. B. das hintere Aufmerksamkeitssystem sofort schaltet ab, wenn die Stimmung schlecht wird)

R Verbal
R Nonverbal

C + Was ist unmittelbar verstärkend?
C – Was ist unmittelbar nicht gut?

K + Was erfolgt demnächst Positives?
K – Was erfolgt demnächst Negatives?

7.1 Ein paar Aspekte der Verhaltensanalyse

Makroebene

Was ist einfach gegeben?

Die Unfähigkeit zum allmählich entstehenden, dann aber gleichmäßigen ständigen „automatischen" Perspektivenwechsel ist leider eine „feststehende Größe" bei ADHS...

- in Kombination mit dem „Zeitfenster im Hier und Jetzt" und dem „schnellen Vergessen" (wenn etwas nicht wichtig ist...),
- in Kombination mit der Affektlabilität (auch in positiver Richtung) lässt einen selbst betroffenen Elternteil sofort „schmelzen", wenn ein Kind/ein Jugendlicher (vor allem aber auch ein junger Erwachsener) sich erwünscht verhält.

  → Dies ist ein Protektorfaktor für die „emotionale Homöostase" der Eltern, d. h. ab und zu mal etwas Positives erhält ihnen die überlebenswichtige emotionale Balance – und solche Eltern sind ja leider Kummer gewöhnt und oft enorm belastbar.
  → Dies ist aber auch ein Risikofaktor für die elterliche Einschätzbarkeit, da ein „Vielleicht" als „Versprechen", eine „Ausnahme" als „stehende Regel" verstanden wird.

Das „Schmelzen" wird bei diesem „digitalen Wahrnehmungs- und Reaktionsstil" bei ADHS aber zur „aufrechterhaltenden Befriedigung" für die Kinder/Jugendlichen, sich nicht eindeutig orientieren zu können (tricksen, lügen zu „müssen").

Makroanalyse

Wie funktioniert es physiologisch/lerngeschichtlich?

Die Kinder/Jugendlichen mit ihrem „anderen Betriebssystem" springen emotional und dann sofort aktiviert auf alles an, was neu, spannend und angenehm ist, wissen theoretisch auch, was erwartet wird, und „versprechen" aus „Einsicht" im Hier und Jetzt alles – was sie jedoch sofort wieder „vergessen".

Aber:
Ein negativer Vorhalt triggert im Laufe der Lebensgeschichte eine „Tonfall-/Wortwahlallergie“ mit sofortiger Negativassoziation und wird zur „aufrechterhaltenden Bedingung“, dies bei Konfrontationen vermeiden zu wollen, was durch die eingeschränkte Rekonstruktionsfähigkeit (nicht am Thema bleiben können) auch ganz leicht „gelingt“ (die Ausrede der Ausrede finden, die Rechtfertigung der Rechtfertigung...) bei jedoch durchaus hintergründig entstehendem „schlechten Gewissen“ bei häufiger Wiederholung, Misserfolg und Absinken des Selbstwirksamkeits- und Selbstwertempfindens.

Funktionsanalyse

Was passiert nun konkret in einer Situation wie: „Der Jugendliche verhält sich erwünscht“?

Das Kind/der Jugendliche soll etwas erledigen (schiebt Aufgaben auf, diskutiert aber z. B. mal weniger), erledigt die Aufgabe dann auch, worauf der Erwachsene erfreut reagiert

- mit sofortig aufkeimender Hoffnung auf Kommunikation und neuerliche Unterstützungsbereitschaft seitens des Elternteils,
- mit seit der Kinderzeit/Pubertät dem Empfinden, fremdbestimmt „überfallen“ zu werden seitens des Jugendlichen,
- mit typischem Blockiertsein seitens des Jugendlichen,
- mit sofortiger Enttäuschung seitens des Elternteils und
- mit entsprechender „Verhaltensreaktion“ beim Elternteil.

In der Adoleszenz (mit vermehrtem Zugriff zur eigenen Emotionalität, bei persistierender Empathiefähigkeit) wird ihm erstmals mehr erzählt
→ für den Elternteil sehr verstärkend
→ dadurch von ihm Gewährung von mehr Zuwendung und Zugeständnissen

⇩

?

Aber: die „alte“ Lerngeschichte greift noch!

7.2 Beispiele zur Verhaltensanalyse nach dem SORCK-Modell von F. Kanfer

Die Verhaltens-Mikroanalyse 1

S Mutter braucht Hilfe/Rücksicht („Bitte, trag' mir den Wäschekorb hoch!")

O	*Wahrnehmung*	Mutter schaut freundlich, Tonfall ist ok
O	*Emotion*	Spontan, gutmütig – positiv
O	*Kognition*	„Ok, seh' ich echt ein. Macht mich grad nicht an, aber ich mag Mama ja!"
O	*Physiologische Reaktion*	Mäßige Aktivierung der Aufmerksamkeit
R	Verbal	„Ja gleich!"
R	Nonverbal	Wendet sich zu bei Ansprache – aber macht weiter mit bisheriger Aktivität
C	+	Mutter ist zufrieden! Und geht wieder (aus den Augen – aus dem Sinn)
C	–	Keinen Ärger/Vorwurf – d. h. keine Notwendigkeit, *sofort* etwas zu tun!
K	+	Keine ausreichende Aktivierung/Aktion → Vergessen der Bitte
K	–	Mutter kommt wieder

Die Verhaltens-Mikroanalyse 2

S Mutter erinnert an Hilfe/Rücksicht („Hast du den Wäschekorb vergessen?")

O	*Wahrnehmung*	Mutter schaut immer noch einigermaßen freundlich
O	*Emotion*	Spontan: negativ über sich selbst enttäuscht
O	*Kognition*	„Oh Mann, ich Depp! Kein Bock, aber ich müsste echt dringend…!"
O	*Physiologische Reaktion*	Durch nur kurzes Erschrecken keine Aktivierung auf Dauer
R	Verbal	„Sorry, ich mach's gleich!"
R	Nonverbal	Hektisch irgendwas – oder nichts
C	+	Mutter geht wieder – macht kein „Theater"
C	–	„schlechtes Gewissen"

K	+	Nein – Mutter kommt wieder – jetzt angesäuert!
K	–	Mutter kommt wieder: „Warum hast du immer noch nicht...!"

Ist die Mutter jetzt wieder vorwurfsvoll, kippt die Emotion ins gewohnte Verärgertsein, die Kognition wird gewohnt negativ (Mutter, der Sklaventreiber). Das hintere Aufmerksamkeitssystem schaltet ab und verbal erfolgt höchst wahrscheinlich irgendeine Äußerung, dass man sich genervt fühlt. Die gewünschte Reaktion des Jugendlichen erfolgt sicher nicht.

Wenn die Mutter noch mal käme und sachlich bliebe, evtl. noch einmal präzise und klar formulierte und *nicht* dann wieder einen neuen Auftrag hätte, wäre der Abbau des Widerstands möglich.

7.3 Hilflosigkeit ist erlernbar

Vorlauf

Vater *will*, dass der 8-Jährige jetzt sofort sein Fahrrad aufräumt. Die Mutter ist nicht da, die normalerweise eher „verständnisvoll" ist (dem Vater zu weich).

S „Das Fahrrad wird jetzt sofort aufgeräumt! Hallo, schau mich an, wenn ich mit dir rede! Jetzt sofort, ab mit dir!!"

O	*Wahrnehmung*	Mimik des Vaters: ernst-drohend Tonfall: harsch Körperhaltung/Gestik: eindeutig-drohend
O	*Emotion*	Erschrocken, ängstlich, kleinlaut
O	*Kognition*	„Wenn ich's jetzt nicht mache, krieg' ich eine Strafe!"
O	*Physiologische Reaktion*	Hinteres Aufmerksamkeitssystem ist bei diesem starken Reiz eingeschaltet (die harte Hand letztes Mal tat sehr weh!)
R	Verbal	„Ja Papa!"
R	Nonverbal	Er räumt auf
C	+	Keine weitere Strafe
C	–	Der Vater erscheint nur noch böse und hart
K	+	?
K	–	Beim nächsten Zusammentreffen guckt das Kind erwartungsängstlich

→ Auslöser für Vater: „Das hilft eben doch, das Strafen!"

Nein, leider nicht. Das einzige, was entsteht, ist die Angst vor dem Vater, vgl. Einleitung!

Es erscheint sinnvoll, bei schwierigen Situationen das SORCK-Modell einmal für das Kind/den Jugendlichen und anschließend den Erwachsenen durchzudeklinieren.

Aus Sicht des Vaters:

S	Der Junge schleicht förmlich am Vater vorbei	
O	*Wahrnehmung*	Körperhaltung des Jungen: er wirkt geduckt, Schultern sind hochgezogen Mimik des Kindes: komisch Das Kind sagt nichts
O	*Emotion*	Irritiert, verärgert
O	*Kognition*	„Was hat der denn? Ich tu ihm doch nichts!“
O	*Physiologische Reaktion*	Hinteres Aufmerksamkeitssystem schaltet gerade ab
R	Verbal	(Recht barsch) „Ist was?“
R	Nonverbal	Vater baut sich vor dem Kind auf
C	+	Erfolgt nicht, außer dass er das Kind aktiv anspricht
C	–	Irritation, „Was hat das Kind ausgefressen?“
K	+	Das Kind „folgt“, wenn ich Druck mache
K	–	Hintergedanke: „Hat der Junge Angst vor mir?“

Aus Sicht des Jungen:

S	„Hast du was?“	
O	*Wahrnehmung*	Papa guckt ernst Tonfall: wieder so unfreundlich Körperhaltung: drohend
O	*Emotion*	Ängstlich,verzweifelt
O	*Kognition*	„Ich kann Papa doch nicht sagen, dass ich Angst vor ihm habe.“
O	*Physiologische Reaktion*	Hinteres Aufmerksamkeitssystem bleibt abgeschaltet

R	Verbal	Zögerlich: „Nein…“
R	Nonverbal	Kind versucht weiter zu laufen
C	+	Geschafft – im Kinderzimmer gelandet
C	–	Papa ist nicht mit mir zufrieden
K	+	?
K	–	Ein erneutes Zusammentreffen findet beim Abendessen statt

Der Junge ist in eine innere Krise geraten, die durch ein neuerliches Fehlverhalten seinerseits beim Abendessen getoppt wird, als ihm die Gabel herunterfällt und der Vater einen entsprechenden Kommentar abgibt.

7.4 Ein weiteres Beispiel

Krisenhafte Zuspitzungen gibt es in Familien mit ADHS immer wieder: Der 4-jährige Harry klettert gern, liebt aber auch seinen Trettraktor. Seine Mutter will mit ihm und der 2 ½-jährigen Lea wegfahren, muss sie aber noch holen und in den Kindersitz setzen. Harry hat schon seine guten Schuhe und Hosen an und hört…

Aus Sicht des Jungen:

S „Geh nicht zum Klettergerüst über die nasse Wiese. Nimm deinen Trettraktor, ich hole schnell noch Lea.“

O	*Wahrnehmung*	Klettergerüst in Sicht, direkt auf der nassen Wiese Tonfall von Mama ist etwas genervt, ihr Gesicht wirkt ebenso, sie sagt „schnell“
O	*Emotion*	Dennoch positiv in Anbetracht des erspähten Klettergerüsts
O	*Kognition*	„Nur ganz schnell klettern“
O	*Physiologische Reaktion*	Hinteres Aufmerksamkeitssystem eingeschaltet Hyperfokus auf Klettergerüst
R	Verbal	Nicht erforderlich
R	Nonverbal	Harry rennt durch die nasse Wiese, stolpert
C	+	Schnell klettern geht, da schnell aufstehen möglich war
C	–	Mama war schon ein bisschen genervt vorhin…
K	+	?
K	–	Mama sieht ihn mit nassen Schuhen und dreckiger Hose

Aus Sicht der Mutter:

S Harry kommt mit nassen Schuhen und dreckiger Hose von der Wiese.

O	*Wahrnehmung*	S. o.
O	*Emotion*	Spontane Wut
O	*Kognition*	„Nie hört er!“
O	*Physiologische Reaktion*	Hinteres Aufmerksamkeitssystem abgeschaltet Mutter rutscht auf dem Gefühl aus
R	Verbal	„Harry, wie oft muss ich dir noch sagen…!“
R	Nonverbal	Zerrt Harry derb am Arm ins Haus
C	+	Habe dem Jungen jetzt mal gezeigt, wo es langgeht
C	–	Warum hört er denn einfach nie?
K	+	?
K	–	Mach ich es denn einfach nicht richtig?

7.5 Tricksen ist auch erlernbar

Vorlauf

Ein strenger Stiefvater tadelt den 12-jährigen Jungen immer wieder, der immer verzweifelter wird. Er kann nichts recht machen, wäre am liebsten gar nicht geboren.

Stiefvater ermahnt Sohn eindringlich:

S „Wir haben heute Abend Besuch, nicht du! Dafür haben wir eine Schokoladentorte gekauft, die im Kühlschrank steht. Die ist nicht für dich, hast du gehört! Die rührst du nicht an, auf gar keinen Fall! Also, Finger weg, hast du das ganz sicher verstanden?!“

O	*Wahrnehmung*	Mimik des Stiefvaters: sehr ernst Tonfall des Stiefvaters: hart und eindringlich Körperhaltung/Gestik: drohend
O	*Emotion*	Irritiert-abwehrend-ängstlich (bei der Vorgeschichte und in der beginnenden Pubertät ins Trotzige umschlagend, da der Stiefvater nicht aufhört zu reden…)
O	*Kognition*	Erst: „Was soll jetzt das?“ Dann: „Blöder Hund…!“
O	*Physiologische Reaktion*	Erregung steigt, hinteres Aufmerksamkeitssystem „abgeschaltet“

R	Verbal	„Ja, Papa!“, dann eher gereizt „Ja, Papa!!“
R	Nonverbal	Geht weg, sobald er „darf“
C	+	Stiefvater abgeschüttelt
C	–	„Saublödes“ Gefühl, das in Wut/Trotz umschlägt
K	+	Nicht in Sicht!
K	–	Beim nächsten Zusammentreffen mit dem Stiefvater fängt der sicher noch mal an, ihn wegen der Torte anzusprechen

... und dann klappt die Haustür – die Familie geht Einkaufen. Überraschenderweise? Nein, stimmt ja, das hatte der Vater beim Mittagessen ja gesagt und ich soll Hausaufgaben machen.

S Alle Familienmitglieder sind außer Haus – man müsste ja schon mal diese Torte „besichtigen“..., Kühlschranktür wird geöffnet.

O	*Wahrnehmung*	Eine alle Sinne anrührende Torte
O	*Emotion*	Spontane Begeisterung
O	*Kognition*	„Ein kleines Stückchen Glasur hinten könnte man doch probieren, sieht ja keiner...“
O	*Physiologische Reaktion*	Dennoch angespannt, man könnte ertappt werden → kein Zugriff auf Erfahrungswissen
R	Verbal	(Braucht man ja nicht zu reagieren)
R	Nonverbal	Mit Finger pulen
C	+	Schmeckt super!
C	–	Kommt da wer? (Angespannte Unsicherheit)
K	+	Es bleibt still im Haus → noch mal in die Küche gehen...
K	–	Stiefvater und Mutter sehen die „Bescherung“ nach ihrer Rückkehr (denn so lange sie weg waren, wiederholte sich obiger Ablauf noch mehrmals): Der Kuchen hat keine Glasur mehr!

Die Strafe war: Komplettes Aufessen des Kuchens.

Achtung, lieber Trainer!
Beim Durchdeklinieren des SORCK-Modells sollte es in der Elterngruppe keinesfalls zu einer Interpretation über mutmaßliche Motive des Erziehungsberechtigten oder zu einer Diskussion im Sinne einer „Einladung zur Kooperation" aller Beteiligten kommen können.

Die Vorlaufanalyse sollte so lange erfolgen, bis sich eine ganz konkrete Situation ergibt, die dann regelrecht alle Beteiligten wie ein „stehendes Bild" erkennen können.

Dazu gehört für den Trainer, sehr genau auf nebenher erwähnte Details zu achten, und unter Umständen auch den Tonfall zu erfragen, den man in dieser Situation hätte hören können, wenn man bei der Familie im Regal als Stofftier gesessen hätte.

Die entstehende Emotion muss man ja nicht interpretieren, da sie in der Mimik ablesbar ist. Die Kognition kann man aus dem Interaktionsstil der Familie, dem Wissen über ADHS und der Lerngeschichte ableiten.

Der tatsächliche Prozess, der die Verhaltensanalyse auseinanderzieht, läuft real blitzschnell ab.

7.6 Die Verhaltensanalyse als Erkenntnis gewinnen

Die Hausaufgaben sind ein Drama, die Mutter des 8-jährigen Levin wirkt bei diesem Thema sofort entnervt. Auf Frage des Trainers, ob sie den Jungen beim Mittagessen nach der Schule befrage, bejaht sie. Er esse auch schlecht. Hier macht es nun keinen Sinn, weiter nach der konkreten Hausaufgabensituation zu fragen, sondern erst eine Vorlaufanalyse (Makroebene/Makroanalyse) zu machen. Die Mutter bestätigt auf Nachfrage, dass sie den Jungen schon beim Betreten der Wohnung frage, wie es in der Schule gewesen sei und berichtet, dass Levin dann immer so grimmig schaue und fast nichts sage.

Aus Sicht des Jungen:

S	„Levin, wie war's heute?"	
O	*Wahrnehmung*	Mutters Stimme klingt süßlich, aus der Küche riecht es nicht so toll

Plötzlich sagt die Mutter beim Durchgehen der Organismusvariable:

„Oh je, Levin sieht regelrecht seine Lehrerin, die immer Kopfnüsse und Stirnnüsse verteilt und kreischend schimpft!"

O	*Emotion*	Negativ entgleisend
O	*Kognition*	„Warum fragt Mama immer nur nach der scheiß Schule?"
O	*Physiologische Reaktion*	Hinteres Aufmerksamkeitssystem ist „ausgeschaltet"

R	Verbal	„Blöd."
R	Nonverbal	Geht ins Wohnzimmer
C	+	Existiert nicht
C	–	Erfahrungsgemäß fragt Mama beim Essen weiter
K	+	Wirklich nicht vorhanden
K	–	Und dann nachher Hausaufgaben!

Die Mutter brauchte keine weitere Hilfestellung – für sie war urplötzlich klar geworden das die Frage nach der Schule nur eine schlechte Laune machen kann, wenn man gleich wieder an die vormittägliche Qual erinnert wird.

Ein positives Beispiel

Vorlauf

Nach den Hausaufgaben kündigt die Mutter an, dass heute noch aufgeräumt werden muss (so nebenher und sachlich, Wiederholung um 18.00 Uhr und um 18.15 Uhr).

S „Räum die Legosteine in die grüne Kiste, danke!"

O	*Wahrnehmung*	Mimik der Mutter: freundlich Tonfall: freundlich-bestimmt Körperhaltung/Gestik: eindeutig, ruhig
O	*Emotion*	Ausgeglichen, vielleicht etwas absinkend (Aufräumen ist ätzend…)
O	*Kognition*	Ok, sie hat's ja heute gesagt, dass Aufräumen dran ist
O	*Physiologische Reaktion*	Hinteres Aufmerksamkeitssystem ist eingeschaltet – „sie kontrolliert sicher"
R	Verbal	„Gleich, Mami"
R	Nonverbal	Geht noch zum Hund und dann ins Zimmer
C	+	Hund versteht das Leiden des gequälten Kindes, das dann ins Zimmer geht und anfängt
C	–	Aufräumen-Sollen macht kein gutes Gefühl
K	+	Mutter kommt gucken und bemerkt: „Super, du hast ja angefangen!"
K	–	Sie kommt nachher sicher noch einmal

Den Eltern wird hierbei, ohne es speziell zu benennen, Verhaltensmodifikation beigebracht. Die Grundannahme der Lerntheorie ist, dass Verhalten erlernt ist – leider auch Fehlverhalten. Verhalten ist auch bei ADHS modifizierbar durch Lernen an Modellen – allerdings nur, wenn das Modell sympathisch erscheint, und das, was es macht, plausibel, nachvollziehbar, machbar, und höchstwahrscheinlich erfolgreich ist. Verhalten ist allerdings stark von der Situation abhängig und entsprechend sollte für die Eltern im Sinne der „klassischen Konditionierung" die Teilnahme am Elterntraining angenehm sein in einem Raum, in dem man sich wohl fühlen kann, mit einer Art der Kommunikation, durch die man sich wertgeschätzt fühlt.

Verhalten ist von den Konsequenzen abhängig – entsprechend wird operant konditioniert und jegliches „erwünschte" Verhalten, d. h. eine Frage, ein Kommentar, ein Sich-Einbringen im Training vom Therapeuten zeitnah wertschätzend verstärkt, was die Auftretenswahrscheinlichkeit einer neuerlichen Rückmeldung erhöht. Alles Geschilderte gilt nicht nur für Verhalten, sondern auch für Gefühle und Gedanken.

Konkret bedeutet dies: Auch wenn eine kritische Frage kommt, gilt es, sie aufzufangen mit „Das ist wirklich sehr wichtig, was Sie da fragen" oder „Herr X, ein sehr interessanter Aspekt" oder „Danke, dass Sie gerade jetzt dies einbringen".

Wichtig!
Auch alle Elternteile haben einen Mandelkern!

Über klassische Konditionierung werden die Verhaltensweisen und Ausdrucksweisen des Trainers von den Eltern mit angenehmen Gefühlen gekoppelt. Im Sinne der operanten Konditionierung ist es hilfreich, wenn man bestimmte konkrete Situationen z. B. bei der Deeskalation vormacht, und bei den Eltern schon mal das Verhalten einübt. Es hat sich als sehr hilfreich gezeigt, im konkreten Elterntraining an konkretisiert eingebrachten kleinen Problemkonstellationen die Vorlauf- und Verhaltensanalyse zu erarbeiten.

8 Abarbeiten der noch anstehenden Probleme

Beim konkreten Thema des Lernens und der Hausaufgaben ist es erforderlich, darauf hinzuweisen, dass Begriffe erst einmal dahingehend zu klären sind, ob sie in ihrer inhaltlichen Bedeutung für das Kind tatsächlich verständlich sind. Dies gilt leider inzwischen oft schon im Grundschulalter. Es ist sinnvoll, hier auch nochmals auf die entwicklungspsychopathologischen Aspekte einzugehen (vgl. Neuhaus, 2007) und zu empfehlen, bei Rückfragen des Kindes oder Jugendlichen zu fragen, „Ist das klar für dich?" statt „Hast du verstanden?".

Beispiel:
Die 11-jährigen Kinder in der Realschule sollen die Frage beantworten: „Was ist die biologische Bedeutung des unterschiedlichen Körperbaus von Hund und Katze?"

Es ist in diesem Zusammenhang hervorzuheben, dass Kinder und Jugendliche Sprache anders, sehr wörtlich, verstehen und entsprechend eindeutige Formulierungen nötig sind.

Was zu Beginn in der Kummerrunde eingebracht wurde und noch nicht über das bisherig Erklärte bearbeitet werden konnte, ist an dieser Stelle noch zu klären, spätestens im ersten Nachelterntraining. Zu den spezifischen Einzelproblemen wird der Trainer nochmals auf die Basisliteratur verweisen. Hier lauert allerdings der Konflikt: Gerade wenn Eltern selbst betroffen sind, scheuen sie oft den Konflikt, formulieren dann ihre Aufträge oder Erwartungen eher uneindeutig oder haben eine Erwartung bei der Erledigung eines Auftrags, dass das Kind oder der Jugendliche „eigentlich wissen müsste", was gemeint ist.

So kann es gelingen

Beispiele:
Lukas, 12 Jahre, war krank, Mama auch. Es steht eine große Biologiearbeit an. Er will sie schreiben (einen Tag Vorbereitungszeit), Mama ist skeptisch. Lukas geht in sein Zimmer, lernt eine halbe Stunde „den Stoff von sechs Monaten". (Die Mutter bot zuvor an, die Lehrerin um einen Nachschreibetermin zu bitten). Sie Mutter ruft indes, ohne weitere Worte zu Lukas, bei dessen Freund an und fragt nach den zu lernenden Themen. Als Lukas wieder zu ihr kommt („Ich habe gelernt, ich kann's"), fragt die Mutter ohne Umschweife: „Kennst du alle Aspekte, die man bei der Betrachtung der Baumscheibe wissen muss?"
Lukas: „Nein."
Die Mutter fragt sachlich weiter: „Kennst du den Aufbau des Pflanzenstängels?"
Lukas: „Nein."
Dieser Dialog wiederholt sich über acht Fragen. Die Mutter konstatiert freundlich-sachlich: „Das sind die Thermen der Arbeit. Du hast jetzt zwei Möglichkeiten: entweder, du gehst und schreibst die Arbeit und weißt dann, wie es sich anfühlt, vor einem leeren Blatt zu sitzen, oder du gehst jetzt zwei Stunden nach oben und versuchst diesen Stoff zu lernen!".

Ein Wutanfall folgt, von der Mutter einkalkuliert – sie geht in die Küche zum Kochen – ohne Lukas beschwichtigen zu wollen, ohne auf sein Fluchen einzugehen. Er geht wutschnaubend in sein Zimmer. Die Mutter lässt ihn, bis er von selbst herunterkommt – mit Karteikärtchen, fröhlich aufgelegt: „Schau' mal, wie ich mir das angelegt habe! Fragst du mich das ab?". Die Mutter zeigt ihr freudiges Erstaunen und stellt zur ersten Karteikarte sofort eine Frage, deren richtige Beantwortung sie ehrlich-direkt positiv verstärken kann: „Super!". Der Junge geht am nächsten Tag in die Schule, schreibt die Arbeit – Note 2+.

Larissa, 7 ½ Jahre, gibt sich große Mühe in der Mathearbeit der 2. Klasse – aber sie hat 3 Punkte nicht geschafft – und lässt ihren Ärger bei Mama daheim aus. Die Mutter sieht sich die Arbeit an und kommentiert: „In der letzten Arbeit hast du + und - verwechselt – hier nicht ein einziges Mal! Und in der letzten Arbeit konnte man viele Zahlen nicht gut lesen – diese hier sind ja wie gemalt, toll!" Dann bittet sie das Kind, ihr schnell etwas zu holen. Am nächsten Morgen unterschreibt die Mutter mit dem Kommentar „So etwas unterschreibe ich gern!". Larissa freut sich. 3 Punkte fehlen, weil Larissa zu einer Aufgabe nichts eingefallen ist. Die Aufgabe lautet: „Ein Hufschmied beschlägt 4 Pferde". Diese Aufgabe kann auch sie nicht lösen.

Samuel, 10 Jahre, will selbstständig arbeiten, braucht im Zweifel aber „sofort" Hilfe bei seinen Hausaufgaben in der 4. Klasse. Er sitzt am Küchentisch, die Mutter hantiert dort. Ruft er sie, erwartet er, dass sie sofort orientiert ist. Lässt sie sich erst mal die Aufgabe vorlesen oder will sie sie selbst lesen, platzt er fast.
Wenn die Mutter jedoch mit dem Kommentar kommt: „Was haben die denn da wieder für einen Fallstrick eingebaut?" oder ähnliches, gestattet er das Lesen – sie hat erkannt, wie viel Hürden in den Aufgaben versteckt sind.

9 Das Nachelterntraining

Das Nachtreffen ist eher abends anzusetzen, nicht unbedingt am Wochenende. Es sollte schon am Schluss des Basistrainings terminiert werden, etwa 8–12 Wochen später (mit Planung eines 2. Nachtreffens nochmals ca. 3 Monate später). Man benötigt etwa 3 Stunden und eine kurze Pause dazwischen.

Zunächst werden die Teilnehmer gefragt, wie es den Familien inzwischen geht – und meist hört man erfreulicherweise bei vielen wirklich positive Veränderungen. Kommt wenig spontan von dem, was ausprobiert wurde, wird konkret in der üblichen wertschätzenden Art nachgefragt, was denn ausprobiert wurde.

> Nicht erschrecken!
> Manchmal hat eine Familie gar nichts umgesetzt – es sich alles eigentlich nur „angehört".

Das ist zwar subjektiv enttäuschend, was aber nicht gezeigt werden sollte. Oft sind das genau die Familien, die erst beginnen in den Transfer zu gehen, wenn sie jetzt von einer anderen Familie, einem Elternteil konkret hören, was klappt (sie sind nämlich Betroffene – und natürlich glaubwürdiger als ein Trainer).

Wird berichtet, dass eine Strategie „gar nicht" klappt, ist nun wieder genaues, ermittelndes Rückfragen notwendig, auch wie konkret die „andere" Kommunikation umgesetzt wurde.

Der häufigste „Fehler" ist, dass wieder zu viel geredet wurde, „schwierige Wörter" benutzt wurden oder eben in der Hektik oder bei schlechter Grundbefindlichkeit die „silent messengers" nicht stimmten.

Im Nachtreffen können durchaus nochmals konkrete Vorlauf- und Verhaltensanalysen notwendig werden. Meist gibt es Fragen zur Medikation und vor allem zu Schwierigkeiten mit dem Umfeld. Meist bleibt im Basistraining hierfür zu wenig Zeit, weil ja am Ende des Trainings über die Medikation gesprochen wird. Grundsätzlich gilt: Der Schulweg, die Pausen sowie der ganze Freizeitbereich sind von zu Hause aus nicht zu steuern.

Eltern wollen ihren Kindern und Jugendlichen so gern etwas „an die Hand geben" für den Fall, dass sie geärgert, gemobbt oder ausgegrenzt werden. Ratschläge, auch noch so gut gemeinte, werden aber meist weder aufgenommen noch sind sie umsetzbar. Viele Kinder und Jugendliche profitieren erfreulich von der Medikation im Sinne eines Reizfilterschutzes und sind stimmungsstabiler, was man auch in ihrer Mimik, die sich oft regelrecht entspannt, erkennen kann. Aber dennoch gilt: man muss auf Überraschungen gefasst sein.

Stressreduktion früh am Morgen, vor und während der Hausaufgaben, am Abend, am Wochenende und in den Ferien bewirkt ein verbessertes Selbstwertgefühl bei Kindern/Jugendlichen mit ADHS, macht sie ausgeglichener und leistungsbereiter – was in ihrem Umfeld durchaus positiven Niederschlag findet.

Aber dennoch: Irgendwann in der Pubertät sind die meisten über den Zeitraum von 6–18 Monaten schlecht oder kaum „erreichbar".

ADHS verläuft schub- und phasenweise. In einer guten Phase gilt es, sich zu erholen und auf die schlechte eingestellt zu sein. Häufig kommen nur noch ergänzende Fragen, wie: Wie motiviere ich meinen Jugendlichen zu lernen?

Jetzt ist es an der Zeit, die Eltern selbst die Antwort bearbeiten zu lassen – mit Unterstützung natürlich. Nach wie vor bleibt der Tenor: Es geht bei konkreten Hilfen nicht um den Grad des sich gestört Fühlens, der sich reduzieren soll, sondern um die Reduktion der Einschränkung und des Leidens des Kindes/Jugendlichen. Oft wird jetzt erst klar, dass Eltern merken dazu stehen zu können, dass sie in vieler Hinsicht „enttäuscht" sind, wegerziehen wollen, was ihnen an sich oder dem Partner nicht gefällt, eigene schlechte Erfahrungen vom Kind/Jugendlichen nicht wiederholt sehen möchten und vielfältige hintergründige Ängste haben.

Der Effekt der Nachtreffen ist auch: Man kennt sich inzwischen. Manche tauschen sich schon privat aus. Man wird vertrauter mit dem Thema, fühlt sich nicht mehr so allein – und kann auf dieser Basis oft nochmals viel besser bereits mehrfach Erklärtes jetzt definitiv aufnehmen und zulassen. Dies alles aber nur, wenn der Trainer kontinuierlich signalisiert: „Lieb sein mit dem Mandelkern!"

10 Schlussbemerkungen

Es hat sich gezeigt, dass es sinnvoll ist, dass Eltern zu ihren Kindern und Jugendlichen vor oder nach der Teilnahme am Elterntraining lediglich sagen: „Wir machen jetzt eine Fortbildung in Sachen Familie“ oder „Weißt du, wir wollen auch noch was dazulernen, dass es besser werden kann bei uns daheim“ oder ähnliches. Eventuell kann man auch ankündigen, dass man jetzt versuchen wird, ein bisschen anders zu sein – aber nicht explizit zu erklären, was oder wie. Dieses Vorgehen weicht komplett ab vom Münchner Trainingsmodell (nachdem auch dort schon das Familiengespräch eher kritisch gesehen wurde vom Effekt her).

Ein dezidiertes Erzählen-Lassen der Eltern von ihren eigenen Vorerfahrungen sollte ebenfalls nicht erfolgen in einem Elterntraining bei ADHS – wobei viele Eltern während des Trainings oder in den Nachtreffen, wenn sie Vertrauen gefasst haben, von sich aus etwas einbringen.

Die Vorlauf- und Verhaltensanalysen in den konkreten Elterntrainings, zusammen mit der „Ermittlungstechnik“ des genauen Beschreiben-Lassens einer Situation zeigt, dass spezifische Rollenspiele, in denen Eltern ihre Kinder spielen, zu Konfliktsituationen nicht nötig sind. Im Gegenteil, Eltern empfinden sich durch die bessere Beobachtung bei schneller Deeskalation rasch als selbstwirksam mit einer wesentlich höheren Bereitschaft, dann auch in den Transfer zu gehen.

Es zeigt sich vor allen Dingen in den Nachtreffen, dass die Bereitschaft der Eltern deutlich höher wird, wenn sie hören, dass ein Elternteil das eine oder andere erfolgreich umgesetzt hat.

Hilfreich ist es, zum Schluss noch ein paar humorvolle Comics zu zeigen, die symbolisch sind für Gelassenheit, todesmutige Entschlusskraft, aber auch dafür, dass es nicht einfach ist, solche Kinder und Jugendliche großzuziehen.

Notwendige „Therapeutenvariablen“ für ein gelingendes Training

Die Therapeutin/der Therapeut

a) kennt die Symptomatik sehr gut
b) ist freundlich, gelassen, zugewandt
c) arbeitet mit sofortiger, direktiver Konsequenz, kann nonverbal auskorrigieren
d) fordert immer etwas mehr, als das Kind/der Jugendliche freiwillig von sich aus zu geben bereit ist
e) lässt sich nicht irritieren durch Motzen oder aggressive Ausbrüche des Kindes/Jugendlichen, arbeitet stattdessen ziel- und sachorientiert weiter und beherrscht den „abgestellten Affekt“ (lässt sich vor allem nicht auf der Beziehungsebene auf Diskussionen ein)
f) ist klar und echt

g) hat Humor
h) kann die Welt mit den Augen und Ohren des Kindes/Jugendlichen wahrnehmen und evtl. Ablenkreize kanalisieren
i) kann sich in die Befindlichkeit des Kindes/Jugendlichen einfühlen und diese thematisieren, um Widerstände zu vermeiden
j) ist sehr strukturiert, aber dennoch maximal flexibel, um auf spontane Missbefindlichkeiten des Kindes/Jugendlichen reagieren zu können
k) honoriert die Anstrengungsbereitschaft, nicht nur das Ergebnis
l) ist ein Modell für andere Bezugspersonen

IV Die medikamentöse Therapie

Nach wie vor ist das Thema „Medikamente“ in der Behandlung der ADHS mit vielen Vorurteilen und Ängsten besetzt, obwohl in den letzten Jahrzehnten sehr viel Aufklärungsarbeit geleistet wurde.

Zum einen scheint es zu irritieren, dass schwieriges Verhalten innerhalb kurzer Zeit beeinflussbar scheint, und zum anderen, dass die Medikamente der ersten Wahl mit dem Wirkstoff Methylphenidat (Handelsnamen sind unter anderem Ritalin®, Medikinet®, Equasym®, Concerta®, Methylphenidat Hexal®, Methylphenidat 1A®, Methylphenidat Ratio®, Methylpheni TAD®) auf sog. „Betäubungsmittelrezepten“ verschrieben werden müssen. Ein kleiner historischer Abriss über die Entwicklung dieser Medikamentengruppen ist hilfreich, um dieses Problemfeld besser zu verstehen.

1 Geschichtlicher Überblick

Das älteste Psychostimulanz-Amphetamin wurde 1887 von dem rumänischen Chemiker Lazar Edeleanu an der Berliner Universität entwickelt. Der Name leitet sich von der chemischen Bezeichnung **A**lpha-**M**ethyl**phe**nethyl**amin** ab. Lange Zeit hatte man für diese Substanz keine Verwendung, und sie ruhte in der Schublade. Mitte der zwanziger Jahre des 20. Jahrhunderts holte der amerikanische Chemiker Gordon Alles die Substanz aus der Versenkung, auf der Suche nach einem künstlichen Ersatz für den Pflanzenextrakt aus Ephedra vulgaris zur Herstellung von Ephedrin zur Asthmabehandlung. Es kam unter den Handelsnamen Benzedrin® auf den Markt und wurde als Inhalationspräparat zur Behandlung des Asthmas eingesetzt. Dabei beobachtete man die wachheitssteigernde Wirkung der Substanz. Dies veranlasste den amerikanischen Neurologen Meyerson die Substanz bei der Behandlung der Narkolepsie, im Volksmund „Schlafkrankheit“ genannt, einzusetzen.

Der amerikanische Psychiater Charles Bradley veröffentlichte 1937 seine Beobachtungen über die Wirkung eben dieser Substanz Benzedrin bei Kindern mit Verhaltensstörungen. Im American Journal of Psychiatry veröffentlichte er 1937 einen Artikel, in dem er seine Beobachtungen der deutlichen Verbesserungen des Verhaltens der Kinder in der Schule schilderte. Loretta Bender aus New York prüfte diese Substanz Benzedrin ebenfalls an über 1.000 Kindern und veröffentlichte ihre Beobachtungen in der Fachliteratur.

1944 wurde das Methylphenidat von Leandro Panizzon, einem Schweizer Chemiker, entwickelt. Er hoffte damals, ein zentral wirksames Stimulans ohne die Nebenwirkung der Amphetamine zur Verfügung zu haben. Das Stoffwechselprodukt des Methylphenidat nannte er nach dem Vornamen seiner Ehefrau Marguerite Ritalinsäure. Diese Substanz schien keinen Markt zu haben, lediglich seine Ehefrau Marguerite nahm gelegentlich vor dem Tennisspiel diese Substanz ein, weil sie den Eindruck hatte, das Spiel besser verfolgen zu können.

Erst zehn Jahre später, 1954, kam diese Substanz unter dem Handelsnamen Ritalin® in Deutschland und der Schweiz auf den Markt. Ritalin® galt als „Psychotonikum", also eine belebende Substanz. In Ampullenform zur intravenösen Anwendung wurde es als Weckmittel nach Narkosen eingesetzt.

Der amerikanische Kinder- und Jugendpsychiater Leon Eisenberg setzte diese Substanz wiederum zehn Jahre später 1963 zur Behandlung der ADHS ein, und in Deutschland berichtete Gerhard Nissen 1971 als erster über den kontrollierten Einsatz dieser Substanz bei „hyperkinetischen Kindern" in Deutschland.

Dieser kurze geschichtliche Abriss zeigt, dass die Substanzgruppe der Stimulanzien eine lange Geschichte hat, und dass Kinder mit Symptomen einer ADHS seit mehr als 70 Jahren medikamentös behandelt werden.

2 Die Medikamente

2.1 Wo wirken diese Medikamente?

Wenn wir uns Gedanken über die Möglichkeiten der Behandlung machen, so müssen wir das Ursachengefüge der ADHS zunächst näher betrachten. In Abbildung 28 ist dies schematisch dargestellt.

An der genetischen Grundlage kann kein Zweifel bestehen. Diese lässt sich natürlich nicht beeinflussen. Zu bedenken ist jedoch, dass die ADHS eine hohe Erblichkeit hat, sodass wir eher als Regel denn als Seltenheit feststellen müssen, dass in einer Familie oft mehrere Personen durch die gleiche Störung beeinträchtigt sind. Faktoren, die sich ungünstig auswirken, können z. B. neurologische Erkrankungen sein. Hier lässt sich lediglich bei Vorliegen eines Anfallsleidens eine wirksame Behandlung durchführen, während bei vielen anderen neurologischen Erkrankungen die Therapiemöglichkeiten begrenzt sind. Einschränkungen der geistigen Leistungsfähigkeit lassen sich nicht beeinflussen. Auch die Möglichkeit der Therapie von Teilleistungsstörungen ist oft nicht so erfolgreich wie man sich dies wünschen würde. Unangemessene Erziehungshaltungen lassen sich ebenfalls nur zum Teil beeinflussen, nicht alle Eltern sind für Hilfen, wie sie das vorliegende Manual gibt, empfänglich.

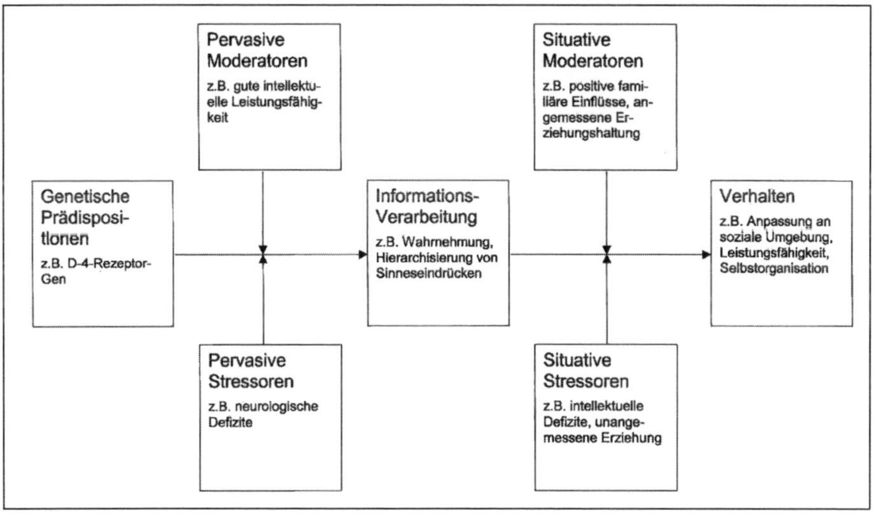

Abb. 15: Ursachengefüge der ADHS

Eine gute Leistungsfähigkeit versetzt Betroffene in die Lage, ihre Einschränkungen besser zu kompensieren. Positive familiäre Einflüsse und angemessene Erziehungsstile versuchen wir durch Elterntraining und Elternseminare zu fördern. Die Endstrecke dieses Beziehungsgefüges ist das Verhalten, wie es sich in der Anpassung an die soziale Umgebung, in der Leistungsfähigkeit und in der Selbstorganisation zeigt.

Die medikamentöse Behandlung setzt im Bereich der Informationsverarbeitung an, sodass Betroffene in eine möglichst gute Ausgangsposition versetzt werden, die Aufmerksamkeit ausreichend zu fokussieren, Wesentliches von Unwesentlichem besser zu unterscheiden und in der Folge sich besser selbst strukturieren können.

2.2 Welche Medikamente haben sich bewährt?

Medikamente der ersten Wahl sind nach wie vor die *Stimulanzien*. Ihre Wirksamkeit ist unbestritten, sie sind gut verträglich und es liegen jahrzehntelange Erfahrungen vor. Insbesondere *Methylphenidat* gehört zu den am besten erforschten Substanzen. Die Medikamentensicherheit ist also außergewöhnlich hoch und sucht ihresgleichen.

DL-Amphetamin ist in Deutschland als Fertigarznei nicht erhältlich. Die wissenschaftliche Dokumentation ist gut. In vielen Ländern sind Amphetamine als Fertigarznei erhältlich, bislang jedoch nicht in Deutschland.

Fenetyllin war unter dem Handelsnamen *Captagon®* in Deutschland lange Zeit ein häufig eingesetztes Medikament zur Behandlung der ADHS. Da fortlaufende Studien nicht durchgeführt worden sind, musste es aufgrund der strengen Zulassungsauflagen in Deutschland vom Markt genommen werden. In einigen europäischen Ländern ist Captagon® noch erhältlich.
Amphetaminil war unter dem Handelsnamen *AN1®* oder *Aponeuron®* lange Zeit in den Ländern des Ostblocks das einzig verfügbare Stimulans. Es liegen zwar viele Erfahrungen vor, wissenschaftlich fundierte Studien wurden jedoch nicht durchgeführt, sodass auch diese Substanz vom Markt genommen werden musste.

Pemolin unter dem Handelsnamen *Tradon®* spielte lange Zeit deshalb eine Rolle, weil es länger wirksam war als die Stimulanzien und eine Einmalgabe am Tag genügte. Wegen erheblicher unerwünschter Wirkungen wurde die Substanz inzwischen vom Markt genommen.

Atomoxetin ist seit einigen Jahren unter dem Handelsnamen *Strattera®* zur Behandlung der ADHS bei Kindern und Jugendlichen und in den USA auch bei Erwachsenen zugelassen. Diese Substanz ist *kein* Stimulans, sie wirkt über eine gezielte Beeinflussung des Botenstoffs Noradrenalin. Sie ist recht gut beforscht, und durch die lange Wirkdauer ist eine einmalige Gabe pro Tag möglich.

Lisdexamphetamin-Dimesylat ist unter dem Handelsnamen *Vyvanse®* in den USA zur Behandlung der ADHS bei Kindern, Jugendlichen und Erwachsenen zugelassen. In Deutschland ist es noch nicht erhältlich, Zulassungsstudien in Deutschland haben aber bereits begonnen.

Da die Stimulanzien nur eine kurze Wirkdauer von 3–4 Std. haben, müssen sie mehrfach (2–3-mal) pro Tag eingenommen werden. Aus diesem Grund wurden Methylphenidatzubereitungen mit längerer Wirkdauer entwickelt. Die aktuell verfügbaren Substanzen heißen Concerta®, Equasym retard®, Medikinet retard® und Ritalin LA®. Die langwirksamen Retardpräparate unterscheiden sich zum Teil wesentlich in der Art der Wirkstofffreisetzung, was Auswirkungen auf die klinische Wirksamkeit hat.

2.3 Wie wirken die Medikamente?

Die Stimulanzien (Methylphenidat, Amphetamin, Lisdexamphetamin) wirken in bestimmten Regionen des zentralen Nervensystems direkt auf die Botenstoffe Dopamin und indirekt auf Noradrenalin, Atomoxetin wirkt auf den Botenstoff Norardrenalin und indirekt auf den Botenstoff Dopamin. Die Wirkungen der Medikamente setzen schnell ein. Es kommt zu einer Verminderung der motorischen Unruhe, das impulsive Verhalten wird reguliert, die Handschrift verbessert sich. Aufmerksamkeit und Konzentrationsfähigkeit werden gesteigert und die Ablenkbarkeit wird vermindert. Durch die bessere Fähigkeit, Wichtiges von Unwichtigem unterscheiden zu können, kommt es zu einer Verminderung schwierigen Verhaltens gegenüber Mitmenschen, häufig nimmt auch aggressives Verhalten deutlich ab. Im sozialen Zusammenhang treten ebenfalls erhebliche Verbesserungen ein. Durch die Verminderung des oppositionellen Verhaltens verbessert sich sowohl das Zusammenleben in der Familie als auch innerhalb der Gruppe der Gleichaltrigen, was zu einer erheblichen Stabilisierung des Befindens beiträgt. Wenngleich diese Medikamente keine unmittelbare Leistungssteigerung herbeiführen (*kein IQ-Booster*), so kommt es doch meist aufgrund der verbesserten Ausgangsbedingungen zu einer Steigerung der Leistungsfähigkeit.

Die Medikamente verändern nicht den Charakter und nicht die Persönlichkeit. Das Medikament lässt sich gut mit einer Brille vergleichen. Durch den Gebrauch einer Brille ändert sich nicht der Mensch und auch nicht die Umwelt, sehr wohl aber die Möglichkeiten der Wahrnehmung und der Verhaltensorganisation. So muss dies auch beim Medikament gesehen werden. Die Änderungen im Verhalten sind Ergebnis der verbesserten Wahrnehmungsbedingungen.

2.4 Welche Nebenwirkungen sind zu erwarten?

Unerwünschte Arzneimittelwirkungen der *Stimulanzien* sind gelegentlich Einschlafstörungen, die in der Regel bei Menschen mit vorbestehenden Einschlafstörungen besonders zu Beginn einer Behandlung auftreten. Eine Verminderung des Appetits wird häufig beschrieben, eine Gewichtsaufnahme weitaus seltener. Ob die gelegentlich beobachtete vermehrte Reizbarkeit und gedrückte Stimmung eine unmittelbare Medikamentenwirkung darstellen oder aber durch die Verminderung der Verhaltensstörungen die emotionalen Störungen mehr zum Vorschein kommen, ist oft schwer zu unterscheiden. Die lange Zeit vermutete Verlangsamung der Wachstumsgeschwindigkeit konnte nicht bestätigt werden, auch das Vorliegen eines Anfallsleidens stellt keine Gegenanzeige gegen die Behandlung mit Stimulanzien dar.

Mögliche unerwünschte Wirkungen des *Atomoxetin* können verminderter Appetit, Übelkeit, Schlafstörungen und ein leichter Anstieg von Puls und Blutdruck sein. Atomoxetin zeigt einen verzögerten Wirkeintritt, die Wirksamkeit kann meist erst nach 2–3 Wochen Behandlung beurteilt werden.

2.5 Aber man hört doch so viel Schlimmes ...?

Die verschiedenen Stimulanzien führen nicht früher oder später zu Sucht bzw. psychischer oder körperlicher Abhängigkeit. Dies wird aber trotz deutlicher wissenschaftlicher Belege immer wieder behauptet. Viele Untersuchungen konnten belegen, dass das erhöhte Suchtrisiko bei Menschen mit ADHS durch die medikamentöse Behandlung auf das Maß der allgemeinen Gefährdung in der Bevölkerung reduziert werden kann. Aus diesem Grund stellt auch eine Substanzabhängigkeit keine absolute Gegenanzeige für die Behandlung mit Stimulanzien dar. Allerdings müssen solche Patienten nur von sehr erfahrenen Ärzten behandelt und sorgfältig überwacht werden. Die Dosisfindung muss vorsichtig erfolgen und mögliche Wechselwirkungen müssen bedacht werden.

Die Behauptung, dass es durch eine Therapie mit Methylphenidat zu einer Hirnschädigung, insbesondere zur Ausbildung eines Parkinson-Syndroms kommen könnte, muss als widerlegte Behauptung angesehen werden. Mögliche Herzschädigungen unter Stimulanzientherapie wurden einige Zeit diskutiert. Nach kritischer Durchsicht der Literatur sind solche Ereignisse bei mit Stimulanzien behandelten Menschen nicht häufiger als bei unbehandelten. Auch die einige Zeit diskutierte Befürchtung, die Therapie mit Methylphenidat könnte zu Schädigungen des Erbguts führen, ist eindeutig widerlegt.

Es entspricht den Tatsachen, dass Medikamente zur Behandlung der ADHS heute sehr viel mehr verordnet werden als noch vor 15 Jahren. Die Steigerungsraten hören sich bedenklich an. Betrachtet man jedoch die Absolutzahlen, dann relativiert sich das Bild. Vergleichen wir dies mit den bekannten Zahlen zur Häufigkeit der ADHS, dann müssen wir davon ausgehen, dass nach wie vor weniger als die Hälfte der Kinder mit ADHS mit Medikamenten behandelt werden. Die Verordnungshäufigkeit ist in Deutschland weitaus geringer als in vielen anderen Ländern.

2.6 In welcher Dosierung werden die Medikamente gegeben?

Es ist wichtig, dass die Verordnung von einem in der Behandlung der ADHS erfahrenem Arzt erfolgt und dass vorsichtig in niedrigen Dosen einschleichend begonnen wird. Zum einen verbessert sich damit die Verträglichkeit und mögliche unerwünschte Wirkungen werden vermieden, zum anderen findet man so die individuell richtige und angemessene Dosis. Auch wenn eine eindeutige Dosiswirkungsbeziehung bei diesen Medikamenten besteht, d. h. dass die Wirkung um so besser wird, je höher die Dosierung ist, so kann dies im Einzelfall jedoch sehr unterschiedlich sein. Es gibt Menschen, die eine ausgeprägte Symptomatik haben, auch sehr groß und sehr schwer sind, und dennoch von einer geringen Dosis gut profitieren. Auf der anderen Seite können kleinwüchsige Menschen mit niedrigem Gewicht relativ hohe Dosen benötigen, um eine Verbesserung zu erfahren.

Für diese Medikamente gibt es empfohlene Höchstdosen, die nur in gut begründeten Einzelfällen überschritten werden sollen. Meist ist es sinnvoller, das Medikament zu wechseln, wenn unter den gängigen Dosierungen keine ausreichende Wirkung zu erzielen ist.

Die Verbesserung kann man nicht durch einzelne Tests überprüfen. Die Beurteilung speist sich aus vielen verschiedenen Beobachtungssituationen, d. h. bei Kindern dem Verhalten in der Schule, auf dem Schulweg, in der Pause, beim Mittagessen, während der Hausaufgaben und während des Spiels mit Gleichaltrigen am Nachmittag. Erst in dieser Gesamtschau lässt sich die Wirksamkeit beurteilen. Viele (meist für viel Geld) angebotene Tests bringen keinen Erkenntnisgewinn.

Die meisten in Deutschland erhältlichen Medikamente sind für Erwachsene zugelassen, die Anwendung bei Kindern wurde erst im Nachhinein geprüft und zugelassen. Viele Medikamente, die der Kinderarzt im Praxisalltag verordnet, sind eigentlich für Kinder nicht zugelassen, was an den sehr strengen Zulassungsbedingungen in Deutschland liegt. Bei Neugeborenen und vor allem bei Frühgeborenen ist die Situation der Zulassung noch dramatischer. Dabei muss bedacht werden, dass Zulassungsstudien extrem aufwendig und auch extrem teuer sind, weshalb viele Firmen solche Untersuchungen scheuen. Bei den Stimulanzien ist die Situation genau umgekehrt. Sie sind für Kinder und Jugendliche bis zum 18. Lebensjahr zugelassen, nicht aber für Erwachsene. Dies führt dazu, dass die Krankenkassen in Deutschland nur in sehr seltenen Fällen die Kosten für diese wirksame Behandlung übernehmen. Die wissenschaftliche Datenlage zur medikamentösen Behandlung der ADHS im Erwachsenenalter ist außerordentlich umfangreich und belegt die ausgezeichnete Wirkung bei guter Verträglichkeit. In vielen Ländern sind diese Medikamente für Erwachsene auch zugelassen. Zulassungsstudien sind in Deutschland durchgeführt worden. Das Bundesinstitut für Arzneimittel hat aber bis zum Sommer 2008 noch keine einzige Substanz zur Behandlung bei Erwachsenen offiziell zugelassen. Dies führt zu der sonderbaren Situation, dass bis zum 18. Lebensjahr eine Behandlung als korrekt angesehen und auch finanziert wird, mit dem vollendeten 18. Lebensjahr aber die Behandlung als „Off-Label“ gilt und die Kosten hierfür nicht übernommen werden, obwohl diese Behandlung von den Leitlinienkommissionen und den Fachgesellschaften empfohlen wird.

Die medikamentöse Behandlung bei Kindern unter dem vollendeten 5. Lebensjahr ist ebenfalls „Off-Label“, aber auch hier liegen umfängliche wissenschaftliche Studien vor. Auch bei Kindern unter fünf Jahren können solche Medikamente eingesetzt werden, allerdings ist ihre Wirkstärke in diesem Lebensalter nicht so hoch wie im Schul-, Jugendlichen- und Erwachsenenalter.

3 Ausblick

Die Ausführungen sollen zeigen, dass die medikamentöse Behandlung der ADHS nichts Neues ist, sondern dass bereits jahrzehntelange Erfahrungen vorliegen. Die wissenschaftliche Datenlage ist weitaus besser als bei den meisten auf dem Markt befindlichen Medikamenten zur Behandlung anderer Krankheiten. Es besteht keinerlei Veranlassung, sich vor diesen Medikamenten zu fürchten oder vor deren Anwendung zu warnen.

Die Selbsthilfeverbände haben sehr gute Handreichungen für Eltern, Lehrer und Angehörige entwickelt, die die Diskussion hierüber versachlichen können.

Auf der anderen Seite muss aber auch vor Übererwartungen gewarnt werden. Diese Medikamente sind keine Wundermittel, die alle Probleme lösen. Allerdings werden die Betroffenen in eine bessere Ausgangsposition versetzt, die es ihnen ermöglicht, die alterstypischen Entwicklungsaufgaben besser und unkomplizierter zu bewältigen und natürlich ersetzen diese Medikamente nicht die erzieherischen Zugänge, sie machen sie aber effektiver und nachhaltiger.

Literatur

Barkley R. A. (1990). Attention Deficit Hyperaktivity Disorder: A Handbook for Diagnosis and Treatment. New York: Guilford Press.

Barkley R. A. (1995). Taking Charge of ADHD: The Complete Authoritative Guide for Parents. New York: Guilford Press.

Barkley R. A. (1997). ADHD and the nature of self-control. New York: Guilford Press.

Barkley R. A. (2002). Das große ADHS-Handbuch für Eltern: Verantwortung übernehmen für Kinder mit Aufmerksamkeitsdefizit und Hyperaktivität. Bern: Hans Huber.

Barkley R. A. (2007). ADHS in Adults. What the science says. New York: Guilford Press.

Beerwerth W. (2006). ADHS – Das Kreative Chaos. Stuttgart: Kreuz.

Bergmann W. (2007). Ich bin nicht in mir und nicht außer mir – Bindungsstörungen, Symbolisierungsdefizite und die depressive Nervosität moderner Kinder. In: Ahsbeck B. (Hrsg.). Hyperaktivität, Kulturtheorie, Pädagogische Therapie. Stuttgart: Kohlhammer.

Born A. & Oehler C. (2005). Lernen mit ADS-Kindern – Ein Praxishandbuch für Eltern, Lehrer und Therapeuten. Stuttgart: Kohlhammer.

Brown T. E. (2000). Attention Deficit Disorders and Comorbidities in Children, Adolescents and Adults. Washington D.C.: American Psychiatric Publishing Group.

Castellanos F. X. & Tannock R. (2002). Neuroscience of attention-deficit/hyperactivity disorder: the search for endophenotypes. Nat Rev Neurosi 3, 617–28.

Copeland E. & Love L. V. (1995). Attention without Tension: A Teachers Handbook Attention Disorders (ADHD and ADD). Plentation, Florida: Specialty Press.

Copeland E. & Walker R. (1995). A Comprehensive ADHD/ADD Evaluation and Treatment Program: Social Competency Training. Georgia: National Professional Consortium in Attention Deficit Disorders.

Damasio A. (2003). Der Spinoza-Effekt – Wie Gefühle unser Leben bestimmen. München: List.

Dietz F. (1999). Wenn ich doch nur aufmerksam sein könnte. Ein hyperaktiver Jugendlicher berichtet. Forchheim: BV-AH e. V.

Drüe G. (2007). ADHS kontovers. Betroffene Familien im Blickfeld von Fachwelt und Öffentlichkeit. Stuttgart: Kohlhammer.

Eichlseder W. (1995). Unkonzentriert? Hilfen für Hyperaktive Kinder und ihre Eltern. Weinheim, Berlin: Quadriga.

Fitzner T. & Stark W. (2000). ADS: verstehen-akzeptieren-helfen. Weinheim, Basel: Beltz.

Fitzner T. & Stark W. (2004a). Doch unzerstörbar ist mein Wesen… Weinheim, Basel: Beltz.

Fitzner T. & Stark W. (2004b). Genial, gestört, gelangweilt? ADH, Schule und Hochbegabung. Weinheim, Basel: Beltz.

Freitag C. & Retz W. (Hrsg.) (2007). ADHS und komorbide Erkrankungen, Neurobiologische Grundlagen und diagnostisch-therapeutische Praxis bei Kindern und Erwachsenen. Stuttgart: Kohlhammer.

Goldstein S. & Ingersoll B. (1993). Attention Deficit Disorder and Learning Disabilities: Realities, Myths and Controversial Treatments. New York: Doubleday.

Goldstein S. (1997). Managing Attention and Learning Disorders in Late Adolescence and Adulthood. New York: Wiley.

Goldstein S. & Gordon M. (2003). Gender Issues and ADHS: Sorting Fact from Fiction. ADHD-Report 11 (4), 8/03, 7–11.

Grawe K. (2004). Neuropsychotherapie. Göttingen: Hogrefe.

Grünke M. (2006). Zur Effektivität von Fördermethoden bei Kindern und Jugendlichen mit Lernstörungen. Eine Synopse vorliegender Metaanalysen. Kindheit und Entwicklung 15, (4). Göttingen: Hogrefe.

Hallowell E. & Ratey J. (1996). Answers to Distraction. New York: Bantam Dell.

Hallowell E. & Ratey J. (1998). Zwanghaft zerstreut: ADD – die Unfähigkeit aufmerksam zu sein. Reinbek: Rowohlt.

Harris J. (2000). Ist Erziehung sinnlos?: Die Ohnmacht der Eltern. Reinbek: Rowohlt.

Hartmann T. (1993). Eine andere Art die Welt zu sehen – das Aufmerksamkeitsdefizitsyndrom ADD. Novato: World Trade Press.

Huss M. (2002). Medikamente und ADS. Gezielt einsetzen – umfassend begleiten – planvoll absetzen. Berlin: Urania.

Hüther G. (2001). Kritische Anleitungen zu den bei ADHS-Kindern beobachteten neurobiologischen Veränderungen und den vermuteten Wirkungen von Psychostimulantien (Ritalin). AKJP 4, 471–486.

Jüntschke A. (2001). Im Chaos bin ich der King. Überlebenstraining für Messi-Männer. Moers: Bendow.

Innerhofer P. (1977). Das Münchner Trainingsmodell – Beobachtungen, Interaktionsanalyse, Verhaltensänderung. Berlin: Springer.

Kanfer F. H., Reinecker H. & Schmelzer D. (1996). Selbstmanagement-Therapie. Hamburg: Springer.

Käppler C. (2005). Familienbeziehungen bei hyperaktiven Kindern im Behandlungsverlauf. Kindheit und Entwicklung 14, 21–29.

Kelly K. & Ramundo P. (1993). You mean I'm not Lazy, Stupid or Crazy ?! A self-help book for adults with Attention Deficit Disorder. New York: Scribner.

Krause J. (2002). Überleben mit hyperaktiven Kindern. Forchheim: BV-AH e. V.

Krause J. & Krause K. H. (2003). ADHS im Erwachsenenalter. Die Aufmerksamkeitsdefizit-/Hyperaktivitätsstörung bei Erwachsenen. Stuttgart: Schattauer.

Lauth G. & Schlottke P. (2002). Training mit aufmerksamkeitsgestörten Kindern, 5. Aufl. Weinheim: Beltz

Mattejat F. & Ihle W. (2006). Familienorientierte kognitiv-verhaltenstherapeutische Interventionen. In: Petermann F. (Hrsg.). Kinderverhaltenstherapie. Grundlagen, Anwendungen und Ergebnisse, 3. Aufl. Hohengehren: Schneider.

Nadeau K. (1995). A Comprehensive Guide to Attention Deficit Disorder in Adults: Research, Diagnosis, Treatment. New York: Brunner/Mazel.

Neuhaus C. (1996). Das hyperaktive Kind und seine Probleme. Berlin: Urania Ravensburger.

Neuhaus C. (2000). Hyperaktive Jugendliche und ihre Probleme – Erwachsen werden mit ADS. Berlin: Urania Ravensburger.

Neuhaus C. (2003). Das hyperaktive Baby und Kleinkind: Symptome deuten – Lösungen finden. Berlin: Urania Ravensburger.
Neuhaus C. (2005). Lass mich, doch verlass mich nicht – ADHS und Partnerschaft. München: Deutscher Taschenbuch Verlag.
Neuhaus C. (2007). ADHS bei Kindern, Jugendlichen und Erwachsenen. Symptome, Ursachen, Diagnose und Behandlung. Stuttgart: Kohlhammer.
Nissen F., Fritze J. & Trott G. E. (1998). Psychopharmaka im Kindes- und Jugendalter. München: Urban & Fischer.
Du Paul G. J. & Stoner G. (1994). ADHD in the Schools: Assessments and Intervention Strategies. New York: Guilford Press.
Peseschkian N. (1988). 33 und eine Form der Partnerschaft. Frankfurt: Fischer.
Petermann F, Kusch M & Niebank K (1998). Entwicklungspsychopathologie Weinheim: Beltz.
Posner J. J. & Dehaene S. (1994). Attentional Networks. Trends Neuroscience 17, 75–79.
Ratey J. J. (2001). Das menschliche Gehirn – Eine Gebrauchsanweisung. Düsseldorf: Walter.
Robin A. (1998). ADHS in Adolescents. Diagnostic and Treatment. New York: Guilford Press.
Roth G. (1999). Entstehen und Funktion von Bewusstsein. Deutsches Ärzteblatt 96 (30), A-1957–1961.
Rothenberger A. & Neumärker K. J. (2005). Wissenschaftsgeschichte der ADHS: Kramer-Pollnow im Spiegel der Zeit. Darmstadt: Steinkopff.
Ryffel-Rawak D. (2001). ADS bei Erwachsenen. Betroffene berichten aus ihrem Leben. Bern: Hans Huber.
Ryffel-Rawak D. (2003). Wir fühlen uns anders: Wie betroffene Erwachsene mit ADS/ADHS sich selbst und ihre Partnerschaft erleben. Bern: Hans Huber.
Ryffel-Rawak D. (2004). ADS bei Frauen – den Gefühlen ausgeliefert. Bern: Hans Huber.
Simchen H. (2001). ADS. Unkonzentriert, verträumt, zu langsam und viele Fehler im Diktat. Hilfen für das hypoaktive Kind. Stuttgart: Kohlhammer.
Skrodzki K. & Mertens K. (2000). Hyperaktivität: Aufmerksamkeitsstörung oder Kreativitätszeichen? Dortmund: Borgmann Publishing.
Solden S. (1995). Women with Attention Deficit Disorder: Embacing disorganization at home and in the workplace. Grass Valley, Kalifornien: Underwood.
Solden S. (1999). Die Chaosprinzessin: Frauen zwischen Talent und Misserfolg. Forchheim: BV-AH e. V.
Solden S. (2002). Journeys Through Adulthood. Discover a New Sense of Identity and Meaning with Attention Deficite Disorder. New York: Walker & Co.
Spitzer M. (2000). Geist im Netz : Modelle für Lernen, Denken und Handeln. Heidelberg, Berlin: Spektrum Akademischer Verlag.
Stollhoff K., Mahler W. & Duscha K. (2002). Hochrisiko ADHS: Plädoyer für eine frühe Therapie. Lübeck: Schmidt-Römhild.
Triolo S. J. (1999). Attention Deficite Hyperactivity Disorder in Adulthood. A Practioner's Handbook. Philadelphia: Brunner/Mazel.
Trott G. E. (1993). Das hyperkinetische Syndrom und seine medikamentöse Behandlung. Leipzig: J. A. Barth.
Wakefield J. C. (1992). Disorder as harmful dysfunction: a conceptual critique of DSM-III-R's definition of mental disorder. Psychological Review 99, 232–247.
Walker R. A. & Copeland E. D. (1995). Training der sozialen Kompetenz bei ADHS. Überarbeitet und ergänzt von Cordula Neuhaus, übersetzt von Michael Townson

(2004). Eigenverlag des Kindertherapeutischen Zentrums GmbH, Alleenstr. 29, 73730 Esslingen.

Weiss L. (2000). Eins nach dem anderen. Das ADD-Praxisbuch für Erwachsene. Moers: Bendow.

Wender P. (2002). Aufmerksamkeits- und Aktivitätsstörungen bei Kindern, Jugendlichen und Erwachsenen. Ein Ratgeber für Betroffene und Helfer. Stuttgart: Kohlhammer.

Anhang

Glossar

Acetylcholinesterase Enzym, das den Neurotransmitter (Botenstoff) Acetylcholin aufspaltet und somit unwirksam macht. Durch diesen Abbau wird die erregende Wirkung des Acetylcholins verkürzt.

Affekt Zeitlich kurze, intensive Gefühlsregung

Affektlabilität Bezeichnung für die leichtere Auslösbarkeit von Affekten mit raschem Wechsel der emotionalen Stimmung.

Aktionspotenzial Antwort einer erregbaren Zelle auf einen Reiz mit Änderung der Ionenleitfähigkeit und des Membranenpotentials in Form eines elektrischen Impulses entlang des Axons (oder Neurit, der den Hauptfortsatz als „Nerv" der Zelle darstellt und an weitere Nervenzellen mit dem „Endknopf" am synaptischen Spalt gegenüber anderer Nervenzellen endet)

Aktivierung Erregung neuraler und psychischer Prozesse durch innere und äußere Reize

Asperger Syndrom Kontakt- und Kommunikationsstörung, gehört zu den autistischen Störungen

Ätiologie Die Lehre von der Störungs-/Krankheitsursache, bzw. die einer Krankheit oder Störung zugrunde liegende Ursache selbst

Attribuierung Ursachenzuschreibung bzw. die Erklärung einer Person für die Ursache von Ereignissen vor dem Hintergrund eigener Handlungsmöglichkeiten

Axon Langer faserartiger Fortsatz einer Nervenzelle

Basalganglien Als Basalganglien werden „subkortikale", d. h. unterhalb der Großhirnrinde (*Cortex cerebri*) gelegene, in jeder Hirnhälfte, also beidseits angelegte Kerne bzw. Kerngebiete zusammengefasst, die für wichtige funktionelle Aspekte motorischer, kognitiver und limbischer Regelungen von großer Bedeutung sind

Belief Systeme In sich geschlossene Glaubenssysteme bezüglich der Verursachung und Behandlung von psychischen Störungen

Benzedrin Erster synthetisch hergestellter Nachfolger des aus der Ephedra-Pflanze gewonnenen Ephedrin. Zur Gruppe der Stimulanzien (Anregungsmittel) gehörendes Amphetamin.

Bindung Starke, stabile, emotionale Beziehung zwischen Säugling/Kind und der Mutter bzw. weiteren engen Bezugspersonen

Bindungsstörung Gestörtes Beziehungsmuster zwischen Kind und Eltern, insbesondere der Mutter.

Borderline Persönlichkeit Seelische Störung deren Symptomatik einer Psychose nahe kommt, dem Vollbild einer solchen jedoch nicht entspricht.

CHADD U.S.-amerikanischer nationaler ADHS-Selbsthilfeverband (**Child**ren and Adults with **A**ttention **D**eficit **D**isorder)

Deeskalieren Stufenweise Verringerung bzw. Abschwächung einer emotional aufgeheizten Situation.

Dendrit Dendriten sind astartige Fortsätze der Nervenzelle (Neuron), die der Aufnahme elektrischer Reize und ihrer Weiterleitung zum Zellkörper (Soma) der Nervenzelle dienen.

Dimensionale Störung Eine Störung, bei der sich mit empirisch abgeleiteten Messungen von Symptomen und Verhaltensweisen zeigte, dass diese auf einem Kontinuum zwischen normal und deviant (d. h. von der statistischen Norm oder gesellschaftlichen Regeln abweichend) anzusiedeln sind. Die Erfassung erfolgt mit Hilfe von Fragebögen, bei denen die Antworten aufsummiert werden und in Abhängigkeit zu einem festgelegten kritischen Wert (Cutt-off-Wert) bei Personen mit darüber liegenden Werten als „Fälle" ermittelt werden

DSM-III und DSM-IV Diagnostisches Manual des U.S.-amerikanischen Psychiaterverbandes („**D**iagnostic and **S**tatistical **M**anual"). DSM-IV ist die aktuelle Version, DSM-III die Vorgängerversion.

Dysfunktion Funktionsstörung

Dysregulation Steuerungsstörung, Fehlsteuerung

Effektiv Wirksam

Effizient Guter Wirkungsgrad

Egozentrismus (kindlicher) Bezeichnung für das wenig differenzierte Denken des Kleinkindes, das sich nur auf wenige Dimensionen der Wirklichkeit konzentriert und keine Standpunkte oder Betrachtungsweisen anderer berücksichtigen kann

Eidetische Entwicklungsphase Entwicklungsphase, in der sich ein Kind Objekte und Situationen so anschaulich vorstellt, als ob diese menschliche oder tierische Eigenschaften hätten. („Der doofe Kugelschreiber.") Vermischung von Realität und Fantasie.

Emotionale Dysregulation Mangelnde Fähigkeit, negative Erfahrungen und Emotionen angemessen regulieren zu können

Empathie Die Fähigkeit, sich in den seelischen Zustand eines anderen zu versetzen.

Endophänotyp Erbliches Merkmal, das als Index für die Anfälligkeit für eine Störung dient (z. B. schlechtes Kurzzeitgedächtnis, Impulssteuerungsschwäche etc.).

Die Summe aller an einem Individuum innerlichen Merkmale, die durch den Genotyp im Zusammenwirken mit Umwelteinflüssen und mit spezifischen Funktionsveränderungen entstehen/geprägt werden

Entität Das Dasein im Unterschied zum Wesen eines Dinges/einer Sache. Das Seiende.

Entwicklungspsychopathologie Die Lehre von Ursachen und Verlauf individueller Muster fehlgeprägten Verhaltens

Executive functions Gehirnfunktionen, welche einer Person erlauben, selbstständig, absichtlich und zielstrebig selbstdienliche Aktivitäten und Handlungen auszuführen, welche den Ausdruck, die Organisation, die Aufrechterhaltung, die Kontrolle und Modulation von Verhalten ermöglichen.

Exkulpierung, Exkulpation Freisprechen von Schuld, Selbstentlastung vom Vorwurf des Verschuldens.

Externale Kontrollattribution Die mentale Zuweisung von tatsächlicher oder geglaubter Kontrolle an anderen

Frontallappen Die vordere obere Hälfte jeder Großhirnhemisphäre. Hier befindet sich unter anderem der Arbeitsspeicher des Gehirns. Die Region für Denk- und höhere kognitive Prozesse sowie an der Impulskontrolle beteiligt

Gammaaminobuttersäure (GABA) Neurotransmitter mit dämpfender bzw. hemmender Wirkung

Gen-Umwelt-Interaktion Wechselwirkung zwischen genetischen- und Umweltaktionen

Glutamat Ein Neurotransmitter (Botenstoff). Ionisierte Form der Glutaminsäure.

Hippocampus Zählt zu den ältesten Strukturen des Gehirns, befindet sich im Temporallappen und ist eine zentrale Schaltstation des limbischen Systems.

Homöostase Innerer seelischer Gleichgewichtsstand (Emotionen).
Nach diesem Prinzip versuchen alle Organismen sich bei Veränderung der Lebensbedingungen ins Gleichgewicht zu bringen/es wieder herzustellen, z. B. auch die Regulation innerer Erregungszustände

ICD-10 Internationale Klassifikation psychischer Störungen. Klinisch-diagnostische Leitlinien der Weltgesundheitsorganisation WHO

Indigo-Kinder Esoterische Vorstellung, dass es sich bei Kindern mit AD(H)S in Wirklichkeit um „Kinder einer neuen Zeit" handelt, die von einer höheren Macht einen bestimmten gesellschaftlichen Auftrag zu erfüllen haben.

Interaktion Wechselseitiges aufeinander Einwirken von Personen oder Systemen.

Klinische Signifikanz Deutlich beobachtbare Ausprägung einer Störung

Komorbidität Begleiterkrankung, Begleitstörung.
Das Auftreten einer Störung und einer weiteren zu einem bestimmten Zeitpunkt

Konsistenz Beschaffenheit, Grad und Art des Zusammenhaltens eines Stoffes/einer Sache.

Kontinuität Stetigkeit, gleichmäßiger Fortgang in der Entwicklung einer Sache, eines Verhaltens, eines Zustandes

Kontrollüberzeugung Begriff aus der sozialen Lerntheorie. Überzeugungen einer Person darüber, ob sie die Kontrolle über ihre unmittelbare Umwelt und Ereignisse, die für sie selbst persönlich bedeutsam sind, bei sich selbst wahrnimmt (internale Kontrollüberzeugung) oder ob sie eher überzeugt ist, dass sie von außen gesteuert wird und auf ihr Leben wenig Einfluss nehmen kann (externale Kontrollüberzeugung).
Überzeugung, ein erwünschtes Ziel zu erreichen, bzw. unerwünschte Handlungsgänge vermeiden zu können.

Kortex Großhirnrinde

Läsion Sammelbegriff für jede Schädigung des Nervensystems

Limbisches System Ringförmig um das Stammhirn gelegener Gehirnbezirk mit enger Verbindung zu Stammhirn, Hirnrinde und Zwischenhirn. Beim Menschen werden im limbischen System Beziehungen zwischen Bewusstseinsvorgängen, Emotionen und Motivationen einerseits und der Tätigkeit der inneren Organe andererseits hergestellt. Außerdem hat es Bedeutung für Gedächtnisprozesse. Der Hippocampus und die Amygdala (Mandelkern) stellen zwei besonders wichtige Regionen des limbischen Systems dar.

Mesostriatales System Striatum, corpus striatum. Der Streifenhügel im Gehirn, in dem der nucleus accumbens angesiedelt ist.

Metasprache Übergeordnete Sprache (Wort zzgl. Mimik, Gestik, Metaphern, Allegorien etc.), die nicht nur das Gesprochene, sondern das Gemeinte zum Ausdruck bringen will.

Modelllernen Soziale Lerntheorien betonen die Bedeutung des sozialen Kontextes beim Lernen, z. B. an Vorbildern und in Abhängigkeit von sozialen Intervallen

Multimodaler Behandlungsansatz Eine Behandlung, in der in einer Art Baukastensystem verschiedene therapeutische Methoden angewendet werden, bei Kindern/Jugendlichen auch Bezugspersonen eingebunden

Neurodynamik Triebkraft und Art des Zusammenspiels der neuronalen Netzwerke

Neuronale Netze Nach dem Prinzip der hierarchischen Organisation werden einfache Neuronenverbindungen zu immer komplexeren Strukturen organisiert. Je komplexer die Netze sind (d. h. funktionell verknüpfte Zellverbände), desto höher ist das Potential an Informationsverarbeitung

Neuronale Netzwerke Vielzahl von Nervenzellen, v. a. im Gehirn, die miteinander verbunden sind und sich gegenseitig beeinflussen. Die einzelne Nervenzelle besteht aus dem Zellkörper, den Dendriten und einem Axon. Die Dendriten summieren die Eingabe des Netzes in die Zelle auf, das Axon leitet die Ausgabe der Zelle an die Dendriten nachfolgender Synapsen weiter.

Neuronen Nervenzellen

Neurotransmitter Natürliche chemische Botenstoffe, die an den Synapsen im zentralen und peripheren Nervensystem eine Erregung weiterleiten.

Nucleus accumbens Gehirnareal, das eine zentrale Rolle im Belohnungssystem des Gehirns spielt.

Okzipitallappen „Hinterhauptslappen". Der hinterste Teile des Großhirns und der kleinste der vier Hirnlappen.

Oppositionelles Trotzverhalten Ein sich wiederholendes Muster trotziger, ungehorsamer, feindseliger Verhaltensweisen gegenüber Bezugspersonen

Pathogenetisch Pathogenese: Die Gesamtheit der an der Entstehung und Entwicklung einer Krankheit oder Störung beteiligten Faktoren. Pathogenetisch = krank machende Faktoren betreffend.

Peripheres Blickfeld Blickfeld außerhalb bzw. am Rande des zentralen (fokussierten) Blickfeldes.

Perspektivenwechsel Bei einer Situation oder Beurteilung von dem eigenen Verständnis wechseln in das Verständnis eines anderen aus dessen Sicht/ von dessen Standpunkt aus (sich in die Lage eines anderen versetzen).

Pervasivität Durchdringend, überall vorhanden, beherrschend

PET = Positronen-Emissions-Tomografie Bildgebendes Verfahren

Postsynaptische Membran Die Synapse setzt sich aus zwei Zellanteilen zusammen, der Präsynapse und der Postsynapse. Der Neurotransmitter (Botenstoff) wird von der präsynaptischen Membran in den synaptischen Spalt geschüttet, bindet an der postsynaptischen Membran an bestimmte Rezeptoren, erregt die Membran elektrisch und vermittelt so ein Signal.

Psychoedukation Psychoedukation ist ganz allgemein der Versuch, komplizierte, medizinische und psychologische Fakten so zu übersetzen, dass sie von betroffenen Patienten und deren Angehörigen verstanden werden.

Reframing Dem Verhalten oder Erlebten einen anderen Sinn geben, indem man es in einen anderen Bedeutungsrahmen setzt. Prämisse: Die Beurteilung von Verhalten und Erleben ist nie objektiv, sondern stets subjektiv.

Regulierungsdynamik Wechselwirkungen zwischen der ADHS-Symptomatik, Gefühlslage, Umwelteinflüssen und Umweltreaktionen, und Auswirkungen auf die Gefühls- und Verhaltenskontrolle.

Response cost Methode der indirekten Bestrafung. Bereits gewährte positive Verstärker werden bei Fehlverhalten entzogen.

Ressourcen Vorhandene Fähigkeiten, Charaktereigenschaften und sonstige persönliche Merkmale, die einer Person für die Lebensbewältigung zur Verfügung stehen.

Rezeptoren Ein für bestimmte Reize empfindliches Zielmolekül einer Zelle und im weiteren Sinne eine auf spezielle Einflüsse reagierende „Signaleinrichtung" innerhalb eines Organs oder Organsystems.

Sekundärerkrankung Zu einem primären Krankheitsbild hinzutretende zweite Erkrankung.

Selbstkongruenz Echtheit des Verhaltens

Selbstmanagementtraining Training, um das eigene Verhalten besser zu konzentrieren

Selektiver Noradrenalin-Wiederaufnahmehemmer Medikament, dessen Wirksubstanz gezielt die Wiederaufnahme des Neurotransmitters Noradrenalin im synaptischen Spalt hemmt.

Serielle Verarbeitungsstörung Störung in der Verarbeitung von Wahrnehmungen, die z. B. in der Unfähigkeit zur ordnungsgemäßen Erledigung einer größeren Anzahl von aufeinander folgend erteilten Anweisungen zum Ausdruck kommt.

Setting Handlungsrahmen. Gesamtheit der Umgebungsmerkmale, in deren Rahmen bestimmte Handlungen oder Erlebnisse stattfinden.

Signifikanz Wichtigkeit bzw. besondere Bedeutung einer Sache oder Begebenheit

Sollerwartungsbild Eigenanspruch

SPECT „Single photon emission computer tomography". Diagnostisches Verfahren zur Herstellung von Schnittbildern lebender Organismen.

Störungsbildteaching Unterweisung der Eltern im Rahmen des Elterntrainings über die AD(H)S-typischen Besonderheiten und neurobiologischen Voraussetzungen und Abläufe, die mit dem Verhalten und den Problemen ihrer ADHS-betroffenen Kinder zusammenhängen.

Striatum Siehe „mesostriatalisches System"

Substantia nigra „Schwarze Substanz". Kernkomplex im Bereich des Mittelhirns, der durch einen hohen intrazellulären Gehalt an Eisen und Melanin dunkel gefärbt erscheint. Besonders hoher Dopamin-Gehalt.

Synaptischer Spalt Spaltraum zwischen den Synapsenendknöpfchen am Ende des Axons eines Neurons und einem Dendriten eines anderen Neurons

Testosteron Männliches Sexualhormon

Tics Zumeist automatische, nicht beeinflussbare, plötzlich einsetzende, rasche Muskelzuckungen, aber auch Bewegungsstereotypen und Äußern von Geräuschen, Worten (oft später auch Zwangshandlungen)

Token economy Belohnungssystem (sekundäres Verstärkersystem), z. B. Punktepläne

Tonusverlust Vorübergehend. Nachlassen/Verlust der Spannkraft bestimmter Körpermuskeln.

Transfer Übertragung der in der Therapie bzw. im Elterntraining erlernten Fertigkeiten in den Lebensalltag.

Transporterproteine Im Synapsenspalt wirkende Proteine mit der Funktion, Neurotransmitter aus dem synaptischen Spalt zurück in die Neuronen zu transportieren

Trigger = Auslöser. Bestimmte Situationen, Worte, Erlebnisse etc., die an eine vergangene Situation erinnern und einen (z. B. negativen) Gefühlszustand und/oder ein bestimmtes Verhalten zur Folge haben.

Ventrales tegmentum Dopamin-Zell-Zentrum mit Faserprojektion in den nucleus accumbens mit Belohnungsfunktion

Verhaltensaktiva Positive Verhaltensaspekte.

Verhaltensmanagement Strukturierung des AD(H)S-relevanten Verhaltens mit Hilfe der in der Therapie bzw. im Elterntraining erlernten Methoden.

Vigilanz Wachheit, Daueraufmerksamkeit

Vulnerabilität (Vulnerabilität = Anfälligkeit) Bezeichnung für die durch genetische, organische, biochemische, psychische und soziale Faktoren bedingte individuelle Disposition, auf Belastungen überdurchschnittlich stark mit Spannung, Angst und Versagen zu reagieren.
Anfälligkeit eines Individuums gegenüber psychopathologischen Störungen, die durch eine genetische Prädisposition (Anlage) bedingt und durch Risikofaktoren beeinflusst wird.

Anziehhilfe

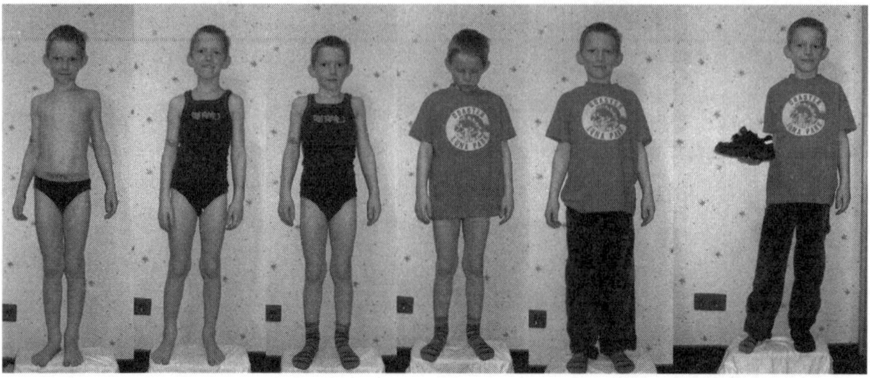

© by Miriam Fröschle
ADHS Elterntrainerein
Miriam.Froeschl@gmx.de

KIGA-Tasche packen

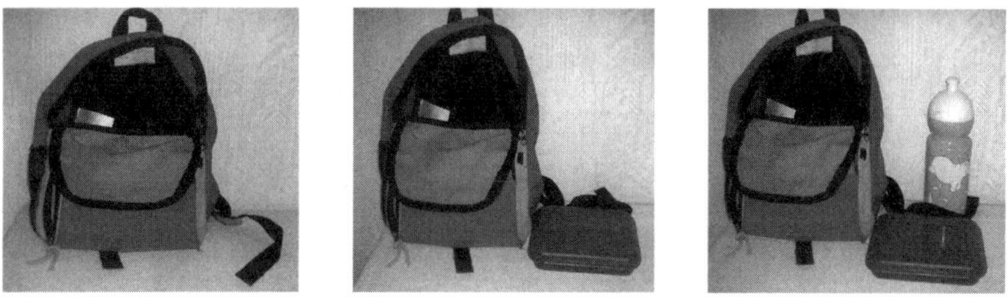

© by Annette Berger-Eckert

„Routinehilfen“ für kleinere Kinder

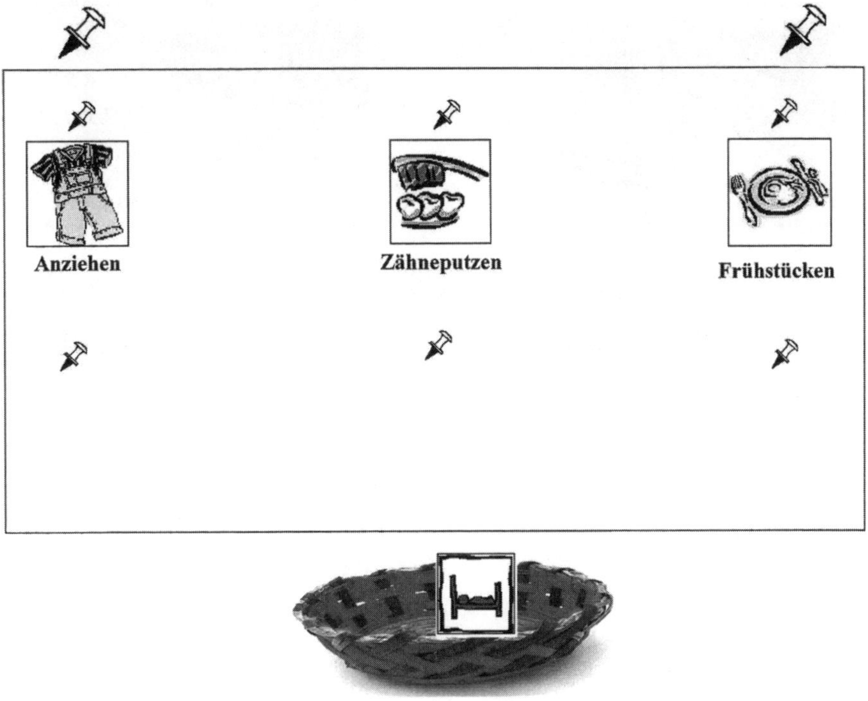

© by Annette Berger-Eckert

Strategisches Aufräumen

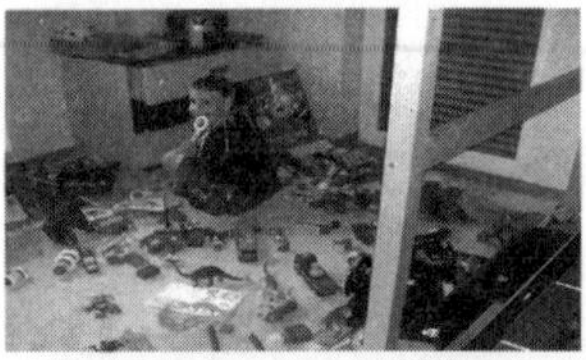

Beim Spielen brauche ich ALLE meine Sachen und schon bald sieht es dann so aus!

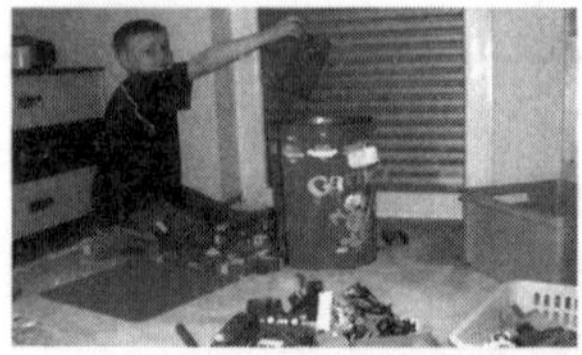

Strategisches Aufräumen heißt: Häufchen machen → Legos zu Legos, Autos zu Autos usw.

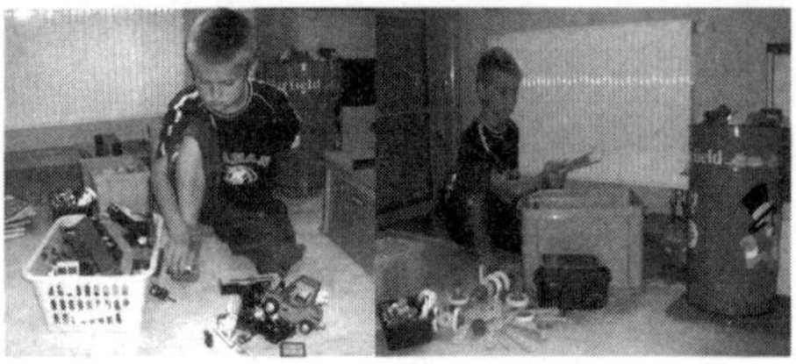

... dann alle Legos in die Tonne, alle Autos in das Körbchen, alle Baufixteile in die Kiste uzw.

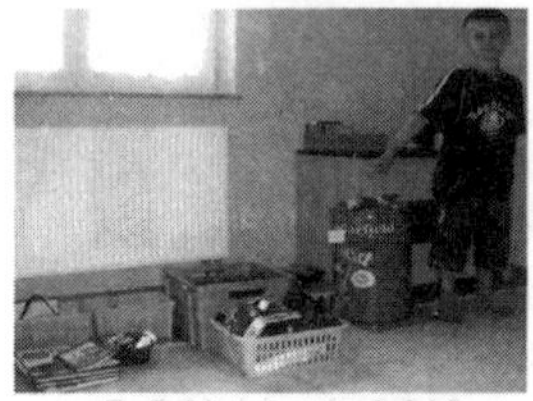

...am Ende bin ich stolz, daß ich es geschafft habe und ein dickes LOB von Mama gibt's auch noch!

© by Annette Berger-Eckert/Yannick

Zähneputzen

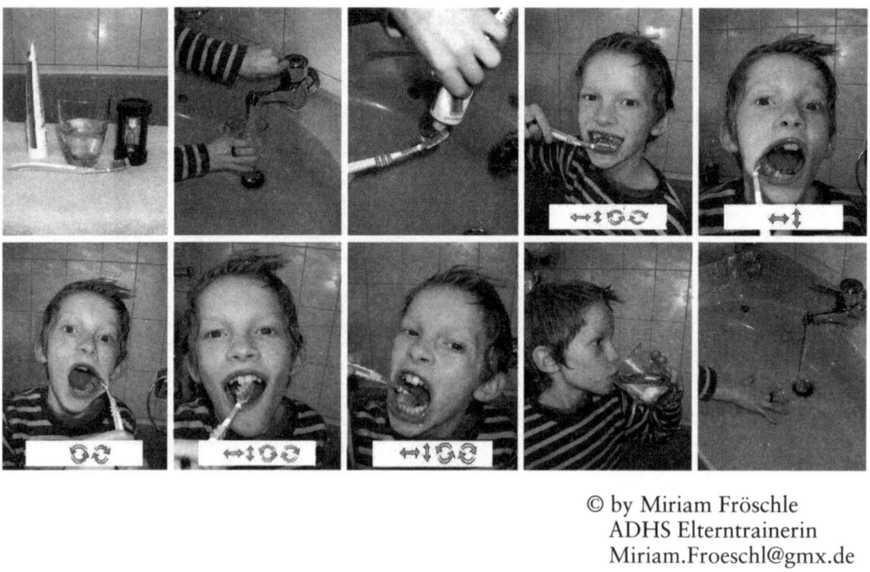

© by Miriam Fröschle
ADHS Elterntrainerin
Miriam.Froeschl@gmx.de

Individueller Teilnehmerbogen

Familie/Herr/Frau: ______________________________

Familienstand: ⚭ (geschieden) O–O Alleinerz. ☐

Indexkind: ♀ ♂ Name:____________ Alter:__________

Schule: Förder- ☐ Grund- ☐ Haupt- ☐ Real- ☐ Gym.- ☐

Geschwisterkind/er: Name:____________ Alter:__________

____

____

____

Medikation: Ja ☐ Nein ☐

Seit wann?:______________________________

Medikament:______________________________Dosis:__________

Ritalin	☐	Concerta	☐	18mg, 36mg, 54mg
Ritalin LA	☐	MethylpheniTAD	☐	
Medikinet	☐	Strattera	☐	
Medikinet Retard	☐	Hexal	☐	
Equasym	☐	sonst.	☐	

Hauptproblematik: ______________________________

____

____

____

____

____

Positiv: ______________________________

____

⚭	Verheiratet	⚡	problematisch
(durchgestrichen)	Geschieden	⚡⚡	sehr schwierig
O–O	getrennt lebend	⚡⚡⚡	extrem schwierig

Vorstellung

Cordula Neuhaus, Jahrgang 1951

Dipl.-Psychologin und Dipl.-Heilpädagogin, psychologische Psychotherapeutin sowie Kinder- und Jugendpsychotherapeutin (klinische Verhaltenstherapie).

Neben ihrer psychotherapeutischen Praxistätigkeit mit Behandlungsschwerpunkt ADHS mit/ohne Komorbiditäten im Kindes-, Jugend- und Erwachsenenalter ist sie als Supervisorin, Dozentin (und Referentin speziell auch in der Weiterbildung von Lehrern und Ergotherapeuten), Lehrtherapeutin und forensische Gutachterin tätig. Sie entwickelte ein Elterntrainingsprogramm weiter (MTM nach Paul Innerhofer) zur evaluierten, alltagswirksamen Kommunikation sowie dem zielführenden Umgang mit Kindern und Jugendlichen mit ADHS unter besonderer Berücksichtigung des selbst betroffenen Elternteils. Daraus entstand ein spezifischer neuropsychotherapeutisch orientierter Fortbildungslehrgang „ETKJ“ für Fachleute im In- und Ausland mit bisher neun Kursen.

Sie veröffentlichte zahlreiche wissenschaftliche Fachartikel und mehrere Bücher (auch mit Übersetzung in andere Sprachen), ist Vorsitzende des ADD-Forums Berlin sowie wissenschaftliche Beirätin in mehreren Elterninitiativen und den nachfolgend genannten Projekten.

Sie gründete das Kindertherapeutische Zentrum Esslingen GmbH, mit einem 25-köpfigen Team erfahrener Psychologen und Pädagogen, mit dem sie unter anderem seit 2000 eine „Hausunterrichtsgruppe der besonderen Betreuungsform“ etablierte (mit dem Trägerverein „ADHS Mini-Notschule e.V.“) für nicht mehr beschulbare Kinder/Jugendlich mit ADHS und Komorbiditäten zwischen 6 und 16 Jahren, oft in Kombination mit sehr guten Begabungen mit dem Ziel der Rückintegration.

Dieses erprobte und preisgekrönte Konzept wird nun seit 2007 im Privaten Ganztagesgymnasium Esslingen der „Münsinger Schule GmbH“ als gemeinnützige Schulträgergesellschaft (seit 2009: „Privatgymnasium Esslingen“) umgesetzt sowie 2008/09 im Privaten Internatsgymnasium Münsingen (leider seit 7/2009 vom Nachfolgeträger geschlossen).

Götz-Erik Trott, Jahrgang 1952

Seit 1982 in der Psychiatrie und Kinder- und Jugendpsychiatrie tätig. 1986 Anerkennung als Facharzt für Kinder- und Jugendpsychiatrie. Seit 1988 Anerkennung als Psychotherapeut, 1993 Ernennung zum Universitätsprofessor an der Bayerischen Julius-Maximilians-Universität Würzburg. 1998 Ordinarius für Kinder- und Jugendpsychiatrie und -psychotherapie der Johannes-Gutenberg-Universität Mainz. Seit 1998 in Aschaffenburg in eigener Praxis tätig.

Verkehrsmedizinische Qualifikation gemäß den Richtlinien der Bayerischen Landesärztekammer/Bundesärztekammer.

Mitglied zahlreicher deutscher und internationaler wissenschaftlicher Fachgesellschaften. Wissenschaftlicher Beirat bei einigen wissenschaftlichen Zeitschriften. Gründungsmitglied des Psychotherapeutischen Kollegs Würzburg e. V. und der Deutschen Gesellschaft für Geschichte der Nervenheilkunde.

Annette Berger-Eckert, Jahrgang 1964

Gesundheitspädagogin, Heilpraktikerin mit Zusatzqualifikation Psychotherapie. Als zertifizierte ADHS-Elterntrainerin (ETKJ) und Coach arbeitet sie in eigener Praxis mit betroffenen Jugendlichen, jungen Erwachsenen und Eltern. Weiterhin unterstützt sie seit mehreren Jahren eine regionale ADHS-Selbsthilfegruppe und ist als Referentin und Trainerin in Institutionen wie Kindergärten, Schulen, Frühförderzentren (auch für Fachpersonal) tätig.

Simone Schwab, Jahrgang 1978

Staatlich anerkannte Ergotherapeutin, ist zertifizierte ADHS-Elterntrainerin (ETKJ) und Coach. Sie arbeitet mit Kindern, Jugendlichen und Erwachsenen mit dem Schwerpunkt ADHS in eigener Praxis. Daneben arbeitet sie in der Beratung und Weiterbildung von unter anderem Eltern, Lehrern und Erziehern.

Sabine Townson, Jahrgang 1960

Seit 1996 Gespächskreisleiterin und Vorstandsmitglied des AdS e. V. – Elterninitiative zur Förderung von Kindern, Jugendlichen und Erwachsenen mit Aufmerksamkeits-Defizit-Syndrom mit und ohne Hyperaktivität. Mitglied im ADD-Forum Berlin. 1999 übernahm sie die Projektleitung der Bad Boll-Tagung mit dem Titel: „ADHS: verstehen – akzeptieren – helfen". Bei den folgenden Tagungen 2003: „Doch unzerstörbar ist mein Wesen" und „Genial, gestört, gelangweilt? ADHS-Schule und Hochbegabung" sowie 2006 „Neue Erkenntnisse und ihre Konsequenzen" war sie maßgeblich an der Organisation beteiligt. Sie ist zertifizierte ADHS-Elterntrainerin (ETKJ) und Coach, als Referentin ist sie in der Weiterbildung von Erziehern und Lehrern aktiv.

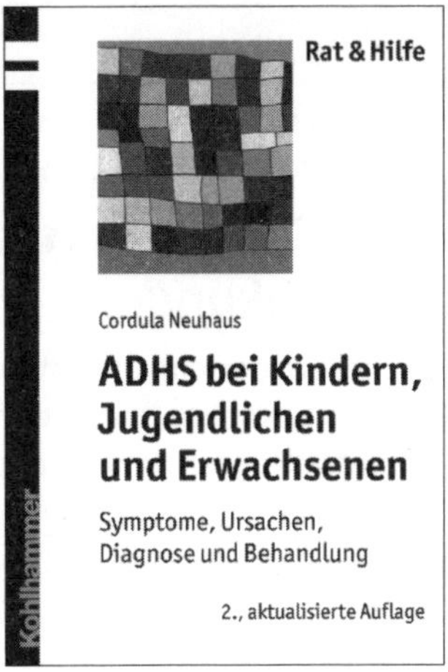

Cordula Neuhaus

ADHS bei Kindern, Jugendlichen und Erwachsenen

Symptome, Ursachen, Diagnose und Behandlung

2., aktual. Auflage 2009
180 Seiten mit 9 Abb. und 16 Farbtab. Kart.
€ 17,–
ISBN 978-3-17-020807-0
Rat & Hilfe

„Lebendig und mit viel Empathie beschreibt die Autorin in ihrem Buch ‚den etwas anderen Lebenslauf' der Menschen mit ADHS, vermittelt grundlegende neurobiologische und molekulargenetische Erkenntnisse und geht im Abschnitt Therapie detailliert auf wirksame und unwirksame Therapieoptionen ein. Das Buch ist für Eltern – selbst betroffen oder mit betroffenen Kindern – eine wichtige Lektüre. Aber auch für alle, die Kinder mit ADHS diagnostizieren, betreuen – vom Arzt, Erzieher, Lehrer bis zum Therapeuten – halte ich das Buch für lesenswert. Es wäre schön, wenn es einen Baustein dazu darstellen könnte, dass sie am gleichen Strang ziehen."

Dr. med. Kirsten Stollhoff, Hamburg; Pädiatrie hautnah

Cordula Neuhaus, Diplom-Psychologin, Diplom-Heilpädagogin, führt als Psychologische Psychotherapeutin, Kinder- und Jugendpsychotherapeutin, Dozentin und Supervisorin (KBV, DVT) für klinische Verhaltenstherapie eine eigene Praxis.

www.kohlhammer.de

W. Kohlhammer GmbH · 70549 Stuttgart
Tel. 0711/7863 - 7280 · Fax 0711/7863 - 8430

Kohlhammer

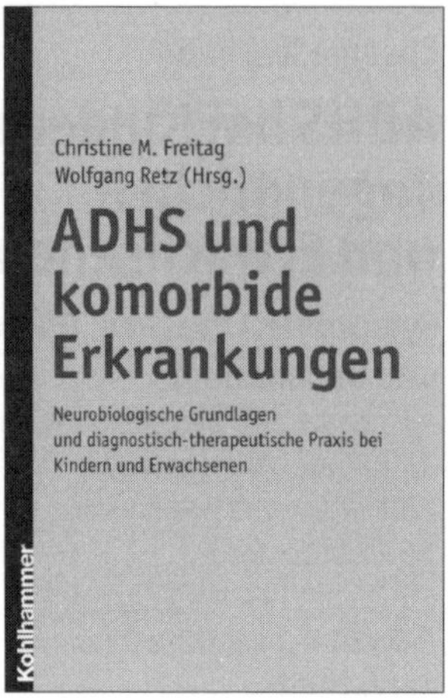

Christine M. Freitag
Wolfgang Retz (Hrsg.)

ADHS und komorbide Erkrankungen

Neurobiologische Grundlagen und diagnostisch-therapeutische Praxis bei Kindern und Erwachsenen

2007. 172 Seiten mit 18 Abb. und 21 Tab. Fester Einband
€ 35,-
ISBN 978-3-17-019081-8

Die Aufmerksamkeitsdefizit-/Hyperaktivitätsstörung (ADHS) ist eine der häufigsten kinder- und jugendpsychiatrischen Erkrankungen. Auch im Erwachsenenalter leiden noch bis zu 50 Prozent der Betroffenen unter dem charakteristischen Symptomkomplex aus Unaufmerksamkeit, motorischer Unruhe und Impulsivität. Die differentialdiagnostische Abklärung des Krankheitsbildes ist wegen der geringen Spezifität der einzelnen Symptome und der hohen Komorbidität mit weiteren psychiatrischen Leiden oftmals schwierig.
In diesem Buch nehmen namhafte Fachleute zu wichtigen Differentialdiagnosen und Begleiterkrankungen bei ADHS Stellung. Der enge Bezug von Diagnostik und Therapie macht das Werk zu einem wertvollen Hilfsmittel für alle Berufsgruppen, die an der Behandlung von ADHS-Patienten jeden Alters beteiligt sind.

PD Dr. Christine M. Freitag ist Oberärztin und Wissenschaftliche Assistentin an der Klinik für Kinder- und Jugendpsychiatrie und Psychotherapie in Hamburg.
Prof. Dr. Wolfgang Retz ist Oberarzt, Psychiater und Psychotherapeut am Neurozentrum des Universitätsklinikums des Saarlandes in Homburg.

www.kohlhammer.de

W. Kohlhammer GmbH · 70549 Stuttgart
Tel. 0711/7863 - 7280 · Fax 0711/7863 - 8430

Kohlhammer